Comprehensive Understanding of Individuals at

Clinical High Risk for Psychosis

정신증 고위험군의 통합적 이해

Comprehensive Understanding of Individuals at Clinical High Risk for Psychosis

Kwon Jun Soo et al.

ISBN-13: 978-89-6218-501-0

Cengage Learning Korea Ltd.
14F YTN Newsquare 76 Sangamsan-ro
Mapo-gu Seoul 03926 Korea
Tel: (82) 2 330 7000
Fax: (82) 2 330 7001

Cengage Learning is a leading provider of customized learning solutions with office locations around the globe, including Singapore, the United Kingdom, Australia, Mexico, Brazil, and Japan.
Locate your local office at: **www.cengage.com**

Cengage Learning products are represented in Canada by Nelson Education, Ltd.

To learn more about Cengage Learning Solutions, visit **www.cengageasia.com**

Printed in Korea
Print Number: 01 Print Year: 2021

Comprehensive Understanding of Individuals at

Clinical High Risk for Psychosis

정신증 고위험군의 통합적 이해

권준수 외 지음

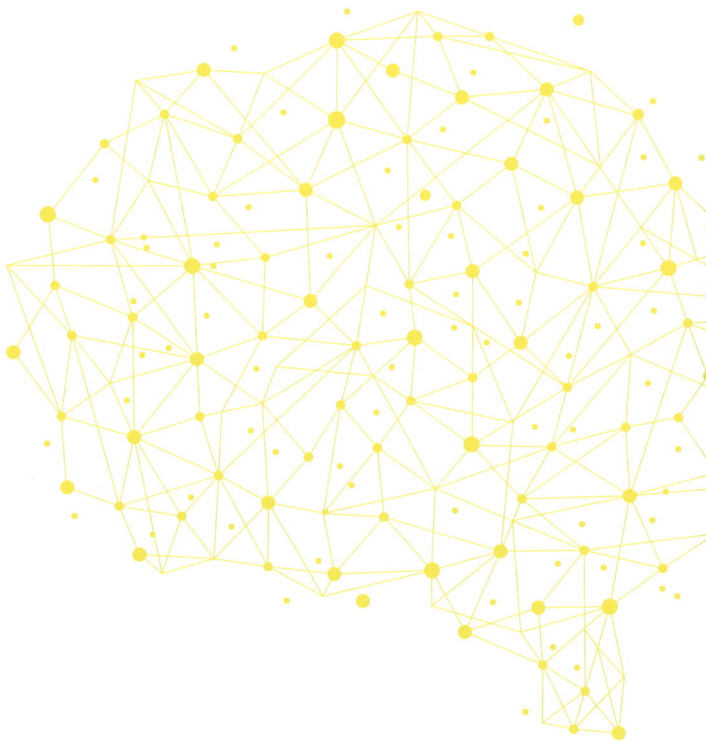

CENGAGE

Andover • Melbourne • Mexico City • Stamford, CT • Toronto • Hong Kong • New Delhi • Seoul • Singapore • Tokyo

정신증 고위험군의 통합적 이해

초판 1쇄 인쇄 | 2021년 8월 11일
초판 1쇄 발행 | 2021년 8월 17일

지은이 | 권준수 외
발행인 | 송성헌
발행처 | 센게이지러닝코리아㈜
등록번호 | 제313-2007-000074호(2007.3.19.)
주　소 | 서울시 마포구 상암산로 76 YTN 뉴스퀘어 14층
전　화 | 02) 330-7000
이메일 | asia.infokorea@cengage.com
홈페이지 | www.cengage.co.kr

ISBN-13: 978-89-6218-501-0

정가 36,000원

머리말

조현병은 정신질환 중에서 가장 치료가 어렵고, 장기간의 보살핌이 필요하다. 일부 환자들은 시간이 흐름에 따라 만성적인 경과를 보이고 뇌 위축도 진행된다. 따라서 일찍 병의 진행을 막는 것이 치료 효과를 높이는 데 중요하다. 증상이 생긴 이후 치료를 시작할 때까지의 기간, 즉 DUPDuration of Untreated Psychosis가 짧을수록 치료효과가 좋다는 것은 이미 잘 알려진 사실이다. 이에 더 나아가 정신질환으로 진단받기 전에 조기발견을 하고 조기치료를 한다면 경과는 더 좋을 것이다. 이러한 자연스러운 생각의 연결이 바로 고위험군의 개념이 생긴 이유이다. 정신증 고위험군, 즉 향후 정신병으로 진행될 가능성이 높은 대상자들에 대한 평가와 개입이 이루어진다면 미리 정신병으로의 발병을 방지할 수 있다는 개념인 것이다. 현재의 모든 만성질환이 조기발견, 조기치료가 중요함은 두말할 필요가 없다.

고위험군의 개념에는 정신의학의 모든 문제들이 포함되어 있다. 정신 증상의 평가, 미래 경과에 대한 예측, 예측을 위한 바이오마커의 발견과 인공지능(AI)의 이용, 정신질환의 분류와 현상학적 진단의 문제점, 더 정밀한 뇌영상학의 발전, 뇌의 구조나 기능의 분석을 위한 AI의 적용, 항정신병약물 사용에 대한 윤리적 문제, 향후 정신질환으로 발병할 가능성에 대한 낙인 등 많은 문제들이 모두 녹아 있는 것이다. 이런 모든 문제를 안고 있기에 고위험군의 개념이 전 세계적으로 주목을 받고 있는 것이기도 하다.

이 책은 국내에서는 처음으로 나오는 정신증 고위험군에 대한 소개이다. 국내에서도 고위험군에 대한 관심이 높아져 이를 소개할 책이 필요함을 절감하여 그 동안 고민해 온 여러 이슈들과 국내 연구들을 포함하여 책을 내게 되었다.

이 책의 저자로 참여해 주신 모든 분들께 진심으로 감사드린다. 개척자pioneer들은 단순히 남들보다 앞서 가는 것이 아니라 새로운 영역을 시작하는 사람이라는 말이 있듯이, 이 책의 저자 한 분 한 분이 모두 국내에서 고위험군 개념을 앞장 서 습득하고 임상에서 이용하려는 파이어니어들인 것이다. 이 책이 나오기까지 간사 역할을 해 준 노경진 선생에게 감사드리고, 기꺼이 출판을 결정해 준 센게이지러닝코리아의 권오영 차장, 김민정 님께도 감사드린다.

2021년 8월
저자를 대표하여
권준수

차례

CHAPTER 04

정신증 고위험군의 선별 도구와 조기 발견 전략 49

Strategy for Early Detection of Individuals at Clinical High Risk of Psychosis with Screening Tools

CHAPTER 09

정신증 고위험군의 사례 149

Cases of Clinical High Risk for Psychosis

CHAPTER 10

정신증 고위험군의 구조적 뇌영상 특성 191

The Structural Brain Imaging of Clinical High Risk

CHAPTER 01

정신증 고위험군의 개념과 역사

Concept and History of Clinical High Risk for Psychosis

이태영_ 양산부산대학교병원 정신건강의학과
권준수_ 서울대학교병원 정신건강의학과

서론

"나는 환자들이 완전히 현실감을 잃고 병원에 오래 입원해야만 하는 상황에 처하기 전에 조기에 이들을 발견할 수 있다는 확신이 들어요."

Harry Stack Sullivan, 1927

조현병의 조기 발견 및 조기 중재는 조현병의 치료에서 매우 중요한 개념으로 자리잡았다. 이러한 움직임은 초발 정신증에 대한 관심으로 이어졌으며, 더 나아가 발병 이전의 정신증 고위험군으로 연결되고 있다. 정신증의 임상적 고위험군은 조현병의 유전적 고위험군과 구분되는 개념으로, 비교적 근래에 개념이 확립되었으며 많은 임상가들과 연구자들의 관심을 불러모으고 있다. 정신증 고위험군은 정신증으로의 낮은 전환율과 높은 위양성 비율, 진단 기준 및 용어의 혼재와 충분한 치료 방법의 부재 등 문제를 보이고 있어 여전히 많은 도전이 요구된다. 하지만 이는 조현병의 발병을 살펴볼 수 있는 중요한 개념이기에 앞으로 더 많은 연구가 필요할 것이다.

이 장에서는 조현병 및 정신증 고위험군의 개념과 조현병 발병의 유전 및 환경적 요인, 조기 개입에 대한 연구를 개관하고, 클리닉의 설립과 평가, 진단, 선별 도구에 대해 알아보며, 정신증으로 진단을 내릴 때 유의해야 할 점을 살펴보고자 한다.

1. 조현병의 개념

조현병은 주로 청소년기부터 성인기 초기에 발생하여 평생을 지속할 수 있는 정신질환으로, 사회적, 경제적 부담이 매우 크다. 조현병은 망상이나 환청 등의 양성 증상을 기반으로 사회적 기능의 저하가 두드러질 때 진단된다. 하지만 많은 환자들이 발병 전 기능수준으로 복귀하지 못하고 재발을 반복하며 만성화되어 일평생을 제대로 기능하지 못하며 살아가게 된다. 그래서 예로부터 많은 과학자들과 임상가들은 조현병을 예방하는 데 많은 노력을 기울여 왔다.

조현병 환자들이 발병 이후 첫 치료를 받기까지의 기간을 정신증 미치료기간Duration of Untreated Psychosis(DUP)이라고 부른다. 조현병의 발병은 시간을 두고 점진적으로 일어나기 때문에 명확한 발병 시점을 특정하기 쉽지 않은데다 정신질환에 대한 편견과 정신병원 이용의 어려움 등은 실제 질병의 발병 이후에도 제대로 된 정신과적 치료를 받는 기간을 지연시키는 원인이 된다.

McGlashan 등은 노르웨이 오슬로에서 첫 발병 정신증 환자를 대상으로 DUP에 대한 연구를 수행하였으며, 이들은 조현병의 발병을 조기에 발견하여 조기에 치료하는 것이 그렇지 않은 일반적인 진료에 비하여 더 양호한 예후를 보인다는 것을 발견하였다. 이들은 연구를 확대하여 노르웨이와 덴마크에서 동일한 연구를 수행하였는데, 여기서도 이와 동일한 결과를 발견하였다. 그 후 잇따른 다수의 조현병 조기 중재 연구들을 통하여 DUP가 짧은 조현병 환자들은 DUP가 긴 조현병 환자들에 비하여 약물치료 반응이 좋고 장기적 임상경과도 우수하다는 것이 지속적으로 검증되면서, 이제 조기 발견과 조기 개입은 조현병 치료의 핵심 개념으로 자리잡게 되었다.

조현병의 경과를 살펴보면, 환자들은 질환이 발병하기 전부터 소아 및 청소년기의 발달 지연, 집중력 저하 등의 인지기능 장애, 우울증이나 수면장애, 사회적 기능의 감소 같은 정신과적 문제를 미리 나타내는데, 이 시기를 전구기prodromal stage라 한다. '전구기'라는 표현은 임상의학에서 널리 쓰이던 표현으로, 질환이 명백하게 드러나기 전의 초기 증상이나 징후가 나타나는 시기를 일컫는다.

홍역measles이 전구기를 설명하는 매우 좋은 예가 된다. 이 질환은 보통 10~12일의 잠복기를 거치며, 전구기에 해당하는 3~5일의 기간에는 발열과 함께 기침, 콧물, 결막염, 'koplik's spot'이라고 불리는 특징적인 구강 내 반점이 나타난다. 하지만 이 시기는 증상이 비특이적이기 때문에, 의심되더라도 질환을 확진하기는 어려운 때다. 특히 발열이 있다고 해서 구강 내 반점 유무를 확인하는 경우는 드물기 때문에, 단순히 증상만으로는 일반적인 감기나 독감과 구별하기가 쉽지 않다. 하지만 시간이 경과하면 점차 붉은색의 발진이 목 뒤, 귀 아래에서 시작하여 몸통, 팔다리 순서로 퍼지고 커지는 양상을 보이며, 고열이 시작된다. 이 시기가 되면 홍역을 진단할 수 있게 되며, 이전에 보였던 구강 내 반점을 포함한 여러 증상이 바로 이 홍역의 전구기 증상이었음을 후향적으로 알게 된다.

대략 첫 발병 정신증 환자의 2/3가 홍역의 전구기와 마찬가지로, 우울감, 관계사고나 착각, 기능수준의 저하 같은 증상을 특징으로 하는 전구기를 경험한다고 알려져 있다. 미국정신과협회에서 발간한 『정신질환 진단 및 통계 편람 3판(DSM-III)』부터 조현병의 진단 기준에 전구기의 유무가 포함되면서 이 기간에 대한 임상가들과 연구자들의 관심이 높아지기 시작하였다. 이에 따라 조현병으로 진행할 위험이 높은 대상자를 미리 선별하여 예방할 수 있다는 1차 예방으로서의 조기 개입 개념이 더욱 확산되었다.

2. 조현병 연구의 역사

1) 유전 및 환경적 요인에 대한 연구

역사적으로 초기 조현병의 조기 개입 연구들은 주로 조현병의 가족들을 통하여 이루어졌다. 이러한 접근법에서는 조현병 환자들이 유전적으로 결함이 있기 때문에 정상발달을 하지 못하고 발병한다고 가정한다. 실제로 조현병의 가족력과 관련한 역학 연구들은 조현병의 일란성 쌍생아는 대략 50%의 발병률을 보이고 이란성 쌍생아는 17%의 발병률을, 자녀는 13%, 형제 간에는 9% 식으로 가족 관계가 가깝고 멀어짐에 따라 발병률이 달라짐을 밝혔고, 이러한 발견은 결국 조현병이 유전과 관련이 있는 질환임을 지지하는 강한 근거가 되었다. 따라서 조현병 환자들의 1차 친족, 특히 조현병 환자의 자녀들은 조현병의 유전 요인genetic liability을 가지는 것으로 간주되었고, 이들을 조현병의 유전적 고위험군genetic high-risk group이라고 지칭하였다.

또한 뉴욕, 코펜하겐, 맨체스터 등에서 시작된 많은 유전적 고위험군 연구들을 통하여, 조현병 환자의 자녀는 또래의 건강한 부모에게서 태어난 아이들에 비하여 발병 이전 어린 시절부터 학습 능력이나 운동 기능이 저하되고 미세한 신경학적 소견neurological soft sign이 나타난다는 사실이 밝혀졌다. 하지만 이런 식의 접근법에서는 실제 환자의 자녀가 정말로 발병하는지 확인하기까지 너무나도 오랜 기간의 추적 관찰 기간이 필요하였다. 특히 예상에 비하여 훨씬 낮은 발병률과 이에 동반되는 높은 위양성률은 발병하지도 않을 피험자들에게 불필요한 낙인을 찍고 심리적 스트레스를 경험하게 한다는 이유로 큰 윤리적 문제를 야기했다. 하지만 무엇보다 당시의 유전적 고위험군 연구들은 가계도를 살펴보고 조현병 가족들이 얼마나 많은지를 조사하고 멘델의 유전법칙에 근거하여 고위험군을 선별하는 방식으로 이루어졌기 때문에, 오늘날의 조현병 유전 연구의 방식에 비추어 보면 다소 이치에 맞지 않으며 실현가능성이 낮은 접근 방식이었다.

조현병 발병과 관련된 유전 연구와는 달리, 한편에서는 조현병의 발병이 주변의 환경적 요인에 의하여 발생한다고 가정하는 이론도 있었다. 출산 시 저체중, 풍진 감염, 부모의 원치 않는 임신, 대도시 환경, 출생 계절, 생애 초기의 큰 사건, 가족 관계와 의사소통 방법, 소아 청소년기의 사회적 관계 같은 환경적 요인이 조현병의 유병률과 밀접한 관련이 있으며, 조현병이란 질환은 잘못된 양육이나 환경적 노출에 의하여 발병하는 것으로 알려졌다. 특히 Sullivan 등은 조현병의 발병은 잘못된 양육과 경험에 의한 결과이므로 이것을 교정하는 것이 조현병 발병의 예방에 매우 중요하다고 강조하였다. 비록 환경의 변화만으로 조현병의 발병 원인을 이해하는 것은 한계가 있으나, 원인-결과론에 근거하여 조기 개입하여 조현병을 예방할 수 있다고 주장한 Sullivan의 이론은 오늘날 조현병 조기 개입 연구의 중요한 시발점으로 평가받고 있다.

오랜 기간의 조현병 원인에 대한 연구에 힘입어, 조현병은 유전적 요인을 가진 개인이 성장발달 과정에서 환경적 요인과 결부되어 발병하게 된다는 이른바 'two-hit theory'가 주목을 받았다. 특히 1960년대 Meehl 등은 'schizotaxia'라는 조현병 모델을 제시하며 유전적 요인을 가진 이들은 신경 발달과정에서 이상을 경험하고, 발병 전 이미 미세한 신경학적 이상과 마술적 사고, 지각 왜곡 같은 'schizotypy'라고 불리는 조현병의 심리적, 인격적 특성을 보인다고 하였으며, 이들이 외부의 큰 환경적 변수를 만날 때 조현병으로 이행한다는 이론이 주류로 자리잡게 되었다. 오늘날 DSM에서는 이러한 유형의 인격장애를 조현형 성격장애schizotypal personality disorder라고 부르며, 이는 당시 학자들이 주장하던 schizotaxia와는 개념의 차이가 다소 있다.

한편 1980년대 독일의 Huber와 Gross는 조현병의 질병 초기에 나타나는 인지 기능, 집중력, 감각, 운동 기능의 이상을 조현병의 기본 증상basic symptoms으로 지칭하였다. 이들은 질병의 초기 단계에 이러한 증상이 나타나는 것이 비정상성의 출발이라 생각하였다. 이후 Riecher와 Häfner는 기본 증상을 잘 관찰하는 것이 질병 경과에서 매우 중요하다고 생각하고, 조현병 환자들을 대상으로 후향적으로 기본 증상에 대한 연구를 수행하였다.

2) 임상적 고위험군 개념의 등장

조현병의 조기 중재에 대한 연구에서 진정한 혁신은 Falloon에 의하여 시작되었다. 그는 단순히 조현병의 병태생리를 관찰하는 데 그치지 않고 조현병의 전구기가 의심되는 경우 환자를 진료하는 일반의들이 적극적으로 정신병원으로 환자를 전원해야 한다고 주장하였다. 이러한 적극적인 노력을 통하여 초발 조현병의 발생률이 감소될 수 있음이 밝혀졌고, 이는 고위험군이라고 생각되는 집단에 대한 2차 예방의 근거로 활용되었다. 하지만 이러한 방식의 접근법은 여전히 위양성률이 매우 높았으며 그로 인하여 불필요하게 발생하는 질환 낙인에 대한 위험도 상승했다.

고위험군 연구에서 가장 주목할 점은 전구기 증상의 비특이성이었다. 대상 질환의 전구증상이라고 생각되더라도, 그러한 증상은 다른 질환에서도 발생할 수 있기 때문에 단순히 전구증상만으로 그 피험자가 향후 특정 정신질환으로 발전할 것이라고 예측하기는 매우 어려웠다. 따라서 발병 위험이 높은 전구기의 특성을 선별하여 적절한 진단 기준을 만드는 것이 매우 중요하게 생각되었다. 이러한 흐름에 따라, 앞서 진행된 조현병의 유전적 고위험군 개념에 대응하여 임상적 고위험군clinical high risk이라는 개념이 등장하게 되었다. 이 개념을 홍역을 다시 예로 들어 설명해 보자. 홍역의 경우, 기침이나 발열 같은 비특이적 증상에도 불구하고 'koplik's spot' 같은 몇 가지 특징적인 소견이 있기 때문에 이것을 발견하는 것이 진단에 결정적일 수 있다는 견해에서 비롯되었다. 따라서 조현병의 발병을 홍역이 진행되어 전신에 붉은 반점과 고열이 발생하여 진단이 가능한 시점이 되는 것과 같다고 가정한다면, 전구기의 증상을 잘 판별하여 조현병의 발병도 예상할 수 있으리라고 많은 연구자들이 생각하게 된 것이다.

호주 멜버른의 Yung과 McGorry 연구팀은 이 시기를 'at-risk mental state'라고 부르며 조현병 발병 위험이 높은 상태임을 전향적 개념에서 바라볼 것을 제안하였다. 이러한 개념은 급성심근경색에 앞서 발생하는 협심증과 더 유사하다. 협심증은 그 자체만으로는 심각한 상태가 아니지만, 드물게 경색으로 진행되면 식은땀, 구역감, 구토, 창백, 헐떡임 등의 증상이 나타난다. 그러므로 협심증은 급성심근경색의 약화된 상태나 역치하 상태라고 할 수 있는데, 이 두 상태는 모두 허혈성 심질환과 동맥경화라는 공통의 병태생리에서 비롯된다. 특히 점강성 협심증crescendo angina은 협심증의 빈도와 강도가 점점 더 세지는 상태로, 이는 곧 심근경색이 발생한다는 고위험 상태를 의미한다. 이러한 사례를 조현병의 경우에 적용해 본다면, 우리가 보통 조현병의 진단에서 망상과 환청이라는 증상을 중요하게 볼 때 상대적으로 그에 미치지 못하는 강도의 지배 관념, 망상적 기분이나 모호한 신체 감각, 착각 같은 증상은 마치 심근경색 전 협심증과 같다고 생각할 수 있다.

전통적인 유전적 고위험군 연구 방식과 비교하여, 이러한 임상적 고위험군의 연구 방식은 'close-in' 방식이라 불렸다. 이것은 Bell 등이 제안한 'multiple-gate screening' 방식을 도입한 것으로, 여러 단계의 순차적 선별을 통하여 위양성을 줄이는 것을 골자로 한다. Bell은 피험자의 추적 관찰 기간 동안 보이는 여러 가지 임상적 증세를 관찰하는 것이 중요하다고 강조하였으며, 이것을 '곧 벌어질' 발병의 징후로 예견할 수 있다고 지적한 바 있다.

3) 클리닉과 진단 도구

드디어 1994년 호주 멜버른에서 Yung과 McGorry 연구팀은 Personal Assessment and Crisis Evaluation(PACE) 클리닉을 시작하였는데, 이는 조기 정신증 중재 프로그램인 Early Psychosis Prevention and Intervention Centre(EPPIC)와 함께 최초의 정신증 고위험군 클리닉이었다. 이들은 위험 정신상태의 포괄적 평가 도구이자 반구조화된 진단 면담 도구인 Comprehensive Assessment of At Risk Mental States(CAARMS)를 고안하여 정신증의 임상적 고위험군을 진단하였다.

뒤이어 1996년 미국 뉴헤이븐의 예일대에서는 McGlashan 등이 Psychosis Risk Identification, Management, and Education(PRIME) 클리닉을 설립하여 정신증 고위험군 연구를 시작하였다. 멜버른 그룹과 달리, 이들은 조현병의 병태생리 평가 척도인 양성 및 음성 증후군 평가 척도Positive and Negative Syndrome Scale(PANSS)와 구성이 유사한 전구 증후군에 대한 구조화 면담Structured Interview for Psychosis-risk Syndromes(SIPS)이라는 별도의 진단 도구를 고안하였다. 하지만 두 진단 도구 모두 조현병의 임상적 고위험군을 다음과 같은 3가지 유형으로 구분한다는 점에서는 유사하다.

- 조현병의 진단 기준에 못 미치는 약화된 양성 증상을 보이는 군
- 매우 심각한 망상 또는 환청 등의 증상이 있지만 조현병의 진단 기준을 만족하기에는 증상이 나타난 기간이 매우 짧은 군
- 조현병의 가족력이 있거나 조현병 성격장애를 가졌으며 점차 기능수준이 저하되는 군

반면 기본 증상을 연구하던 독일의 Schultze-Lutter 등은 CAARMS, SIPS와는 다소 다른 형태의 Schizophrenia Prediction Instrument, Adult version(SPI–A)을 개발하였다. 오늘날 SPI–A는 좀 더 이른 시기의 고위험군을 선별하는 도구로, SIPS와 CAARMS는 좀 더 후기의 고위험군을 선별하는 도구로 알려졌다. 이들 기관은 서로 앞서거니 뒷서

거니 하며 초기 정신증 고위험군 개념의 확산과 연구에 지대한 공헌을 하였다.

국내에서는 최초로 서울대학교병원의 권준수 등이 2004년 '서울 청년 클리닉Seoul Youth Clinic'을 설립하고 정신증의 임상적 고위험군과 유전적 고위험군에 대한 치료와 연구를 시작하였으며(http://youthclinic.org), 세브란스병원의 안석균 등도 청년 클리닉 'For You'를 창립하고 서비스를 제공하기 시작하였다(https://web.yonsei.ac.kr/clinicforyou). 이외에도 전남대학교병원의 김성완 등은 2012년 마인드링크를 개설하여 최초의 지역사회 기반 서비스를 제공하고(http://www.mindlink.or.kr), 전북대학교병원의 정영철, 양산부산대병원 이태영(https://psychosisclinic.com) 등도 조기 중재 클리닉에서 서비스를 제공하고 있다.

3. 정신증 진단 시 유의점

하지만 정신증의 발병과 경과에는 사실 홍역이나 심근경색의 발병보다 훨씬 더 복잡한 측면이 있다. 조현병 발병에는 판단의 정도가 개입하기 때문이다. 이는 정신질환의 진단이 내과적 질환처럼 객관적인 검사상의 수치로 표현되지 못하는 표현형 기반의 진단 체계를 가지고 있다는 한계점에 기인한다. 이것은 생각처럼 단순한 문제가 아니다. 정신증의 진단에서 중요하게 고려해야 할 것은 환청이나 망상 같은 정신증상이 과연 일반인이 경험하는 피해의식이나 착각 같은 현상과 질적으로 다른 현상인지 아니면 정상 경험의 연장으로서 단지 양적 차이가 있을 뿐인지 하는 점이다.

Carl Jaspers는 전통적으로 조현병과 정신증 증상은 불연속적이며 질적으로 일반인이 경험하는 심리적 현상과는 명확히 구분되는 병리적 현상이라고 생각하였다. 즉, 조현병이나 정신증은 불안이나 우울한 기분 같은 신경증과는 완전히 다른 것이라 생각하였다. 이에 따라 정신증과 신경증의 구분psychosis vs. neurosis은 정신질환의 진단에서 결정적 축으로 생각되었다. 그러나 망상이나 환청 같은 정신증상은 정상이나 신경증적 경험에서도 연속선상의 한 부분일 수 있다. 배우자를 사별한 사람의 예를 들어보자. 이 사람이 극심한 슬픔과 비통에 사로잡혀 있다가 일시적으로 배우자의 목소리를 듣거나 환영을 보거나 배우자가 여전히 어디선가에서 자신을 찾고 있을 것이라 믿더라도, 이러한 증세가 오래가지 않고 심각한 문제를 일으키지 않는다면 그런 증세가 스트레스를 많이 받아 생긴 일시적 문제라고 생각하지 정신병적 증세라고 생각하지는 않는다.

따라서 여러 연구자들은 정신증상의 역치하 변이로서 'psychosis proneness' 또는 'schizotypy'를 이야기했는데, 이는 정상인에게서도 나타난다고 하였다. van Os 등은 대규모 역학 조사를 통해 조현병의 유병률이 인구의 1%임에 반해, 정신증은 인구의 3%, 진단 기준을 만족하지 않는 뚜렷한 정신병적 증상을 보이는 경우는 인구의 4%, 정신병 증상이라고 칭하기에는 다소 약하나 정신증적 경험을 하는 경우는 인구의 8% 정도라고 보고한 바 있다. 이러한 점은 조현병과 정상의 경계가 우리의 생각처럼 명확히 구분되지 않는 스펙트럼상의 변화라는 것을 시사한다.

또 다른 가능성은 정신증적 증상이 양적 차이를 보이다가 어느 순간 질적 변화를 경험한다는 것이다. 예를 들어 고혈압을 보자. 사실 고혈압은 진단 시 혈압의 생리학적인 양적 변화 정도에 인위적으로 선을 그어 어떤 지점은 정상, 어떤 지점은 질병이라고 정의한 것이다. 하지만 실제로는 혈압이 올라가는 양적 변화가 결과적으로는 혈관벽 조직의 변화를 이끌어 내고, 이후 조직의 변화가 다시 만성 고혈압을 야기하게 된다. 즉, 단순히 양적 변화만 발생하는 것이 아니라 어느 순간에는 혈관벽의 조직이 변화되는 것 같은 질적 변화를 야기하는 것이다. 이러한 질환처럼 정신질환의 경우도 내재된 유전적 요인과 환경적 스트레스가 결부하여 정상적인 감정 표현 또는 정신 현상이라는 연속선상의 변화를 보이다가 어느 순간 질적 변화를 일으키는 것이라고 생각할 수 있다. 하지만 여전히 정신증이 이러한 변화를 일으키는 정확한 시점과 임상적 표지자는 분명하지 않다.

한 가지 더 고려할 점은 정신증상이라는 것이 일차원적이지 않고 다차원적이라는 점이다. 처음에는 망상적 믿음에 대한 집착으로 시작되어 강도와 빈도가 점점 증가하다가 이에 대한 정동도 영향을 받게 된다. 예를 들어, 배우자가 바람을 피우고 있다는 망상에 빠진 사람은 어느 순간 우울증에 빠지기도 하고 흥분 상태에 빠지기도 한다. 자신의 믿음이나 논리가 감정이나 기분과 밀접하게 결부되어 변하기 때문이다. 이러한 개념을 전구기에 적용해 본다면, 한 사람에 대해 '망상이 있으니 조현병이다' 또는 '흥분된 기분을 보이니 조울증일 것이다' 하고 단순하게 생각할 것이 아니라 모든 전구기 증상은 여러 차원에 걸쳐 다양하게 존재하며 서로 간에 느슨하게 연결되어 있기 때문에 특정 경과만을 예상할 수 없다고 할 수 있다.

하지만 발병의 정확한 순간은 여전히 알기가 어렵다. 아무리 전향적 연구를 한다고 하더라도 변화의 정확한 순간을 판단하는 것이 쉽지 않으며 결국 대부분 발병을 하고 나서 어느 순간 후향적으로 발병 시점이 판단되기 때문이다. 따라서 발병일은 대부분 환청을 처음으로 보고했던 시점 혹은 환자와 보호자가 제공하는 정보에 기반하여 인위적으로 평가된다. 이는 초발 정신증의 진단 기준과도 관련이 있다. 앞서 언급한 것처럼, 정확한 발병 시점을 판별할 만한 객관적인 지표가 없기 때문에 대개의 경우 조현병 발병 시점은 충분한 증상과 임상적 심각성을 가지고 치료자와 첫 진료를 시작한 시점이나 처음으로 항정신병약물을 복용하기 시작한 시점과 같이 다소 인위적인 시점으로 설정하곤 한다. 이러한 인위적인 판단으로는 이러한 증상이 얼마나 오랫동안, 얼마나 자주 지속되었으며 강도나 기능에 미치는 영향이 어떠했는지를 평가하기가 어렵다. 환청을 단지 하루 경험한 것과 한 시간이나 한 주 또는 이 주 동안 계속 경험한 것을 '같이 취급할 수 있는가?' 또한 환청이 스펙트럼상에 있다면 '정확히 어느 순간에 그 증상을 명확히 환청이라고 구분할 수 있는가?'란 질문에는 답하기가 어렵다.

이와 같은 문제는 지배 관념overvalued ideas이나 망상에도 적용할 수 있다. 도대체 어느 정도를 지배 관념이라고 생각하고 어느 정도를 망상이라고 해야 하는가? 그 판단 기준은 모든 치료자에게 똑같이 적용되는가? 단지 지배 관념이나 망상뿐만 아니라 다른 모든 정신병적 증상에도 동일하게 판단이 요구된다. 결국 이러한 이슈는 언제 발병했다고 판단하고 항정신병약물 치료를 시작할 것인지를 결정할 때 중요하다. 국가에 따라서 항정신병약물의 처방은 보험 등의 문제로 복잡한 문제를 야기하기도 한다. 조현병의 임상적 고위험군은 법적으로 환자가 아니기 때문이다. 물론 임상적 고위험군이 경험하는 다른 정신과적 문제나 공존 질환을 고려한다면 처방에 있어서 여러 변수들이 있을 수 있다. 하지만 조현병의 축으로만 생각해 본다면, 발병 시점은 결국 항정신병약물의 처방 여부와 직결되기 때문에 여전히 이를 둘러싼 다양한 법적, 윤리적, 의학적 문제가 공존한다.

또한 전구기 상태에서 정신증으로의 이환이 점진적이지 않을 수도 있다. 대상자의 환경 변화, 스트레스, 대응 역량 변화에 따라 경과가 달라질 수 있다. 특히 조현병은 충분한 강도의 증상이 충분한 기간 동안 존재해야만 진단 내릴 수 있다. 그런데 조현병의 임상적 고위험군이 약화된 정도의 정신증적 증상만을 보이다가 어느 순간 정신병적 증상을 보이더라도, 다음 순간에는 조현병을 진단하기에 충분한 기간 이전에 금세 다시 증상이 수그러들고 상태가 호전될 수도 있는 것이다. 이러한 변화는 정신증의 임상적 고위험군 경과 동안 수차례 반복될 수 있으며 횟수가 거듭되면서 애매했던 정신병적 상태의 지속 기간이 조금씩 더 길어지고 어느 순간에는 드디어 발병했다고 판단될 수도 있다. 조현병으로의 이환은 정확하게 선 긋기 어려운 것이다. 실제 많은 임상 사례에서 명확한 발병 시점 이전에 수차례의 짧은 삽화를 보이는 것이 관찰된다.

개정판 DSM-5가 발간되면서 약화된 정신병 증후군Attenuated Psychosis Syndrome(APS)이 진단으로 수록되었다. 비록 정식 임상 진단이 아니고 추가 연구가 필요한 진단이라는 단서가 붙은 채 부록에 수록되었지만, 충분히 주목받을 만한 변화였다. 이 진단이 DSM에 수록되는 과정에서 많은 논쟁이 있었다. 그 중 가장 대표적인 비판은 아직 이 상태의 대상자들이 발병한 환자가 아니라는 점이었다. 아직 환자가 아닌데 환자의 진단 기준을 책에 수록한다는 것은 이치에 맞지 않는다는 지적이었다. 또한 이들 중 과반이 발병하지 않거나 상당수가 관해되기 때문에 진단의 안정성이 떨어진다는 비판도 있었다. 이러한 점들로 야기되는 불필요한 윤리적 문제 또한 우려되었다. 이러한 문제들은 미국 내의 의료보험 문제와 결부되어 심각한 논쟁으로 이어졌다. 그럼에도 불구하고 많은 사람들이 정신과적 어려움을 호소하고 있으며, 비록 발병하지 않더라도 관해 또한 되지 않은 상태가 장기간 지속되며, 이들 중 상당수가 이전의 기능수준을 회복하지 못하고 낮은 기능수준을 유지한다는 점에서 충분한 임상적 관심을 요구한다고 할 수 있다.

예방의학 측면에서는 조현병의 발병을 정의하는 것이 전구기에서의 중재가 1차 예방인지 2차 예방인지도 판가름한다. 만일 전구기를 질병의 한 부분이라고 가정한다면 이때의 중재는 2차 예방일 것이다. 즉, 질병이 발생하자마자 빨리 발견하고 조기 중재를 한다는 개념이 된다. 하지만 만일 전구기가 조현병의 발생 이전에 보이는 하나의 증후군이라면, 이 시기의 중재는 1차 예방이라고 볼 수도 있다. 또한 불명확한 초기 전구기에서의 중재는 1차 예방으로 볼 수 있으며, 반대로 전구기가 명확하고 질적 변화가 보일 때의 중재는 2차 예방으로 볼 수도 있을 것이다. 따라서 질병이 진행되는 한 시점에서 질병의 발생은 피할 수 없는 일이 되고, 이때 중재는 필연적으로 2차 예방이 될 것이다. 그러므로 우리의 목표는 정신증의 'koplik's spot'을 찾는 것이고, 그렇게 된다면 조기 진단, 조기 중재라는 2차 예방을 달성할 수 있을 것이다.

결론

조현병의 조기중재가 이들의 예후에 도움이 된다는 사실이 알려지며 질환을 조기에 발견하여 치료하기 위한 많은 노력이 진행되어 왔다. 이러한 노력의 일환으로 조현병의 유전적 고위험군 연구가 진행되었고, 또한 조현병을 일으키는 환경적 위험요인에 대한 연구들이 잇따랐다. 최근, 조현병의 전구기의 개념은 정신증의 고위험군의 개념으로 옮겨지게 되었고 많은 전향적 연구를 통하여 정신증의 임상적 고위험군Clinical High Risk(CHR) 개념은 이제 다른 임상의학의 경우와 마찬가지로 정신의학에서도 중요한 축으로 자리 잡게 되었다. 하지만 아직 정신증의 임상적 고위험군은 여전히 경계가 불분명한 측면이 남아 있으며 앞으로 더 많은 연구가 이루어져야 하는 분야이다.

참고문헌

- Fusar-Poli P, Borgwardt S, Bechdolf A, Addington J, Riecher-Rossler A, Schultze-Lutter F et al. The psychosis high-risk state: a comprehensive state-of-the-art review. JAMA Psychiatry 2013;70(1):107-120.
- Fusar-Poli P. The Enduring Search for the Koplik Spots of Psychosis. JAMA Psychiatry 2015;72(9):863-864.
- Lee TY, Lee J, Kim M, Choe E, Kwon JS. Can we predict psychosis outside the clinical high-risk state? A systematic review of non-psychotic risk syndromes for mental disorders. Schizophr Bull 2018;44(2):276-285.
- McGorry PD, Yung AR, Phillips LJ. The "close-in" or ultra high-risk model: a safe and effective strategy for research and clinical intervention in prepsychotic mental disorder. Schizophr Bull 2003;29(4):771-790.
- Murray RM, O'Callaghan E, Castle DJ, Lewis SW. A neurodevelopmental approach to the classification of schizophrenia. Schizophr Bull 1992;18(2):319-332.
- Sullivan HS. The onset of schizophrenia. 1927. Am J Psychiatry 1994;151(6 Suppl):134-139.
- Stone WS, Faraone SV, Seidman LJ, Olson EA, Tsuang MT; Consortium on the Genetics on Schizophrenia. Searching for the liability to schizophrenia: concepts and methods underlying genetic high-risk studies of adolescents. J Child Adolesc Psychopharmacol 2005;15(3):403-417.
- van Os J, Linscott RJ, Myin-Germeys I, Delespaul P, Krabbendam L. A systematic review and meta-analysis of the psychosis continuum: evidence for a psychosis proneness–persistence–

impairment model of psychotic disorder. Psychol Med 2009;39:179-195.

- Yung AR. Commentary: The schizophrenia prodrome: a high-risk concept. Schizophr Bull 2003;29(4):859-865.
- Yung AR, McGorry PD, McFarlane CA, Jackson HJ, Patton GC, Rakkar A. Monitoring and care of young people at incipient risk of psychosis. Schizophr Bull 1996;22(2):283-303.
- Yung AR, Yuen HP, McGorry PD, Phillips LJ, Kelly D, Dell'Olio M et al. Mapping the onset of psychosis: the Comprehensive Assessment of At-Risk Mental States. Aust N Z J Psychiatry 2005;39(11-12):964-971.
- Yung AR, Woods SW, Ruhrmann S, Addington J, Schultze-Lutter F, Cornblatt BA et al. Whither the attenuated psychosis syndrome? Schizophr Bull 2012;38(6):1130-1134.
- Zachar P, First MB, Kendler KS. The DSM-5 proposal for attenuated psychosis syndrome: a history. Psychol Med 2020;epub.

CHAPTER 02

정신증 고위험군의 임상적 특성 및 경과

Clinical Characteristics and Prognosis of Clinical High Risk for Psychosis

이준희_ 서울대학교병원 정신건강의학과

서론

고위험군은 정신증이 발병하지 않았으며 일반인에 비해 정신증이 발병할 가능성이 높다는 공통점 외에는 서로 다른 다양한 특징을 가지는 이질적인heterogeneous 집단이다. 현재까지 연구에 따르면, 고위험군에서 발생할 수 있는 정신질환은 조현병을 비롯한 정신증이 가장 흔하다. 하지만 고위험군에서는 고위험군 증상 발생과 함께, 또는 시간이 경과함에 따라 정신증 외에도 기분장애, 불안장애, 강박장애 등 다양한 정신질환이 발생하기도 한다. 따라서 이 장에서 고위험군의 다양하고 이질적인 임상적 특성을 살펴보고자 한다.

또한 고위험군은 정신증이 발생할 가능성이 높은 사람을 일찍 발견하고, 정신증 발병을 예방하기 위해 만들어진 개념이다. 따라서 고위험군에서 사람들이 가장 많은 관심을 가지는 것은 고위험군에서 조현병 등 정신증 발병을 비롯한 경과와 예후이다. 이에 이 장에서 고위험군이 어떤 경과를 보이고 어떤 경우에 정신증 발병 또는 회복을 예측할 수 있는지에 대해서도 살펴보고자 한다.

1. 임상적 특성

1) 고위험군에서 함께 나타나는 정신과적 증상과 공존 질환

고위험군의 임상적 특성을 정의하는 것은 상당히 복잡하다. 일부 고위험군은 약화된 정신병적 증상 자체를 주소로 상담센터 등 다양한 정신건강 서비스나 병원을 찾아오지만, 대개는 우울, 불면, 불안, 초조 등 함께 나타나는 정신과적 증상을 주소로 정신건강 서비스를 찾는 경우가 많다. SOPS, CAARMS, DSM-5 등 중복 진단을 허용하는 여러 고위험군 진단 기준에서도 알 수 있듯이, 고위험군은 기분 및 불안 증상 등 다른 정신과적 증상을 나타내도, 진단 기준에 맞는 약화된 정신병적 증상이 있으면 고위험군으로 진단 내릴 수 있다. 따라서 고위험군에서는 공존 질환comorbid disorders이 흔하다. 그리고 약화된 정신병적 증상의 특성 자체도 조증, 우울증 등 여러 기분장애, 불안장애 등 다른 정신과적 증상의 특성과 상당부분 겹치기 때문에 임상적 특성을 정의하기는 더욱 복잡하다.

고위험군에서 함께 나타나는 정신과적 증상이 어느 정도 역치threshold를 넘어 DSM 진단 기준을 충족할 정도로 심하다면, 공존 질환으로 볼 수 있다. 고위험군에서 나타난 정신과적 증상을 공존 질환으로 처리한다면 통계적 집계가 가능하며, 해당 정신과적 증상이 얼마나 흔할지도 유추할 수 있다. 고위험군에서 공존 질환을 조사한 연구가 아직 많지 않으나, 미국에서 진행한 다국가 협력 연구에서 300여 명의 고위험군을 조사한 바에 따르면 주요 공존 질환의 빈도는 표 2.1과 같았다.

고위험군에서 정신과적 공존 질환은 기분장애와 불안장애가 가장 흔한 것으로 나타나며, 물질사용장애와 소아기 적대적반항장애 또한 20% 이상에서 동반되는 것으로 나타난다. 또한 조현형 성격장애schizotypal personality disorder와 회피성 성격장애를 비롯한 성격장애도 유의미하게 많이 동반된다. 이러한 공존 질환은 고위험군에서 함께 나타난 정신과적 증상이 DSM 진단 기준을 만족할 정도로 심하였다는 뜻이기도 하며, 정신과적 증상이 있지만 DSM 진단 기준을 만족하지 않을 정도의 가벼운 증상까지 고려하면 고

표 2.1 정신증 고위험군에서 DSM–IV 진단 기준에 따른 공존 질환 빈도

공존 질환	유병률 (%)
모든 기분장애 또는 불안장애	68.4
모든 기분장애	55.2
주요우울장애	42.0
기분부전증	4.9
모든 양극성장애	2.4
모든 불안장애	38.5
범불안장애	6.8
공황장애	7.6
사회불안장애	13.2
강박장애	5.2
모든 물질사용장애	25.1
알코올 사용장애	13.6
대마 사용장애 (미국 기준)	19.6

공존 질환	유병률 (%)
주의력결핍 과잉행동장애	13.6
모든 소아기 행동장애	27.8
적대적반항장애	20.3
품행장애	7.6
적응장애	2.5
모든 성격장애	44.1
조현형 성격장애	26.4
편집성 성격장애	6.5
경계성 성격장애	6.5
회피성 성격장애	11.2

위험군에서 동반되는 정신과적 증상은 훨씬 더 흔할 것이다.

자살 사고와 자살 시도 또한 고위험군에서 나타날 수 있는 정신과적 증상이다. 영국에서 30여 명의 고위험군을 대상으로 진행한 소규모 연구에 따르면, 처음 정신건강 서비스를 찾아왔을 당시 고위험군 중 59%는 약간이라도 자살 사고가 있었으며, 47%는 이미 한 번 이상 자살 시도를 하였다고 보고한 바 있다.

2) 고위험군의 기능 수준

기능 수준이란 어떤 사람이 사회적으로, 직업적으로 또는 학업적으로 능력을 얼마나 잘 발휘하는지를 점수로 표현한 것을 말한다. 사회적 기능 수준은 가족, 이성 친구나 동성 친구, 직장 동료 등 주변 사람들과 얼마나 잘 지내는지를 말하며, 직업적 또는 학업적 기능 수준은 학생인 경우 학교 학업에서 능력을 얼마나 잘 발휘하는지, 이외에 직장인 또는 주부라면 직장과 집안일을 얼마나 잘 해내는지를 말한다. 특히 음성증상과 더불어 사회적, 직업적, 학업적 기능 수준 저하가 심한 경우, 본인 스스로 느끼는 주관적 삶의 질subjective quality of life이 떨어지며 이어서 본인 삶에 대한 만족도 또한 떨어지기 때문에 문제가 된다.

고위험군에서 기능 수준이 떨어지는 경우는 흔하다. 조현병에서도 특히 사회적 기능 수준이 떨어진다는 것은 잘 알려져 있으며, 조현병 환자의 병력을 거꾸로 추적해 물어보아도 조현병이 발병하기 전부터 조금씩 사회적 기능 수준이 떨어지는 경우가 많은 것으로 나타난다. 사회적 기능이 떨어지면 새로운 친구를 사귀기 힘들어지고, 종래의 친구들과 친구 관계를 유지하는 것도 힘들어지고, 잘 모르는 사람을 대하는 것도 힘들어지며, 모임 등을 나가는 것도 힘들어져 전반적인 대인관계 기능이 떨어진다.

고위험군을 대상으로 사회적 기능 수준을 평가한 결과들을 보면, 만성 조현병 환자보다는 사회적 기능 수준이 높게 나타나지만 초발 조현병 환자와는 큰 차이가 없으며, 일반인보다는 더 떨어지는 것으로 나타난다. 한편 고위험군에서 병전 상태에 비해 기능 수준이 급격히 떨어지는 경우 정신건강 서비스를 일찍 이용하게 되어 조기에 치료를 받아 경과가 좋을 수 있고, 반대로 고위험군에서 병전 상태에 비해 기능 수준이 서서히 떨어지는 경우 정신건강 서비스를 늦게 이용하게 되어 치료 시작이 늦어지게 하는 데 영향을 끼친다는 연구 결과도 있다.

2. 임상적 경과

1) 고위험군의 임상적 경과 분류

시간이 지나 고위험군이 어떤 임상적 경과를 밟을지 예측하는 것은 정신증 발병의 조기 발견과 예방이라는 고위험군 개념의 목적을 생각하면 고위험군에서 가장 주시해야 할 관심사이다. 고위험군은 크게 다음의 5가지 경과 중 하나를 따른다(그림 2.1).

- 증상이 많이 나빠져 정신증 역치를 넘을 정도로 심해진 경우(정신증 발병)
- 증상이 나빠져 처음보다 심해졌지만, 정신증 역치는 넘지 않아 정신증이 발병하지는 않은 경우(증상 악화)
- 시간이 지나도 증상에 변함이 없고, 증상이 똑같이 지속되는 경우(증상 유지)
- 증상이 나아져 처음보다 약해졌지만, 완전히 없어지지는 않은 경우(부분 관해 partial remission)
- 증상이 많이 나아져 완전히 없어진 경우(완전 관해 full remission)

각각의 경과에 대한 정의는 진단 도구마다, 연구자마다 다르고 통일되어 있지도 않다. 증상이 없어지는 관해뿐 아니라, 기능 수준의 호전까지 포함하는 의미인 회복 recovery 및 증상이 관해되었다가 고위험군에 부합한 증상이 다시 악화되는 재발 relapse을 다루기도 한다. 그러나 고위험군의 추적 관찰 연구가 충분하지 않아, 이 장에서는 고위

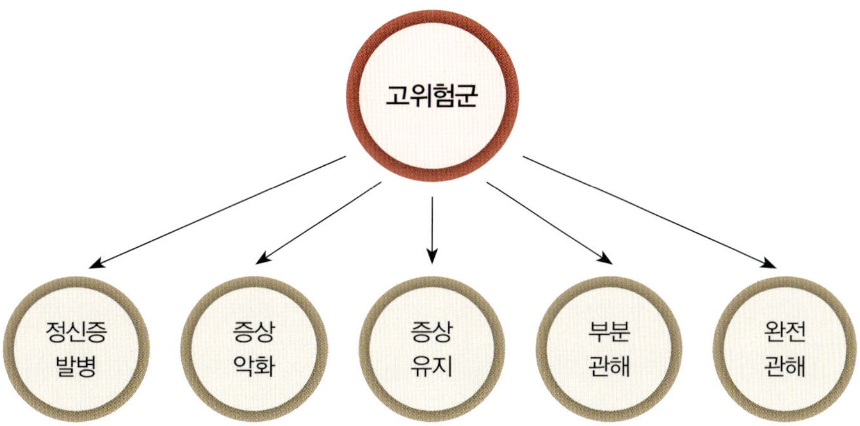

그림 2.1 고위험군의 임상적 경과 분류

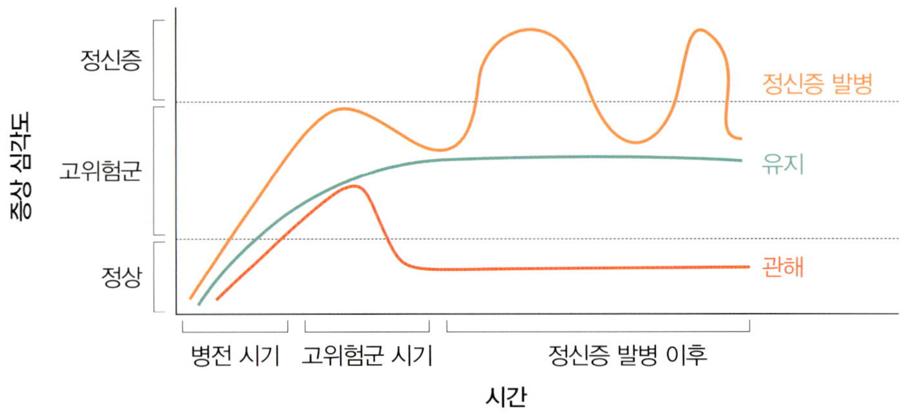

그림 2.2 고위험군의 시간에 따른 증상 심각도의 경과

험군의 임상적 경과를 정신증 발병, 유지, 관해 3가지로 분류하여 살펴본다(그림 2.2).

2) 고위험군의 정신증 발병 확률

(1) 고위험군의 정신증 발병 확률

2000년대 초반에 이루어진 초창기 고위험군 연구에서는 고위험군에서 2년 내에 조현병 등 정신증이 발병할 확률이 40% 이상이라는 결과를 밝혔으나, 현재는 일반적으로 고위험군에서 2년 내에 정신증이 발병할 확률이 대략 20%라고 알려져 있다.

구체적으로 살펴보면, 정신증 발병 확률은 연구에 따라 편차가 있다. 발병 확률이 높은 경우 2년 내에 정신증 발병 확률이 30~40%, 발병 확률이 낮은 경우 2년 내에 10%대로 나타나기도 하였다. 전체적으로 2000년대 초반부터 2020년대 현재까지 연구 동향을 살펴볼 때, 초창기 연구에서 보고한 결과일수록 정신증 발병 확률이 높고 최근 결과를 보고한 연구일수록 정신증 발병 확률이 낮게 나타나는 경향이 있다. 정신증 발병 확률이 낮아지는 경향을 보이는 원인은 명확하지 않으나 다음과 같은 설명이 회자된다. 고위험군이라는 개념이 잘 알려지지 않았던 예전에 비해, 최근에는 고위험군 개념이 널리 알려지며 고위험군이 더 일찍 발견되어 조기 발견 비뚤림lead time bias이 생겼기 때문이거나, 고위험군에 대한 치료와 중재intervention가 잘 이루어지고 있기 때문이거나, 정신증 발병 확률이 낮은 일반 인구 집단에서 선별 검사screening를 통해 고위험군을 연구하는 경우가 더 흔해졌기 때문이라는 것 등이다.

잠시 언급한 것과 같이, 고위험군을 모집하는 방법이 정신증 발병 확률에 큰 영향을 줄 수 있으며, 고위험군의 정신증 발병 확률을 알아보기 전에 어떤 모집단population을 대상으로 발병 확률을 계산하는지에 따라 발병 확률이 크게 달라진다는 것을 이해할 필요가 있다. 정신과적 증상을 호소하며 병원이나 상담센터 등에 도움을 요청하고help-seeking 자발적으로 찾아온 사람들이 고위험군으로 진단받는 경우, 일반 인구 집단에서 선별 검사를 통해 일반 인구 집단을 고위험군으로 진단하는 경우보다 나중에 정신증이 발병할 확률이 더 높은 것으로 알려져 있다.

예를 들면, 민감도sensitivity=80%, 특이도specificity=80%인 정신증 고위험군 진단 도구를 사용할 경우, 표 2.2와 같이 나중에 정신증이 발병할 사람이 25%로 실제로 높은 집단, 즉 정신증 유병률prevalence이 높은 인구 집단에서는 진단 도구로 정신증 발병을 정확하게 예측할 확률, 즉 양성예측도positive predictive value가 57% 가량으로 높다. 이런 경우, 즉 주관적 고통을 호소하고 도움을 요청하며 병원이나 센터를 내원하였으므로 정신증 유병률이 더 높은 인구 집단을 대상으로 연구를 수행한 경우 고위험군에서 정신증이 발병할 확률은 50% 이상으로 높게 나타나게 된다.

표 2.2 정신증 유병률이 높은 가상의 집단에서 정신증 고위험군의 정신증이 발병할 확률

	실제 정신증이 발병함	실제 정신증이 발병 안 함
고위험군 진단받음	4	3
고위험군 진단받지 않음	1	12
정신증 유병률	(4+1)/(4+1+3+12)=25%	
민감도	4/(4+1)=80%	
특이도	12/(3+12)=80%	
양성예측도	4/(4+3)=57%	
음성예측도	12/(1+12)=92%	

반면에 표 2.3과 같이 나중에 정신증이 발병할 사람이 1%로 실제로 낮은 집단, 즉 정신증 유병률이 낮은 인구 집단에서는 진단 도구로 정신증 발병을 정확하게 예측할 확률, 즉 양성예측도가 4% 정도로 낮다. 이런 경우, 즉 정신증 고위험군을 선별하기 위해

지역사회나 학교 등 일반 인구 집단에서 선별 검사를 시행하였거나 연구 중 그러한 고위험군이 표본에 섞여 있는 경우, 고위험군에서 정신증이 발병할 확률은 10% 이하로 낮게 나타나게 된다. 최근에 진행된 연구일수록 정신증 발병 확률이 낮게 나타난 이유에는 고위험군 개념이 널리 퍼짐에 따라 고위험군 선별 검사 연구가 많아졌기 때문에 발생한 이러한 표본 인구 집단의 차이도 있는 것으로 보인다.

표 2.3 정신증 유병률이 낮은 가상의 집단에서 정신증 고위험군의 정신증이 발병할 확률

	실제 정신증이 발병함	실제 정신증이 발병 안 함
고위험군 진단받음	4	99
고위험군 진단받지 않음	1	396
정신증 유병률	(4+1)/(4+1+99+396)=1%	
민감도	4/(4+1)=80%	
특이도	396/(99+396)=80%	
양성예측도	4/(4+99)=4%	
음성예측도	396/(1+396)=99.7%	

2년 이상 장기간 고위험군을 추적 관찰한 결과는 많이 알려져 있지 않다. 호주에서 고위험군 코호트를 10년 이상 장기간 추적 관찰한 결과에 따르면, 처음 고위험군으로 진단받은 뒤 2년 이내에 대략 20% 정도까지 정신증 발병 확률이 빠르게 증가하였다. 현재까지 연구 결과에 따르면, 2년이 지난 후에 정신증이 더이상 발병하지 않은 것은 아니다. 그 후에도 느린 속도로 정신증 발병이 지속되어 처음 고위험군으로 진단받고 나서 10년 후에는 전체 고위험군의 35% 정도까지 정신증 발병 확률이 서서히 증가한 것으로 알려져 있다. 처음 고위험군으로 진단받은 뒤 9년 남짓 지나 정신증이 발병한 경우도 있는 것으로 알려져 있으며, 고위험군 진단 후 몇 년이 될 때까지 정신증이 발병하는지는 아직까지도 명확하지 않다.

(2) 고위험군의 정신증 발병 예측 요인

현재까지 고위험군 중 정신증이 누구에게 발병하고 누구에게 관해될지 정확히 예측하

는 것은 불가능하다. 그럼에도 불구하고 고위험군에서 정신증 발병 위험 요인을 찾기 위한 연구는 2000년대부터 꾸준히 시행되어 왔다.

인구학적 요인

국내의 연구보다 외국의 연구가 더 많은데, 이 중에는 현실적으로 국내 고위험군에 적용하기 어려운 연구 결과도 있는 실정이다. 현재까지 발표된 외국 문헌을 위주로 살펴보면, 남성, 도시 거주 여부, 사회경제적 수준, 이민자 여부, 유색인종 여부, 교육수준 등 정신증의 일반적인 발병 위험 요인이 고위험군에서도 정신증 발병을 예측할 수 있는지 확인하는 연구들이 주로 이루어졌다.

현재까지 연구 결과를 종합할 때, 이 요인들 중 현재까지 유의미한 정신증 발병 위험 요인으로 고려할 수 있는 것은 남성(정신증 발병 위험 1.18배 증가; 근거 수준 IV)뿐이다. 남성일 경우 고위험군에서 정신증 발병 위험이 증가한다는 것의 근거 수준은 IV로 미약한 수준이므로, 검증을 위해서는 더 많은 연구가 필요하다.

일상생활 요인

일상생활 요인 중에서도 스트레스/외상적 경험, 독거 여부, 취직 여부, 낙인, 마약 등 물질 사용 문제, 담배 흡연, 대마 흡연, 음주, 뇌손상 등 정신증의 발병 위험 요인이 고위험군에서도 정신증 발병을 예측할 수 있는지 살펴보는 연구가 소수 이루어졌다.

현재까지의 연구 결과를 종합적으로 고려하면, 이 요인들 중에서 현재까지 유의미한 정신증 발병 위험 요인으로 고려할 수 있는 것은 스트레스/외상적 경험(정신증 발병 위험 1.15배 증가; 근거 수준 IV), 독거 여부(정신증 발병 위험 1.56배 증가; 근거 수준 IV), 취직 여부(정신증 발병 위험 0.55배 감소; 근거 수준 IV)이다. 스트레스/외상적 경험이 많은 경우, 독거하는 경우, 취직하지 못한 경우, 고위험군에서 정신증 발병 위험이 높아진다는 것의 근거 수준은 모두 IV로 미약한 수준이므로, 검증을 위해서는 더 많은 연구가 필요하다.

선천적 요인

선천적 요인 중 오른손잡이 여부, 출생전후기perinatal 문제 여부, 키, 체질량지수Body Mass Index(BMI) 등이 고위험군에서 정신증 발병을 예측할 수 있는지 살펴보는 연구가 소수 이루어졌다.

현재까지의 연구 결과를 종합적으로 고려하면, 이 요인들 중에서 현재까지 유의미한 정신증 발병 위험 요인으로 고려할 수 있는 것은 왼손잡이/오른손잡이 여부(오른손잡이일 경우 정신증 발병 위험 1.60배 증가; 근거 수준 IV)뿐이다. 오른손잡이인 경우 고위험군에서 정신증 발병 위험이 높아지는 것의 근거 수준은 IV로 미약한 수준이므로, 검증을 위해서는 더 많은 연구가 필요하다.

임상적 요인

증상의 심각도, 공존 질환, 기능 수준 등 임상적 요인이 고위험군에서 정신증 발병을 예측할 수 있는지 살펴보는 연구는 현재까지 수십 건 이상 많이 이루어졌다.

현재까지의 연구 결과를 종합할 때, 이 요인들 중에서 유의미한 정신증 발병 위험 요

표 2.4 고위험군에서 정신증 발병을 예측하는 요인

정신증 발병 예측 요인	교차비(odds ratio)
근거 수준 I: 예측 가능성이 매우 높음	
(없음)	
근거 수준 II: 예측 가능성이 상당히 높음	
기능 수준	0.59
약화된 정신증 양성증상	2.56
근거 수준 III: 예측 가능성이 약간 높음	
약화된 정신증 음성증상	2.58
근거 수준 IV: 예측 가능성이 낮음	
남성	1.18
스트레스/외상적 경험	1.15
독거	1.56
취직	0.55
오른손잡이	1.60
약화된 와해 및 인지증상	2.49
일반 정신과적 증상	2.27
전체 증상 심각도	1.74

인은 다음과 같다(표 2.4).

- 기능 수준global functioning (근거 수준 II)
- 약화된 정신증 양성증상attenuated positive psychotic symptoms (근거 수준 II)
- 약화된 정신증 음성증상attenuated negative psychotic symptoms (근거 수준 III)
- 약화된 와해 및 인지증상attenuated disorganized/cognitive symptoms (근거 수준 IV)
- 일반 정신과적 증상general symptoms (근거 수준 IV)
- 전체 증상 심각도total symptoms (근거 수준 IV)

기능 수준이 낮을 경우, 약화된 정신증 양성증상이 심할 경우, 고위험군에서 정신증 발병 위험이 높아지는 것의 근거 수준은 II로 상당히 높은 수준이다. 따라서 고위험군 중 기능 수준이 낮거나 약화된 정신증 양성증상이 심한 경우는 정신증 발병 확률이 높을 가능성이 많으므로 정신증 발병 예방을 위한 노력을 각별히 기울일 필요가 있다.

약화된 정신증 음성증상이 심할 경우, 고위험군에서 정신증 발병 위험이 높아지는 것의 근거 수준은 III로 약간 높은 수준이므로, 약화된 정신증 음성증상이 심한 고위험군의 경우에도 정신증 발병 예방을 위해 주의를 기울일 필요가 있다.

이외에 약화된 와해 및 인지증상, 일반 정신과적 증상, 전체적 증상 심각도가 심할 경우, 고위험군에서 정신증 발병 위험이 높아지는 것의 근거 수준은 IV로 미약한 수준이므로, 검증을 위해서는 더 많은 연구가 필요하다.

(3) 고위험군 분류에 따른 정신증 발병 확률

진단 기준에 따라 다르지만, 고위험군은 BIPS 또는 BLIPS, APS, GRDS 등 임상적 증상에 따라 몇 가지로 분류되는데, 이와 같은 고위험군 분류에 따라서도 정신증 발병 확률이 달라진다고 알려져 있다. 현재까지의 연구를 종합할 때, 고위험군 분류에 따라 다음과 같은 정신증 발병 확률에서 차이를 보인다.

- GRDS로 분류되는 고위험군: 최근에 기능이 저하되고 정신증의 유전적 위험 또는 조현형 성격장애가 있을 때 GRDS로 분류된다. 이 고위험군의 경우, 2년 뒤 정신증 발병 확률이 약 8%로, 고위험군 중 정신증 발병 확률이 가장 낮아 일반 인구 집단과 정신증 발병 확률에서 통계적으로 차이가 없을 정도이다.

- APS로 분류되는 고위험군: 약한 정신병적 증상을 나타낼 때 APS로 분류된다. 이 고위험군의 경우, 2년 뒤 정신증 발병 확률이 약 24%로 중간 정도의 정신증 발병 확률을 나타낸다.
- BLIPS 또는 BIPS로 분류되는 고위험군: 완전한 정신병적 증상을 짧은 시간 동안 나타낼 때 BLIPS 또는 BIPS로 분류된다. 이 고위험군의 경우, 2년 뒤 정신증 발병 확률이 38%에 이르는 것으로 나타나 고위험군 중 정신증 발병 확률이 가장 높으며 APS 고위험군보다도 정신증 발병 확률이 유의미하게 높은 것으로 나타났다. 실제로 이 고위험군의 경우, DSM 진단 기준에 따른 단기 정신병적 장애brief psychotic disorder와도 어느 정도 겹치는 경우가 있어, 이들은 고위험군이 아니라 이미 정신증이 발병한 것으로 봐야 한다는 일부 연구진의 의견도 있는 만큼, 다른 고위험군과는 정신증 발병 관련한 예후가 명확히 다른 것으로 보인다.

3) 고위험군의 관해

처음에 '고위험군'이라는 개념을 만들 때 원래 목표는 정신증이 발병할 위험이 높은 사람을 미리 가려내고 정신증 발병을 예방하는 것이었다. 그러나 현재까지 약 20여 년간 진행된 연구들의 결과에 따르면, 고위험군으로 평가된 사람들 중 정신증이 발병하는 경우는 20~30%이다. 나머지 70~80% 대부분의 고위험군에서는 정신증이 발병하지 않으며, 최근 연구에서는 정신증 발병 확률이 이보다 더 줄어드는 추세이다. 따라서 결국 정신증이 발병하지 않는 고위험군의 경과에 관심이 쏠리고 있다. 이들은 증상이 줄거나 회복이 되기도 하지만, 정신증이 아닌 기분증상, 불안증상 등 다른 정신과적 증상이 나타나 지속되기도 한다. 이런 관점에서는 고위험군을 단순히 정신증의 전 단계로만 보지 않고, 고위험군 자체를 임상적 관찰과 평가, 치료가 필요한 하나의 증후군으로 보기도 한다.

내과적 질환을 포함하여 조현병, 주요우울장애 등 주요 정신과 질환에 대해서는 관해 증상이 없어진 상태remission, 회복recovery, 재발recurrence, relapse 등의 기준이 잘 정의되어 있으나, 고위험군의 호전과 관해 등에 대해서는 보편적인 기준이 아직 없다. 이는 발병하지 않은 고위험군에 대한 연구가 이제 막 시작되었기 때문이기도 하며, 고위험군은 고위험군 증상, 기분장애와 불안장애 등의 공존 질환, 자살 위험성, 낮아진 기능 수준 등 여러 문제를 동시에 가지는 경우가 흔하므로 증상이 어느 정도까지 호전되어야 관해

라고 볼 수 있는지를 결정하기가 복잡하기 때문일 것으로 보인다.

고위험군의 악화뿐 아니라 호전과 관해에 대한 개념도 잘 정의되어야 고위험군에 대한 치료 계획 수립과 예후 예측에 도움이 될 것이다. 따라서 호전과 관해를 명확하게 정의하는 것이 중요한데, 실제로 고위험군에서 호전과 관해에 대한 정의는 학자마다 조금씩 다르다. 여기에서 고위험군 연구 초창기부터 연구를 선도해 온 호주 연구팀(표 2.5)과 미국 연구팀(표 2.6)에서 내린 정의를 살펴보면 다음과 같다.

표 2.5 고위험군 경과 관련 용어와 정의: 호주 연구팀

용어	정의
관해(remission)	고위험군 진단 기준에 따라 고위험군 기준을 만족하지 않으며, 동시에 기능 수준이 좋거나(SOFAS 기준 70점 이상) 또는 처음에 비해 기능 수준이 높아진 경우(SOFAS 기준 5점 이상 상승)
회복(recovery)	관해 상태가 6개월 이상 지속되는 경우
관해 후 재발(recurrence)	관해되었다가, 회복되기 전에 다시 고위험군 상태가 된 경우
회복 후 재발(relapse)	회복되었다가 다시 고위험군 상태가 된 경우
정신증 발병 (transition to psychosis)	고위험군 진단 기준에 따라 정신증 발병 기준을 넘는 정신병적 증상이 나타난 경우
좋은 경과 (favorable outcomes)	관해 또는 회복이 된 경우
좋지 않은 경과 (unfavorable outcomes)	관해가 되지 않았거나, 관해 후 재발, 회복 후 재발, 또는 정신증이 발병된 경우

표 2.6 고위험군 경과 관련 용어와 정의: 미국 연구팀

용어	정의
약화된 양성증상 증후군(APSS: Attenuated Positive Symptoms Syndrome)	
진단 기준	– 심각도(증상이 SIPS 심각도 3~5점) – 빈도(증상이 한 달간 주 1일 이상 지속)
악화(progression)	양성증상 중 한 가지 이상이 심각도, 빈도 진단 기준을 만족하면서, 12개월 전보다 1점 이상 상승한 경우
유지(persistence)	양성증상 중 한 가지 이상이 심각도, 빈도 진단 기준을 만족하면서, 악화 기준은 만족하지 않은 경우

용어	정의
부분 관해(partial remission)	양성증상 중 심각도 진단 기준을 만족하는 증상이 6개월 이하 동안 없는 경우 또는 양성증상 중 한 가지 이상이 심각도 진단 기준을 만족하면서, 빈도 진단 기준은 만족하지 않은 경우
완전 관해(full remission)	양성증상 중 심각도 진단 기준을 만족하는 증상이 6개월 넘는 기간 동안 없는 경우
단기 간헐성 정신병 증후군(BIPS: Brief Intermittent Psychotic Syndrome)	
진단 기준	– 심각도(증상이 SIPS 심각도 6점) – 빈도(증상이 월 1일 이상 지속)
악화(progression)	양성증상 중 한 가지 이상이 심각도, 빈도 진단 기준을 만족하면서, 3개월 전보다 1점 이상 상승한 경우
유지(persistence)	양성증상 중 한 가지 이상이 심각도, 빈도 진단 기준을 만족하면서, 악화 기준은 만족하지 않은 경우
부분 관해(partial remission)	양성증상 중 심각도 진단 기준을 만족하는 증상이 6개월 이하 동안 없는 경우 또는 양성증상 중 한 가지 이상이 심각도 진단 기준을 만족하면서, 빈도 진단 기준은 만족하지 않은 경우
완전 관해(full remission)	양성증상 중 심각도 진단 기준을 만족하는 증상이 6개월 넘는 기간 동안 없는 경우
유전적 위험 및 기능저하 증후군(GRD: Genetic Risk and Functional Decline)	
진단 기준	– 정신증 가족력 또는 조현형 성격장애 병력 – 기능 수준 저하(1년 전에 비해 GAF 기준 30% 이상 저하)
악화(progression)	기능 수준이 떨어진 경우(1년 전에 비해 GAF 기준 추가로 30% 이상 저하)
유지(persistence)	병전 대비 기능 수준이 GAF 기준 90% 미만인 경우
부분 관해(partial remission)	병전 대비 기능 수준이 GAF 기준 90% 이상이며, 6개월 이하로 유지되는 경우
완전 관해(full remission)	병전 대비 기능 수준이 GAF 기준 90% 이상이며, 6개월 넘게 유지되는 경우

(1) 고위험군의 관해 확률

앞서 설명한 바와 같이, 고위험군에서 조현병이 발병할 확률이 점차 낮게 나타남에 따라, 고위험군에서 조현병 발병이 아닌 고위험군의 관해 혹은 호전에 대한 연구도 진행되고 있다. 그러나 연구자마다 관해에 대한 정의가 다를 뿐 아니라 아직까지 관련 연구가 부족한 상황이다. 고위험군을 수 년간 추적 관찰한 일부 연구 결과들만 살펴보면, 호주 연구팀에서 총 202명의 고위험군을 1년 동안 추적 관찰한 결과, 72명(35.7%)이 회복되었고, 15명(7.5%)은 관해되었다고 보고하였다.

미국의 다른 고위험군 다기관 연구에서는 총 377명의 고위험군을 2년 동안 추적 관찰한 결과, 1년 뒤 추적 관찰한 165명 중 41명(24.8%)이 완전 관해되었고, 27명(16.4%)은 부분 관해되었다고 보고하였다. 2년 뒤에는 추적 관찰한 80명 중 23명(28.8%)이 완전 관해되었고, 4명(5%)은 부분 관해 상태였다고 보고하였다. 국내에서도 총 48명의 고위험군을 6년 이상 추적 관찰한 결과, 이들 중 17명(35.4%)이 관해 상태였다고 보고하였다.

(2) 고위험군의 관해 예측 요인

고위험군의 관해에 대한 연구가 아직 부족한 실정이지만, 일부 연구에서 고위험군의 관해 관련 요인을 보고하였다. 각 관해 관련 예측 요인에 대한 연구로는 십수 명의 고위험군 대상자를 대상으로 소규모 연구 한두 건이 실행된 경우가 많아 근거 수준evidence level이 낮다. 검증을 위해서는 향후 추가 연구가 필요하다.

생물학적 요인

고위험군 대상 뇌영상 연구에 따르면, 뇌들보corpus callosum, 꼬리핵caudate nucleus, 시상thalamus, 창백핵pallidum, 소뇌cerebellum, 편도amygdala, 셋째 및 넷째 뇌실third and fourth ventricle 등 특정 겉질밑subcortex 구조물의 부피와 뇌 겉질 이랑화 정도cortical gyrification를 기계학습 방법으로 조합하여, 고위험군 중 나중에 관해가 될 사람을 예측할 수 있었다는 보고가 있다.

고위험군을 대상으로 한 뇌 자기공명분광법magnetic resonance spectroscopy 연구에 따르면, 기존 고위험군 증상 심각도에 관계없이 시상 조직 내 글루탐산 농도가 높은 경우 관해 확률이 높았다는 보고가 있다.

고위험군을 대상으로 한 뇌파 연구에 따르면, 사건유발전위event related potential 중 P300, MMNmismatch negativity 등 다양한 지표가 고위험군 증상의 호전 또는 관해와 관계 있었다는 보고가 있다.

고위험군을 대상으로 한 신경인지기능 연구에 따르면, 신경인지기능 중 언어 유창성semantic fluency이 좋을수록 고위험군 증상이 호전될 가능성이 높았다는 보고가 있다.

인구학적 요인

일반적으로 나이, 성별 등 인구학적 요인은 고위험군 중 관해되는 사람과 관해되지 않는 사람 간에 차이가 크게 없는 것으로 알려져 있다. 하지만 한 연구에서는 고위험군의 사회경제적 상태socioeconomic status에 따라 고위험군 증상의 호전 정도에 차이가 있으며, 사회경제적 수준이 높은 고위험군일수록 2년 뒤 증상이 호전될 가능성이 높았다는 보고가 있다.

결론

고위험군에서 가장 주목할 것은 고위험군 중 어떤 사람에게 정신증이 발병할 위험이 높으며, 어떤 사람에게 증상이 관해될 가능성이 높은지, 그 예후를 예측하는 것이다. 이 책을 집필하는 현재까지 약 20여 년간 정신증 고위험군에 대한 연구가 100여 건 이루어졌으나, 앞에서 살펴본 것처럼 아직까지 고위험군에서 정신증 발병을 높은 근거 수준으로 예측할 수 있는 위험 요인을 발견하지 못하였다. 이는 고위험군에 대한 연구들이 규모가 작고 서로 이질적이어서 현재까지 확실한 결과를 남기지 못한 것으로 보인다.

또한 최근에는 SOPS, CAARMS 등 기존의 고위험군 진단 도구뿐 아니라, 2013년 발표된 DSM-5에 고위험군 진단 기준이 새로 추가되면서 고위험군 연구의 이질성이 더 커지는 추세이다. 따라서 향후 고위험군에 대한 정확하고 영향력 있는 연구 결과를 얻기 위해서는 개별 연구팀의 작은 연구보다도 국제 협력을 통한 다국가 협력 연구가 더 긴요할 것으로 전망된다. 그럼에도 불구하고 현재까지의 연구 결과를 종합할 때, 고위험군 중 기능 수준이 낮은 경우 또는 약화된 정신증 양성증상이 심한 경우, 정신증이 발병할 위험이 높다는 것은 어느 정도 명확하다고 결론 내릴 수 있다. 이는 NAPLS 등 여러 국제 협력 연구팀에서 개인 맞춤형 예후 예측을 위해 개발한 정신증 발병 위험 계산기risk calculator에서도 반영하고 있다. 그리고 동일한 고위험군이더라도 완전한 정신증 증상을 짧은 기간 동안 나타낸 BIPS/BLIPS 고위험군의 경우, 다른 고위험군보다 정신증 발병 확률이 더 높은 것도 어느 정도 확실하다고 결론 내릴 수 있다.

한편 고위험군에서 가장 중요한 것은 정신증 발병을 예측하고 예방하는 것이지만, 정신증이 발병하지 않은 사람들에 대한 경과도 중요하다. 고위험군 대상자에게서 모두

정신증이 발병하는 것이 아니라, 일부는 증상이 호전되고 일부는 완전히 관해되거나 회복되기도 하는 등 서로 다른 경과를 거친다. 고위험군은 정신과적 공존 질환 역시 흔하며, 서로 다른 경과만큼이나 기분장애, 불안장애, 성격장애 등 다양한 공존 질환을 가지며, 다양한 기능 수준 저하도 나타낸다. 향후 연구와 의료 서비스는 정신증이 발병하지 않은 사람들의 공존 질환을 치료하여 삶의 질 향상과 기능 수준 회복에 초점을 두는 것이 정신증이 발병할 고위험군을 선별하고 예방하는 것 못지않게 중요하다고 하겠다.

참고문헌

- Chon MW, Lee TY, Kim SN, Huh MJ, Park HY, Lee CR, Shin NY, Kwon JS. Factors contributing to the duration of untreated prodromal positive symptoms in individuals at ultra-high risk for psychosis. Schizophr Res 2015;162:64-66.
- Fusar-Poli P, Borgwardt S, Bechdolf A, Addington J, Riecher-Rössler A, Schultze-Lutter F, et al. The psychosis high-risk state: a comprehensive state-of-the-art review. JAMA Psychiatry 2013;70:107-120.
- Fusar-Poli P, Cappucciati M, Borgwardt S, Woods SW, Addington J, et al. Heterogeneity of psychosis risk within individuals at clinical high risk: a meta-analytical stratification. JAMA Psychiatry 2016;73:113-120.
- Fusar-Poli P, Schultze-Lutter F, Cappucciati M, Rutigliano G, Bonoldi I, Stahl D, et al. The dark side of the moon: meta-analytical impact of recruitment strategies on risk enrichment in the clinical high risk state for psychosis. Schizophr Bull 2016;42:732-743.
- Kim M, Lee TH, Yoon YB, Lee TY, and Kwon JS. Predicting remission in subjects at clinical high risk for psychosis using mismatch negativity. Schizophr Bull 2018;44:575-583.
- Lim KO, Lee TY, Kim M, Chon MW, Yun JY, Kim SN, Kwon JS. Early referral and comorbidity as possible causes of the declining transition rate in subjects at clinical high risk for psychosis. Early Interv Psychiatry 2018;12:596-604.
- Nelson B, Yuen HP, Wood SJ, Lin A, Spiliotacopoulos D, Bruxner A, et al. Long-term follow-up of a group at ultra high risk ("prodromal") for psychosis: the PACE 400 study. JAMA Psychiatry

2013;70:793-802.

- Oliver D, Reilly TJ, Boy OB, Petros N, Davies C, Borgwardt S, et al. What causes the onset of psychosis in individuals at clinical high risk? A meta-analysis of risk and protective factors. Schizophr Bull 2020;46:110-120.
- Polari A, Lavoie S, Yuen HP, Amminger P, Berger G, Chen E, et al. Clinical trajectories in the ultra-high risk for psychosis population. Schizophr Res 2018;197:550-556.
- Woods SW, Addington J, Cadenhead KS, Cannon TD, Cornblatt BA, Heinssen R, et al. Validity of the prodromal risk syndrome for first psychosis: findings from the North American Prodrome Longitudinal Study. Schizophr Bull 2009;35:894-908.
- Woods SW, Walsh BC, Addington J, Cadenhead KS, Cannon TD, Cornblatt BA, et al. Current status specifiers for patients at clinical high risk for psychosis. Schizophr Res 2014;158:69-75.

CHAPTER 03

정신증 고위험군의 감별 진단과 공존 질환

Differential and Comorbid Diagnoses in Clinical High Risk for Psychosis

문선영_ 서울대학교병원 정신건강의학과
권준수_ 서울대학교병원 정신건강의학과

서론

정신증 고위험군은 10대 후반과 20대 초중반의 연령에서 가장 흔하게 이환되며, 그 증상적 특성을 통해 진단 내리게 되는데, 다음과 같은 특징적 증상 증후군을 보이는 3가지 군을 정신증 고위험군이라 칭하게 된다: 1) 약화된 정신병 증후군Attenuated Psychosis Syndrome(APS), 2) 단기 간헐성 정신병 증후군Brief Intermittent Psychotic Syndrome(BIPS), 3) 유전적 위험 및 기능저하 증후군Genetic Risk and Deterioration Syndrome(GRDS).

정신증 고위험군이 이렇듯 증상적 특징들로 정의되고 명명되는 것에서 예상할 수 있듯이, 그 증상의 범위에 있어 정신증 고위험군은 비단 정신증 영역뿐 아니라 기타 정신과적 영역과도 많이 중첩된다. 예컨대, 우울증이나 조울증 등의 기분장애에서도 환청, 망상과 같은 정신증적 증상이 동반될 수 있으며, 기능 수준의 저하는 거의 모든 정신과적 진단에서 동반되는 문제일 때가 많고, 역치하의 미묘한 망상적 사고나 지각적 이상은 정신증뿐 아니라 기분장애, 여러 종류의 불안장애, 성격장애 등에서도 나타날 수 있다.

따라서 정신증 고위험군을 선별하고 진단할 때는 환자군의 연령적 특성 및 공존 질환의 유무, 공존 질환의 증상이 환자에게 미치는 영향 등을 면밀히 고려해야 한다. 도움을 요청하는help-seeking 정신증 고위험군에서 오직 20~30% 정도만이 정신과적 공존 질환을 갖지 않는 것으로 알려져 있기 때문에, 환자가 호소하는 여러 영역의 증상에 대한 통합적 고찰은 더욱 중요하다고 할 수 있다. 이 장에서는 정신증 고위험군을 진단할 때 고려해야 할 감별 질환과 공존 질환, 그리고 이 질환들이 정신증 고위험군의 경과에 미치는 영향에 대해 다루고자 한다.

1. 공존 질환의 유병률과 함의

이전 연구에 의하면, 통상적으로 약 70~80%의 정신증 고위험군 환자가 축 IAxis I 공존 질환을 가지는 것으로 보고되었다. 서울 청년 클리닉의 정신증 고위험군 전향적 코호트 자료(그림 3.1)에서도 약 85%의 대상자가 축 I 공존 질환을 가지는 것을 확인할 수 있었다(우울장애 64.1%, 불안장애 46.7%, 성격장애 21.7%, 기타 7.6%). 메타연구 결과에서도 우울장애와 불안장애가 가장 흔하였으며, 우울장애의 경우 약 10~66.7%, 불안장애의 경우 약 2.8~50.9%의 점 유병률point prevalence을 보이는 것으로 추산된다. 그 외에도 강박장애, 성격장애 등이 이 임상군에서 흔하게 동반되는 것으로 보인다.

정신증 고위험군에서 가장 화두가 되는 것은 이 임상군에서 정신증으로 진행transition하는 비율이 어느 정도이며, 누가 초발 정신증first episode psychosis으로 진행하고 누가 진행하지 않느냐는 점이다. 서론에서 다뤄진 바와 같이 기분, 불안 등 영역에서 공존 증상 및 공존 질환이 매우 흔하기 때문에, 정신증 고위험군에서 이러한 공존 질환을 가지는 군과 그렇지 않은 군의 예후나 정신증으로의 진행에 차이가 있는지의 여부가 여러 연구자들의 관심사였다.

여러 코호트들과 메타연구들의 결과를 종합해 보면, 정신증 고위험군에서 공존 질환이 동반될 때 정신증으로의 전환conversion 확률은 공존 질환이 없는 군과 비교할 때 유의한 차이가 없음이 일관적으로 보고되고 있다.

예외적으로 한 코호트 연구에서만 대마사용장애cannabis use disorder가 동반될 때 정신증으로의 진행과 연관이 있을 수 있다고 하였다. 다만 우울이나 불안 등의 공존 질환 증상이 심한 경우, 공존 질환이 없는 군이나 공존 질환이 있더라도 증상이 가벼운 군과 비교할 때 전반적 기능 정도, 심리사회적 기능 정도 및 상대적으로 좋지 않은 예후를 가지는 것과 연관되었다. 더불어 정신증 고위험군을 정의하는 약화된 정신증 증상 등이 아닌, 동반되는 불안, 우울 등의 공존 질환 증상이 오히려 정신증 고위험군 개개인에게 가장 큰 불편감distress을 초래하며, 이들 군에서 도움을 요청help-seek하도록 하는 주요한 요인

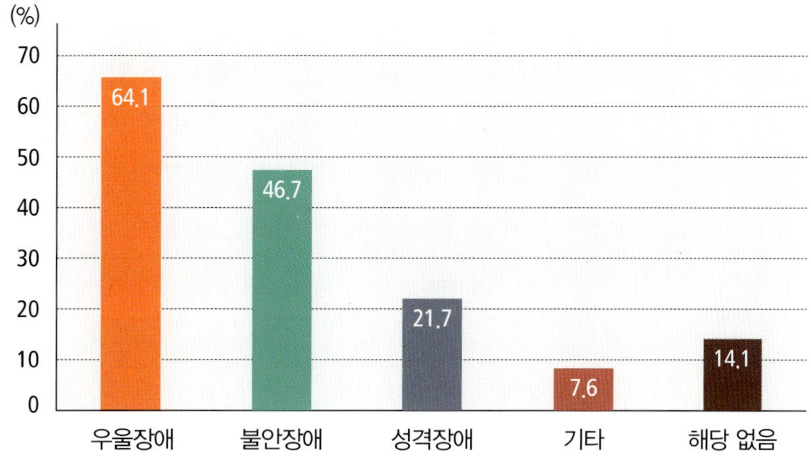

그림 3.1 서울 청년 클리닉 정신증 고위험군 대상자의 공존 질환 비율

이 되는 것으로 보인다.

위에서 논의된 바를 종합할 때, 정신증 고위험군에서 공존 질환은 거의 과반에서 동반되어 매우 흔할 뿐 아니라, 개개인에게 큰 장해 및 불편감을 초래하며, 그들에게 임상적 도움을 구하도록 하는 데 큰 요인이 되는 것 같다. 그러나 이러한 공존 질환의 유무 및 심각도가 정신증으로 진행될 연관성은 없는 것으로 보인다. 다만, 그럼에도 공존 질환의 증상이 심할 때 여러 기능 정도나 장기적 예후에 좋지 못한 영향을 미치므로, 공존 질환 여부에 대해 면밀히 평가하고 필요한 치료를 제공하여 개개인의 불편을 경감하는 것이 중요하다고 하겠다.

2. 감별 진단 및 공존 질환

1) 기분장애

(1) 기분장애와의 감별 진단

기분증상은 불안과 더불어 정신증 고위험군에서 가장 흔하게 동반된다. 기분장애를 감별하기 위해 대상자의 증상에서 기준점상의 유의한 기분 변화가 있는지(우울 혹은 경조증상), 변화가 있다면 해당 변화가 역치에 미치는지 아니면 역치하 증상인지 등을 평가해야 한다. 정신증 고위험군 대상자에서 역치 이상의 기분 증상이 존재하여 기분장애의 진단에 해당한다면 공존 질환으로 진단하게 된다.

중요한 것은 현재 대상자가 호소하는 여러 가지 증상이 기분장애로 '더 잘 설명되지 않아야' 한다는 점이다. 이러한 배제 기준은 DSM-5의 약화된 정신병 증후군 진단 기준에 명시되어 있으며, 기분장애의 증상으로서 역치하 정신증적 증상이 있을 때 정신증 고위험군이라고 잘못된 진단을 내리지 않게 하는 데 그 의의가 있다.

이러한 구분은 얼핏 어렵게 느껴질 수 있으나, 실제 대상자를 평가하면서 대상자가 호소하는 증상의 기분적 '색채'emotional tone에 집중할 수 있다면, 우울증이나 기분장애의 동반증상으로 나타나는 약화된 정신증 증상과, 정신증 이전의 단계로 나타나는 '순수한' 약화된 정신증 증상에 우울장애가 동반된 것을 구분해 낼 수 있을 것이다. 만약 대상자가 오랫동안 지속되어 온 기분의 기복과 우울감, 무기력과 무가치함 등의 맥락에서 증상을 호소하는 것이라면, 우울장애라는 맥락에서 증상을 이해하는 것이 진단적으로 더 올바를 수 있다.

(2) 공존 질환으로서의 기분장애

우울장애

들뜸이나 경조증상보다는 우울감을 두드러지게 호소하는 우울장애depressive disorder, 기분저하증dysthymic disorder 등이 정신증 고위험군에서 가장 흔하게 중첩된다. 메타연구에 따르면 정신증 고위험군에서 기준점 평가상 약 10~66.7%가 현재 우울장애에 해당하였으며, 과거 우울장애까지 포함할 경우 약 31.7~79%가 우울장애에 해당되었다.

우울장애는 우울/무기력/수면변화/식욕변화/자살사고 등의 우울증상이 2주 이상 거의 매일 지속되었는지의 여부와, 해당 증상이 우울 삽화를 구성할 정도의 심각도를 가지고 있는지에 따라 구분하여 진단을 내리게 된다. 만약 증상이 역치 이상으로 존재하며 우울 삽화를 구성하기에 충분하다면 우울장애에 해당하며, 증상이 우울 삽화를 구성할 정도는 아닌 채로 2년 이상 지속되는 꾸준한 기분에서의 저하에 해당한다면 기분저하증으로 진단하게 된다.

유의한 우울증상이 동반된 대상자의 경우, 호소하는 증상의 우울감과의 관련성을 질문해 보면 대상자의 주된 임상적 관심사가 우울장애 쪽인지 정신증 고위험군에 해당하는지를 비교적 쉽게 판별할 수 있다. 만약 대상자의 관계사고, 피해사고 등이 우울감의 맥락에서 발생하고 악화된다면 정신증 고위험군보다는 우울장애라고 진단하는 편이 정확할 것이다. 반면 이러한 어려움이 우울감의 맥락과는 독립적으로 존재하고 최근 일년 내에 새로이 발생하여 점차 악화되는 것 같다면, 정신증 고위험군에서 우울장애가 동반된 것으로 평가하게 된다.

정신증 고위험군 대상자를 기준점baseline에서의 우울장애 여부로 구분하여 비교하였을 때, 우울장애가 동반된 군에서 증상 척도상 일반 척도general symptom score, 음성증상 척도negative symptom score가 유의하게 높았다. 또 현재 우울증에 해당할 경우 관해된 과거 우울증에 비하여 더 심한 일반, 음성, 와해 증상 점수를 보였다. 더불어 약화된 정신병 증후군 증상보다 우울증상이 개개인 대상자의 사회 기능 정도에 더 심한 악영향을 미치는 것으로 보였다. 우울장애 자체가 정신증으로의 진행에 유의한 영향을 미치지는 않았으나, 우울장애가 동반된 경우에는 정신증 고위험군에서 관해될 확률을 낮추는 것으로 보였다.

양극성장애

우울증상보다는 덜 흔하나, 경조나 조증 증상 또한 정신증 고위험군에서 함께 평가하는 것이 도움이 된다. 정신증 고위험군 평가 기준점상에서 양극성장애는 0.0~8.7%의 유병률을 보였으며, 과거 양극성장애로 그 범위를 넓힐 경우 약 1.2~7.1%의 유병률을 보였다. 경조 혹은 조증 삽화는 항진된 기분이나 에너지, 활동 증가, 수면 욕구 감소, 과대성grandiosity, 주의력 산만, 발화량 증가, 질주하듯 내달리는 생각racing thoughts, 장기적으로 유해할 수 있는 활동에 몰두하는 것 등의 증상 중 최소 3개 이상의 증상이 4일(경조 삽화) 혹은 7일(조증 삽화) 이상 지속될 경우 진단하게 된다. 이 기준에 부합할 경우에는 우선 양극성장애 I형 혹은 II형으로 진단해야 할 것이다.

DSM-5에서는 대상자가 호소하는 증상이 양극성장애로 더 잘 설명된다면 약화된 정신병 증후군으로 진단하는 것을 금하고 있으나, 양극성 I형 혹은 II형에 해당하더라도 CAARMS나 기본증상basic symptom 기준에 따라서는 정신증 고위험군에 해당할 수 있으므로 양극성장애가 확실하게 동반되었다고 판단될 경우에는 임상적 고려를 해야 한다. 만약 (충족 기간이나 증상의 정도에 있어) 역치하의 경조/조증 증상이 있다면, 달리 명시된 기분장애가 동반된 정신증 고위험군 상태로 판단하게 된다.

416명의 정신증 고위험군 대상자를 5~13년간 추적 관찰하였을 때 18명(4.3%)에서 조증이 발생하였다는 결과가 있다. 조증이 발생한 군과 연령, 성별이 짝지어진(정신증으로 전환하지 않은) 정신증 고위험군의 특성을 비교하였을 때, 조증이 발생한 군에서 기준점에서의 역치하 조증 증상subthreshold manic symptoms 점수가 높은 것으로 보였다. 더불어 조증이 발생한 군에서는 기준점에서 전반적 기능 척도가 짝지어진matched 정신증 고위험군 대조군보다 더 낮았으며, 기준점에서 항우울제 치료를 받았을 가능성이 더 높았다.

뒷부분에서 다시 다루겠지만, 정신증 고위험군의 전향적 코호트 연구에서 약 3~4년간 대상자를 추적 관찰한 결과에서 정신증 고위험군 진단은 기타 정신질환보다는 정신증으로의 진행을 예측하는 데 있어 특이성이 있는 것으로 보였다. 이 결과에 따른다면, 정신증 고위험군에서 조증이나 양극성장애 발생의 예측력은 떨어지는 것으로 해석할 수 있다. 그러나 정신증 고위험군이 주로 10대 후반에서 20대 초반에 이환되며 양극성장애에서 첫 조증 삽화는 평균적으로 30대 초반의 연령에서 발생함을 고려할 때, 3~4년간의 추적 관찰 기간은 조증 발생을 완벽히 감지하기에 충분하지 않을 수 있다. 더불어 72.8%의 양극성장애 환자에서 정신증적 경험psychotic experience을 하였으며, 정신증적 경험이 있는 양극성장애 환자와 그렇지 않은 양극성장애 환자를 구분하여 후향적으로 분석하였을 때 정신증적 경험이 있는 쪽에서 발병 전 정신증 고위험군 진단을 만족시키는 비율이 45% 가량으로 높았다고 한다. 이는 정신증적 증상이 없었던 양극성장애에서 비교된 5%와 유의한 차이였다.

비록 해당 결과가 후향적 연구에서 나왔더라도, 이는 정신증 고위험군 연구에서 양극성장애의 평가에 있어 정신증적 양상이 동반되는 군과 그렇지 않은 군을 구분하여 평가하는 것이 중요할 수 있음을 시사한다. 즉, 정신증 고위험군 상태가 정신증 발생에 있어 특이적이라고 볼 수 있으나, 정신증이라는 개념은 이질적으로 조현병뿐 아니라 단기 정신병적 장애, 조현형장애, 조현정동장애 등을 포함할 뿐 아니라 정신증적 양상이 동반된 양극성장애까지 포함하는 개념이므로, 단순히 양극성장애 전체를 묶어 생각하기보다 심각도 개념으로 구분하여 생각하는 것이 필요할 수 있다는 것이다.

요약하면, 다음과 같다. 경조/조증 증상은 정신증 고위험군에서 우울증상에 비해 그 유병률이 월등히 낮은 편이나, 만약 존재하는 것으로 평가된다면 추후 양극성장애로의 전환에 대해서도 유의해야 한다. 더불어 이 장에서 다루는 기타 정신질환과 달리, 양극성장애의 경우 양극성장애 I형을 포함하여 정신증적 양상이 흔하게 동반될 수 있는 질환이므로, 향후 5년 이상의 장기간 추적 관찰 결과를 통해 정신증 고위험군에서 정신증적 양상을 보이는 양극성장애의 발생률 등에 대해서도 추가적으로 다룰 필요가 있다.

2) 불안장애

(1) 불안장애와의 감별 진단

불안장애는 기분장애에 이어 정신증 고위험군에서 둘째로 많이 동반된다. 정신증 고위험군에서 가장 호발하는 불안장애는 사회공포증으로 알려져 있다. 사회공포증은 사회적 상황에서 오는 불안감, 타인에게 부정적으로 평가될 것에 대한 공포감 등으로 인하여 사회적 상황에서 극도의 불안/공포를 느끼거나 사회적 상황을 회피하게 되는 경우를 일컫는다.

사회공포증의 사회적 상황에 대한 불안감과 공포는 정신증 고위험군에서 보일 수 있는 피해사고나 관계사고와 구별하기가 일면 어려울 수 있다. 예컨대, 사회공포증 대상자는 사람들 앞에서 발표하는 것에 대한 두려움이 반복되다 보면 '내가 발표할 때 사람들이 안 좋게 생각할 것이다, 이상하게 생각할 것이다'라는 생각에 사로잡힐 수 있다. 다만 이러한 형태의 피해사고/관계사고는 사회적 상황과만 연관되는데, 이런 부분이 정신증 고위험군에서 나타나는 약화된 정신증 증상과의 감별점이 된다. 즉, 대상자가 어떤 상황에서 불안/공포를 느끼는지, 그리고 임상적 관심사가 되는 관계사고/피해사고가 특정 상황에서만 발생하며 사회공포증이라는 맥락 내에서 충분히 이해되는지를 평가하는 것이 감별에 도움이 된다.

임상적으로 특히 감별이 어려운 부분은 대상자가 보이는 현상이 장기화된 사회공포증으로 인한 것인지, 정신증 전구증상으로 인한 것인지 구분하는 것이다. 예를 들어, 여러 해 특별한 외부 활동이나 대인관계 없이 집에서만 주로 지내 온 대상자가 있다고 하자. 이 대상자가 사회적 상황을 회피하는 이유로 관계사고/피해사고를 든다면, 이 대상자는 극심한 사회공포증이라고 할 수 있는가, 아니면 정신증 고위험군이라고 할 수 있는가?

물론 두 질환이 공존할 수도 있다. 그러나 대상자의 첫 증상이 시작된 것에 대하여 물어보면 힌트를 얻는 경우가 많다. 사회공포증의 경우, 사회적 상황에서 대상자가 느낀 당황감, 불안감 등을 명확하게 기억하는 경우가 흔하고, 그래서 추후에도 그와 비슷한 상황을 회피하려고 하는 경우가 많다. 반면 정신증 고위험군에서 나타날 수 있는 음성증상과 유사한 위축이나 피해사고로 인한 능동적인 사회적 회피의 경우, 사회공포증의 특징인 사회적 상황으로 인해 '유발되는' 극도의 불안/공포감과는 다른 색채를 띠는 경우가 대부분이다.

(2) 공존 질환으로서의 불안장애

불안장애는 정신증 고위험군의 2.9~50.9%에서 현재 불안장애를 만족하였으며 과거 불안장애까지 포함하면 28~74%에 해당하여, 기분장애를 제외하고는 정신증 고위험군에서 가장 흔한 공존 질환이라고 볼 수 있다. 불안장애 중에서는 사회공포증이 가장 흔하였으며, 정신증 고위험군의 약 5~19.4%에서 DSM-IV상의 사회공포증 진단을 만족하는 것으로 보였다. 이외에도 범불안장애, 공황장애, 외상후스트레스장애 등의 순으로 정신증 고위험군에서 동반되었다.

3) 강박장애 및 유사 질환

강박증상의 경우 약 2~12.3%의 현재 유병률, 4~15%의 평생 유병률로 정신증 고위험군에서 동반되어 강박증상 역시 정신증 고위험군에서 비교적 흔하게 동반되는 증상이라고 할 수 있다. 주로 강박증이나 신체이형장애가 정신증 고위험군에서 동반될 수 있다.

강박증은 본인이 원하지 않는데도 반복적인 생각이 들거나(강박사고), 불안감을 낮추기 위하여 반복적이고 강박적인 행동이 나타나며(강박행동), 이로 인해 불필요한 시간이 소비되고 대상자에게 불편감이 초래될 때 진단하게 된다. DSM-5에서는 강박사고, 강박행동에 대한 대상자의 병식insight의 기준에 따라 강박증을 분류하고 있다. 증상 면에서는 오염공포와 동반되는 씻기 강박, 정렬 강박, 확인 강박, 공격적 침투사고 등이 있으며, 강박증상의 양상은 각 개인마다 다를 수 있다.

신체이형장애는 특정 신체 부위에 흠이 있다고 생각하며 집착적으로 외모를 확인하거나, 흠을 중화하려는 행동을 하는 경우에 진단하게 된다. 대개 눈, 코, 턱 등의 부위에 지나친 집착을 보이고, 대상자가 인지하는 해당 신체 부위의 흠은 실제로는 존재하지 않거나 제3자의 입장에서는 두드러져 보이지 않는다.

앞서 논의한 우울장애, 불안장애와 마찬가지로, 강박증이나 신체이형장애와 같은 강박증 연관 질환 또한 정신증 고위험군에서 정신증으로의 진행과는 유의한 연관이 없다.

4) 성격장애

(1) 공존 성격장애 진단 시 유의점

성격장애나 성격적 특성을 진단 내릴 때 유념해야 할 것은 현재 대상자가 보이는 측면이 기타 정신질환으로 인한 변화일 때는 성격장애라고 진단을 내려서는 안 된다는 것이다. 예컨대, 현재 우울 삽화로 인해 우울해진 대상자나 현재 조증 삽화로 인해 한껏 들뜬 대상자를 특정 성격장애라고 진단 내려서는 안 되며, 이는 정신증 고위험군이나 정신증적 장애와 연관되는 것으로 보이는 성격적 변화에 있어서도 마찬가지이다. 즉, 현재 대상자가 보이는 모습이 정신질환으로 인한 것이라면 그것은 성격장애가 아니므로, 정신질환과는 무관하게 오랫동안 형성되어 오고 공고화된 대상자의 특성을 고려하여 진단을 하게 된다.

정신증 고위험군의 경우, 진단의 필수 요건은 아니나 음성증상과 유사하게 사회적으로 위축되어 지내는 모습을 발견할 수 있다. 이런 모습이 만약 수년간 지속되었다면, 이것이 대상자의 본디 성격적 특성인지, 정신증 고위험 상태로 인한 것인지 구분하기가 어려울 수 있다. 이에 대한 명확한 정답은 없지만, 가능한 한 대상자의 병전 상태를 파악하고, 임상적 관심을 요하는 증상의 발생 시기를 면밀히 찾아낼 수 있다면, 대상자가 보이는 모습이 성격적 측면에 더 유사한 것인지 아니면 정신증 고위험 상태로 인한 것인지 파악할 수 있을 것이다.

한 예로, 중학생 때까지는 친한 친구 서너 명과 거의 매일 농구를 하며 잘 지내던 대상자가 있다고 하자. 이 대상자가 고등학교 진학 후 경미한 피해사고를 겪으면서 점차 외톨이가 되고 집에서 혼자 보내는 시간이 늘던 중 3학년 때 클리닉을 방문하게 되었다면, 대상자를 조현성 성격장애라고 진단하기보다는 정신증 고위험군 상태로 인해 변화를 보이는 것이라고 판단하는 편이 좀 더 정확할 수 있다. 즉, 현재 대상자가 보이는 모습과 임상적 관심사가 되고 있는 정신질환의 관련성을 평가하고, 현재 대상자의 성격으로 보이는 모습이 정신질환과 무관하게 오랫동안 형성되어 온 인격 특성일 때에야 성격장애로 진단을 내리게 된다.

(2) 조현형 성격장애와 정신증 고위험 상태

조현형 성격장애란 주로 친밀한 대인관계가 제한적이고 독특한 행동이나 기이한 지각 경험 등을 주로 하는 성격 특성을 의미한다. 관계사고, 이상한 믿음 또는 마술적 사고, 이상한 지각 경험, 이상한 생각이나 말, 의심 또는 편집성 사고, 부적절성 또는 제한된 정동, 기이하거나 편향되거나 괴이한 행동이나 외모, 친한 친구나 가까이 지내는 사람이 없음, 과도한 사회적 불안의 조현형 성격장애의 9가지 진단 기준 중 5개 이상을 만족할 경우 진단하게 되며, 정신병적 장애, 정신병적 양상을 동반한 양극성장애 또는 우울장애, 자폐스펙트럼장애의 경과 중 발생한 경우에는 조현형 성격장애로 진단 내리지 않는다.

정신증 고위험군의 진단에 사용되는 도구로는 미국의 The Structured Interview for Prodromal Symptoms(SIPS), 호주의 The Comprehensive Assessment of At-Risk Mental State(CAARMS) 등이 있는데, SIPS 및 CAARMS에 따른 진단 기준 모두에서 조현형 성격장애는 독특한 위상을 지닌다. 우선 SIPS 기준에 따른 유전적 위험 및 기능저하 증후군의 경우, 조현형 성격장애, 일차 친족 중 정신병적 장애의 가족력, GAF Global Assessment of Functioning 기능 척도상 1년간 30%의 기능저하 3가지 진단 기준 중 2개 이상에 해당할 때 진단 내리게 된다. CAARMS 기준의 경우 역시 일차 친족 중 정신병적 장애의 가족력 또는 대상자에게서 조현형 성격장애의 진단, 1년간 30% 이상의 GAF 기능 척도 저하 또는 지난 1년간 SOFASSocial and Occupational Functioning Assessment scale 점수가 50점 미만에 해당할 경우 취약성 그룹vulnerability group으로 진단할 수 있다.

정신증 고위험군 상태에서 조현형 성격장애가 함의하는 것은 무엇인가? 조현형 성격장애 역시 SIPS 진단 기준에 따른 약화된 정신병 증후군, 단기 간헐성 정신병 증후군의 진단적 역치와 기간을 충족할 경우 이들 그룹으로 진단할 수 있다. 그럼에도 SIPS 및 CAARMS 진단 기준에서 유독 조현형 성격장애에 해당할 경우, 연간 기능 정도의 30% 이상의 저하가 동반될 때 독립적으로 정신증 고위험 상태로 진단을 하는 것이 가능하다. 이는 조현형 성격장애와 정신증 고위험 상태의 증상이 '약화된 정신병적 증상'이라는 공통점을 지니는 데 기인한다고 이해할 수 있다. 그러나 조현형 성격장애가 성인기 이후 지속되는 성격적 특성으로의 미묘한 지각적 이상과 관계사고 등을 의미한다면, 정신증 고위험 상태에서의 약화된 정신병적 증상이란 정신증으로 진행될 가능성이 있는 '전구적' 증상을 의미하므로, 이들 두 증상의 표면적 유사성에도 불구하고 근본적으로는 두 상태가 각각의 독립된 증후군임을 시사하는 것으로 이해할 수 있을 것이다.

요약하면, 조현형 성격장애의 경우 그 진단 기준으로서 관계망상, 지각이상 등의 '약화된 정신증 증상'의 일부를 포함하므로, 이들 기준만으로 정신증 고위험 상태를 진단 내리지 않는다. 그 대신, 전반적 기능 정도의 30% 이상의 저하와 같은 기능 수준의 저하를 통해 상태의 '악화'를 판단하여 '정신증 고위험', 즉 정신증 '전구상태'로 진단 내리게 된다.

(3) 공존 성격장애의 유병률

서울 청년 클리닉 전향적 코호트의 경우, 약 12%가 조현형 성격장애, 16%는 기타 성격장애에 해당하여 총 대상자의 28%에서 축 II 공존 성격장애가 동반된 것으로 보였다. 메타분석 역시 이와 비슷한 결과를 보여, 정신증 고위험군 중 약 39.4%에서 성격장애가 동반된다고 추산되었으며, 정신증 고위험군의 13.4%는 조현형 성격장애, 11.9%는 경계선 인격장애에 해당되는 것 같다는 결과가 있었다. 연구에는 임상 인터뷰나 자가보고 설문지를 통해 얻은 성격장애에 대한 정보를 활용한 연구만 포함되었으나, 연구 특성상 단면적인cross-sectional 정보를 조사한 점, 자가보고 설문지로 얻은 정보의 경우 임상적 타당성이 낮다는 점 등을 해당 연구 결과를 해석할 때 감안할 필요가 있다.

5) 물질사용장애

정신증 고위험군의 경우, 문제되는 물질사용이나 물질사용장애의 빈도가 비슷한 연령군에 비해 높은 것으로 알려져 있다. 특히 대마와 담배 사용이 유의하게 높았으며, 알코올 사용의 경우 대조군에 비해 더 낮았다. 대마 사용의 경우 정신증 발생과 관련된 것으로 알려져 있으나, 정신증 고위험군에서의 대마 사용이 정신증으로의 진행에 미치는 영향에 대해서는 여러 연구들에서 일관되지 않은 결과를 보고하고 있다.

장기적으로 반복된 물질사용의 맥락 아래 발생한 약화된 정신증 증상이나 정신병적 증상은 물질사용장애의 틀 내에서 이해해야 한다. 그러나 약물의 일시적 사용 후 정신병적 증상이 발생한 경우는 어떨까? 일시적인 정신증 증상 혹은 약화된 정신증 증상은 일시적인 비합법적 약물 사용의 영향을 받아 발생할 수 있다. 대마, 코카인, MDMA(엑스터시), 케타민 등의 약물이 대표적인 예이다. 임상적으로 이러한 약물 사용 없이 발생한 정신증 고위험 상태와, 약물 사용력이 있는 대상자에게서 발생한 약화된 정신증 증상은 구분하여 이해해야 할 것이다. 이런 군에서 증상의 지속 여부나 정신증으로의 진행 여부, 임상적 경과 등에 대한 보고는 부족한 실정으로, 추가 연구가 필요한 주제이다.

6) 일반 인구에서의 정신증적 경험

일반 인구에서 환각hallucination 경험의 비율은 전 세계적으로 약 5%로 보고되고 있다. 이들은 정신과적 치료를 받지 않으며 스스로 경험하는 환각으로 인한 고통도 크지 않은 경우가 많은데, 이러한 현상을 정상적인 경험으로 이해해야 할지, 정신증 스펙트럼의 일환으로 이해해야 할지를 판단하기에는 아직 문헌적인 정보가 부족하다.

이러한 현상이 정신증 고위험군에 함의하는 것은 단순한 환각의 존재만으로 정신증 고위험군을 진단 내려서는 안 된다는 것이다. 환각의 발생 시기, 발전 경과 등을 반드시 고려해야 하며, 환각에 동반되는 고통이나 무엇인가 변하고 이상해졌다는 주관적 인식 및 그로 인하여 스스로 도움을 요청할 경우에 정신증 고위험군으로 진단 내릴 수 있다. 만약 그렇지 않고 도움을 요청하지 않는 환각만이 동반된 개인을 정신증 고위험군으로 진단한다면, 진단적 특이도를 낮추고 위양성의 확률이 높아지는 등의 문제가 있으므로 유의해야 한다.

3. 진단적 특이도:
다형성 및 다능성 위험군의 가능성

이 장에서는 정신증 고위험군에서 흔히 동반되는 공존 질환과 감별 질환에 대하여 다루었다. 정신증 고위험군에서 공존 질환의 빈도가 매우 높으며 임상적으로 그 구분이 모호하게 느껴질 수 있는 여러 감별 질환이 존재하기 때문에, 혹자는 정신증 고위험군이라는 진단이 정신증 스펙트럼 장애로의 진행에 과연 특이적인 것인지 질문할 수 있다. 돌려 말한다면, 불안장애나 기분장애가 동반된 정신증 고위험군의 경우, 비단 정신증뿐 아니라 우울장애나 양극성장애로 진행할 확률 또한 높다고 볼 수 있는가?

271명의 정신증 고위험군과 171명의 대조군을 비교한 전향적 코호트 연구에서 정신증 발생 및 기타 정신질환의 발생을 비교하였다. 정신증 고위험군이 정신증 발생에는 유의한 효과가 있었으나(OR=13.8), 양극성장애, 우울장애, 불안장애에는 유의한 효과가 없는 것으로 보였다. 또한 양극성장애, 기타 기분장애, 불안장애, 기타 비정신증적 정신장애의 공존 질환 모두에서 두 군의 진단적 지속성diagnostic persistence은 차이가 나지 않았다. 더불어 정신증 고위험군의 경우 공존 질환의 지속 여부 및 새로운 정신질환 발생 모두를 포함하였을 때 다능성pluripotentiality은 없는 것으로 보였다.

411명의 정신증 고위험군과 299명의 대조군을 비교한 다른 연구도 있었다. 정신증 고위험군 진단은 정신증 발생의 위험을 높이며(HR=4.825), 정신증 외의 정신과 질환의 발생 위험은 낮은 것으로 보였다(HR=0.545). 정신증으로의 진행에 있어 정신증 고위험군 진단은 높은 민감도를 가지나(0.873), 특이도는 중등도 정도의 수준(0.456), 정신증 진행에 대한 예측력은 AUC 0.68 가량으로 역시 중등도 수준이었다.

앞선 결과들에 따르면, 정신증 고위험군 진단은 양극성장애나 기타 기분장애, 불안장애 등보다 정신증 발생emergent psychosis에 더 특이적인 것 같다. 즉, 기준점에서 기분이나 불안증상이 동반되거나 여러 공존 질환이 동반될 수 있겠으나, 시간이 경과하면서 이들 공존 질환이 지속될 가능성 아니면 정신증이 아닌 다른 정신질환이 새로 발생할 가능성은 정신증 고위험군에서 상대적으로 낮다고 이해할 수 있겠다.

결론

정신증 고위험군의 절반 이상에서 공존 정신질환이 동반되는 것으로 보이며, 연구에 따라서는 약 80%까지도 동반 공존 질환을 보고한다. 가장 흔한 것은 우울장애였으며, 우울장애가 동반될 경우에는 정신증 고위험군에서 관해 확률을 낮춘다는 결과가 있었다. 불안장애 역시 우울장애 다음으로 흔하게 동반되었으며, 구체적으로는 사회공포증이 빈도가 가장 높았다. 강박장애 역시 공존 질환으로 흔하였으며, 이외에도 성격장애나 일반 인구에서의 정신증적 경험 역시 정신증 고위험군의 공존 질환 및 감별 질환의 평가 시 고려해야 할 것이다. 정신증 고위험군에서 공존 질환의 빈도가 매우 높으나, 공존 질환의 종류나 심각도가 정신증으로의 진행에 미치는 유의한 영향은 없는 것으로 보인다. 더불어 비록 정신증 고위험군에서 기분, 불안 등 여러 가지 증상이 동반될 수 있으나, 정신증 고위험군 진단 개념은 양극성장애나 기타 기분장애, 불안장애의 예측력이 유의하지 않았으며, 정신증의 발생에 있어서만 유의한 예측력을 가져 정신증에 있어 진단적인 특이도를 가진다고 이해할 수 있겠다.

참고문헌

- Addington J, Piskulic D, Liu L, et al. Comorbid diagnoses for youth at clinical high risk of psychosis. Schizophrenia Res 2017;190:90-95.
- Albert U, Tomassi S, Maina G, et al. Prevalence of non-psychotic disorders in ultra-high risk individuals and transition to psychosis: a systematic review. Psychiatry Res 2018;270:1-12.
- Boldrini T, Tanzilli A, Pontillo M, et al. Comorbid personality disorders in individuals with an at-risk mental state for psychosis: A meta-analytic review. Front Psychiatry 2019;10:429.
- Buchy L, Cadenhead KS, Cannon TD, Cornblatt BA. Substance use in individuals at clinical high risk of psychosis. Psychol Med 2015;45(11):2275-2284.
- Buoli M, Esposito CM and Caldiroli A. Commentary on "Long-term validity of the At Risk Mental State (ARMS) for predicting psychotic and non-psychotic mental disorders". Eur. Psychiatry 2018;54:98-99.
- Falkenberg I, Valmaggia L, Byrnes M, et al. Why are help-seeking subjects at ultra-high risk for psychosis help-seeking? Psychiatry Res 2015;228:808-815.

- Fusar-Poli P, Bonoldi I, Yung AR, et al. Predicting psychosis: meta-analysis of transition outcomes in individuals at high clinical risk. Arch. Gen. Psychiatry 2012;69:220-229.
- Fusar-Poli P, Rutigliano G, Stahl D, et al. Long-term validity of the At Risk Mental State (ARMS) for predicting psychotic and non-psychotic mental disorders. Eur. Psychiatry 2017;42:49-54.
- Kline ER, Seidman LJ, Cornblatt BA, et al. Depression and clinical high-risk states: Baseline presentation of depressed vs. non-depressed participants in the NAPLS-2 cohort. Schizophrenia Res 2018;192:357-363.
- Kwon JS, Byun MS, Lee TY, An SK. Early intervention in psychosis: insights from Korea. Asian J Psychiatr 2012;5(1):98-105.
- Lim J, Rekhi G, Rapisarda A, et al. Impact of psychiatric comorbidity in individuals at Ultra High Risk of psychosis-Findings from the Longitudinal Youth at Risk Study (LYRIKS). Schizophrenia Res 2015;164:8-14.
- Lim KO, Lee TY, Kim M, Chon MW, et al. Early referral and comorbidity as possible causes of the declining transition rate in subjects at clinical high risk for psychosis. Early Interv Psychiatry 2018;12:596-604.
- McGrath JJ, Saha S, Al-Hamzawi A, et al. Psychotic experiences in the general population: a cross-national analysis based on 31 261 respondents from 18 countries. JAMA psychiatry 2015;72:697-705.
- Polari A, Lavoie S, Yuen H-P, et al. Clinical trajectories in the ultra-high risk for psychosis population. Schizophrenia Res 2018;197:550-556.
- Ratheesh A, Cotton SM, Davey CG, et al. Pre-onset risk characteristics for mania among young people at clinical high risk for psychosis. Schizophrenia Res 2018;192:345-350.
- Salokangas RK, Ruhrmann S, von Reventlow HG, et al. Axis I diagnoses and transition to psychosis in clinical high-risk patients EPOS project: prospective follow-up of 245 clinical high-risk outpatients in four countries. Schizophrenia Res 2012;138:192-197.
- Webb JR, Addington J, Perkins DO, et al. Specificity of incident diagnostic outcomes in patients at clinical high risk for psychosis. Schizophr Bull 2015;41:1066-1075.
- Woods SW, Powers III AR, Taylor JH, et al. Lack of diagnostic pluripotentiality in patients at clinical high risk for psychosis: specificity of comorbidity persistence and search for pluripotential subgroups. Schizophr. Bull 2017;44:254-263.

CHAPTER 04

정신증 고위험군의 선별 도구와 조기 발견 전략

Strategy for Early Detection of Individuals at Clinical High Risk of Psychosis with Screening Tools

김성완_ 전남대학교병원 정신건강의학과

서론

조현병schizophrenia의 평생 유병률은 1%이고 연간 발생률은 약 0.03%로 알려져 있다. 조현정동장애나 망상장애 등 조현병 범주장애로 확대하면 유병률은 3.5% 정도로 추정된다. 조현병 범주에 해당하는 질병이 아닌 일반 정신의학적 질병(우울증, 양극성 기분장애, 경계성 성격장애, 외상후스트레스장애 등)의 약 30%에서 망상이나 환청과 같은 정신병적 증상이 발생할 수 있다. 더 확대하면 일반 인구에서도 정신증 유사증상psychotic like experience은 유병률이 7%일 정도로 비교적 빈번하게 발생한다.

정신병적 증상은 연령이 어릴수록 더 빈번하게 발생하여 청소년기에서 약 10%, 아동기에서 약 17% 발생하는 것으로 보고된다. 일반인이 경험하는 정신병적 증상은 일시적인 경우가 많고 이들이 모두 조현병인 것은 아니며, 그 중 일부가 증상이 지속되면서 기능이 저하되는 조현병 범주장애로 발전하게 된다. 하지만 이들은 정신증 유사증상을 경험하지 않은 사람들보다 발병 위험이 상대적으로 더 높으므로 더 심한 중증질환을 예방하기 위해서는 이들에 대한 정밀 검진과 개입이 필요하다. 더 나아가 최근에는 조현병으로 이환 여부와 상관없이 고위험군 상태 자체가 기능저하와 불편을 야기하는 것으로 알려져 이들을 조기에 발견하여 개입할 필요가 대두하였다.

정신증 고위험군 Clinical High Risk of Psychosis(CHR) 또는 Ultra-High Risk of Psychosis(UHR)은 조현병의 발병 전 상태를 나타내는 전구기prodrome라는 후향적 개념에서 조현병을 예방하는 전향적 개념으로 만들어진 용어이다. 전구기로 간주되는 증상이 보이더라도 이후 조현병이 발병하지 않으면 결과적으로 전구기 상태가 아닌 것이다. 반면 규명된 정의에 의해 정신증 고위험군에 해당하면 이후 조현병이 발병하지 않더라도 고위험군이라는 진단의 영향을 받지 않는다.

정신증 고위험군 대상자들은 그들의 20~30%에서 수년 내에 조현병이 발병한다고 알려진 만큼 상대적으로 위험성이 매우 높다. 따라서 정신증 고위험군을 조기에 선별screening하여 조현병 발병을 예방하려는 노력이 필요하다. 이를 위한 여러 선별 도구가 개발되어 활용되고 있으며, 국내에서도 현재까지 4개의 선별 도구가 표준화되어 사용되고 있다. 선별 도구는 주로 정신증 유사증상 경험 여부를 체크하는 방식으로 구성된다. 이 장에서는 국내외에서 사용되고 있는 정신증 고위험군 선별 도구의 종류와 활용 방법 및 조기 개입 전략에 대해 소개하고자 한다.

1. 선별 도구의 개념

1) 선별 도구와 진단 도구

선별 도구는 진단 도구와 다르다. 선별 도구는 확진 검사 이전 단계에서 사용하는 도구이다. 이는 마치 건강검진에서 분변 잠혈 검사(선별 검사)를 하여 양성이 나온 경우 확진을 하기 위해 대장내시경과 조직 검사(진단 검사)를 시행하는 과정과 유사하다. 즉, 잠혈 검사에서 양성인 경우 모두 대장암인 것은 아니지만 정밀 검사 대상자로 분류될 수 있다. 선별 검사는 손쉽게 다수에게 시행하여 확진 검사 여부를 결정하는 1차 검사이다. 정신증 고위험군의 진단 검사는 다음 장에 소개할 진단 기준에 의한 면담 검사 도구[Comprehensive Assessment of At-Risk Mental State(CAARMS); Structured Interview for Prodromal Symptoms(SIPS)]로 이루어진다. 이 검사는 훈련을 받은 전문가에 의해 비교적 긴 시간 동안 진행된다. 반면, 선별 검사는 대부분 자기보고형 설문을 통해 몇 분의 짧은 시간 동안 시행된다.

고험군이 의심되는 증상이나 불편감이 있을 때 선별 도구를 적용하지만, 특별한 증상이 없는 대중을 상대로 선별 도구를 사용하기도 한다. 선별 도구는 진단 도구가 아니므로 선별 검사 결과 양성이라고 해서 해당 진단을 즉각 내려서는 안 되며, 반대로 선별 검사 결과 음성이라고 해서 진단에서 무조건 제외해서도 안 된다. 따라서 선별 도구에서 제시하는 절단점은 절대 기준이 아니라 2차 확진 면담을 결정하는 데 참고하는 보조 기준으로 고려해야 한다.

2) 선별 도구 해석을 위한 기본 개념

선별 도구의 절단점cut-off이 진단과정의 보조과정임을 이해하려면 민감도, 특이도, 양성예측도, 음성예측도의 개념부터 알아야 한다. 민감도sensitivity란 질병이 실제로 있는 사람을 해당 선별 도구로 검사했을 때 질병이 있다고 판단하는 비율을 의미한다. 예를 들어, 민감도가 95%라는 의미는 100명의 환자가 선별 검사를 받았을 때 그 중 95명에게 양성이 나오고 5명에게는 음성이 나온다는 뜻이다. 그리고 95% 민감도의 선별 검사에서 발견되지 못한 5%의 대상자를 위음성false negative이라고 한다. 특이도specificity는 질병이 실제로 없는 사람을 선별 검사에서 없다고 판단하는 비율을 의미한다. 예를 들어, 특이도가 80%란 해당 선별 검사에서 건강한 사람의 80%에서 음성이 나올 확률을 뜻한다.

나머지 20%에 해당하는 경우를 위양성false positive이라고 한다.

절단점을 결정할 때, 일반적으로 민감도가 높을수록 특이도는 낮아지게 된다. 즉, 위음성을 피하기 위해서는 선별 도구 절단점 점수를 낮게 잡아야 하는데, 이렇게 되면 건강한 사람이 질병이 있는 것으로 나오는 위양성률의 증가를 피할 수가 없다. 그렇다고 위양성률을 낮추기 위해 절단점을 높이면 위음성률이 다시 상승하여 실제로 질병이 있는 대상자를 선별 검사에서 놓치게 된다. 그래서 선별 도구의 절단점은 보통 민감도와 특이도의 합이 가장 높은 점수를 선택하여 결정한다. 즉, 민감도와 특이도의 적절한 균형을 맞출 수 있는 점수가 절단점이 된다.

그런데 암이나 조현병처럼 중증질환을 선별하는 도구는 위양성이 나오는 것을 감수하더라도 위음성률이 낮아야 한다. 즉, 특이도가 다소 낮더라도 민감도가 일정 수준 이상으로 높아야 한다. 이는 실제로 질환이 있는 대상자가 위음성으로 나와 적절한 진단과 중증질환 예방 기회를 놓치는 일이 없도록 하기 위함이다.

선별 도구로 검사를 받는 대상자의 입장에서 도구의 정확도를 표현하는 것이 민감도와 특이도라면, 양성예측도positive predictive value와 음성예측도negative predictive value는 도구의 관점에서 정확도를 표현하는 것이다. 예를 들어, A라는 선별 도구가 양성으로 판정한 결과가 실제 진단과 일치할 가능성이 A도구의 양성예측도이다. 반대로, 선별 도구가 음성이라고 판정했을 때 실제로도 질병이 없을 가능성이 음성예측도이다. 일반적으로 질병의 유병률이 낮을수록 양성예측도도 낮게 나오는 경향이 있다. 조현병 발병이나 자살처럼 유병률이 낮은 상황을 정확하게 예측하는 것이 상대적으로 쉽지 않아 이를 선별하는 도구들의 양성예측도는 낮은 경향이 있다.

실제로 국내에서 표준화된 정신증 고위험군 선별 도구의 양성예측도가 12~32%였는데, 이는 해당 선별 도구의 절단점 이상 대상자 10명을 정밀 면담했을 때 실제로 고위험군으로 진단될 가능성이 1~3명이라는 뜻이다. 따라서 고위험군 선별 도구에서 양성이 나왔을 때는 이를 해당 진단이 내려질 가능성이 높은 것으로 보기보다 구조화된 진단 면담을 시행할 필요가 높다는 의미로 이해해야 한다. 1차 선별 도구에서 양성인 대상자에게 결과를 설명할 때 이러한 점을 고려하여 불필요한 불안이나 염려가 유발되지 않게 해야 한다. 더 높은 양성예측도를 갖는 선별 도구가 개발되면 좋겠지만, 비록 양성예측도가 낮더라도 중증질환의 예방이라는 관점에서는 대상자를 좀 더 민감하게 선별하여 구조화된 면담으로 이어갈 필요가 있다.

2. 정신증 고위험군 선별 도구의 종류

1) 국내 표준화된 선별 도구

국내에서는 그동안 4개의 고위험군 선별 도구가 번역 및 표준화validation 과정을 거쳐 발표되었다. 이 4개의 도구를 비교하여 표 4.1에 제시하였으며, 국내에 소개된 순으로 정리하면 다음과 같다.

표 4.1 국내 표준화된 정신증 고위험군 선별 도구의 비교

척도	저자 (연도)	연령 범위 (평균)	문항수	진단 도구	세부 척도	AUROC (95% CI)	절단점	민감도 %	특이도 %	양성 예측도 %	음성 예측도 %
ESI	정영철 등 (2013)	13~15	40	CAARMS		0.82 (0.72~0.92)	29	77	70	24	96
PQ–16	김성완 등 (2018)	18~23 (19.2)	16	CAARMS	총 개수	0.70 (0.56~0.84)	6	65	71	14	97
					고통 점수	0.72 (0.57~0.87)	14	65	75	15	97
mKPQ–16	김성완 등 (2018)	18~23 (19.2)	19	CAARMS	총 개수	0.83 (0.76~0.90)	7	77	75	18	98
					고통 점수	0.80 (0.70~0.89)	16	77	74	17	98
PQ–B	장영은 등 (2019)	10~29 (17.7)	21	SIPS	총 개수	0.75 (0.61~0.89)	7	72	71	12	98
					고통 점수	0.80 (0.68~0.92)	22	78	75	14	99
CAPE–15	김성완 등 (2020)	18~30 (21.8)	15	CAARMS	총 개수	0.87 (0.80~0.94)	6	100	68	17	100
					고통 점수	0.94(0.89~ 0.98)	6	92	85	32	99

ESI, Eppendorf Schizophrenia Inventory; PQ-16, Prodromal Questionnaire-16 items; mKPQ-16, modified Korean version of the Prodromal Questionnaire-16 items; PQ-B, Prodromal Questionnaire–Brief Version; CAPE-15, 15-item Community Assessment of Psychic Experiences; CAARMS, Comprehensive Assessment of At-Risk Mental States; SIPS, Structured Interview for Prodromal Syndromes; AUROC, Area Under Receiver Operating characteristic Curves; CI, Confidence Interval

(1) Eppendorf Schizophrenia Inventory(ESI)

ESI는 조현병과 관련된 주관적 경험과 증상을 평가하기 위하여 독일에서 개발된 척도이다. ESI 점수로 조현병 발병을 예측할 수 있어 정신증 고위험군을 선별하는 데 사용되고 있다. 국내에서는 정영철 등이 청소년(13~15세)을 대상으로 2013년에 표준화하였다(표 4.2).

ESI는 4점 리커트로 체크하는 40개 항목으로 구성되어 있으며, 4개 하위척도, 즉 요인 분석을 통해 다음과 같이 나눠진다.

- 집중 및 언어 손상attention and speech impairment
- 관계사고ideas of reference
- 청각 불확실성auditory uncertainty
- 지각 일탈deviant perception

이와 더불어, 사회적으로 바람직한 경향을 묻는 솔직성 5개 항목과 전반적 응답 동기에 대한 1개 항목(40번)이 있다. 솔직성 5개 항목의 총점이 2점 이하이거나 40번 항목이 0점이면 신뢰도가 불량한 것으로 간주하여 분석에서 제외한다.

국내 연구에서는 신뢰도를 측정하는 총 6개의 항목을 제외한 34개 항목 점수의 총점이 29점 이상일 때를 최적의 절단점으로 제시하였다(민감도 77%, 특이도 70%, 양성예측도 24%). 이 경우 민감도가 상대적으로 낮아 23%의 실제 환자가 선별되지 못하는 문제가 발생한다. 그래서 절단점 기준 점수를 23점으로 조정하면 민감도가 92%로 상승해 낮은 특이도(55%)에도 불구하고 위음성률을 8%로 줄일 수 있으므로 실제 현장에서 적용할 때는 이 점수를 절단점으로 활용할 수도 있다. 또한 ESI는 15세 이하의 중학생을 대상으로 표준화 작업이 이루어졌으므로 일반 성인에게 적용할 때는 절단점을 더 낮게 조정할 필요가 있으나 성인에 대한 정확한 연구는 이루어지지 않았다.

결론적으로, ESI는 가장 먼저 국내에 소개된 정신증 고위험군 선별 도구로 의미가 있으나 항목이 비교적 많고 채점 방식이 복잡하다(6항목을 제외하고 계산)는 단점이 있다. 아울러 청소년이 아닌 일반 성인에게 적용하는 것이 타당한지 여부에 대한 검토가 필요하다. 반대로 누적된 많은 경험과 청소년 대상 활용 시 유용한 장점이 있다고 할 수 있다.

표 4.2 ESI: Eppendorf Schizophrenia Inventory

최근 4주(한 달 전부터 현재까지)내에 자신에게 해당이 된다고 생각되면, '매우 그렇다', '상당히 그렇다', '약간 그렇다' 중에서 하나를 골라 V표를 해주세요. 그러나 최근 4주(한 달 전부터 현재까지)동안 그런 적이 없다면 '전혀 그렇지 않다'에 V표를 해주세요. 복용 중인 약이나 술의 영향이 아닌 실제 자신의 최근 상태에 맞는지 생각한 후 답을 해주세요.

문항	전혀 그렇지 않다	약간 그렇다	상당히 그렇다	매우 그렇다
1. 주변에서 일어나는 일을 확실하고 명료하게 이해하기가 어렵다.				
2. 가끔 내 청력이 너무 민감해지면서 보통 소리들이 매우 크고 날카롭게 들릴 때가 있다.				
3. 나는 가끔 다른 사람들에게는 안 보이는 어떤 것들을 눈으로 볼 수 있다.				
4. 그럴 리가 없는데 가끔 어떤 사건이나 방송들이 나와 연관이 있는 것 같다.				
5. 사람들이 말을 길게 하면 말뜻을 정확히 이해하기 어렵다.				
6. 뭔가를 분명히 들었는데도 내가 혹시 상상한 것이 아닌가 하는 의심이 가끔 든다.				
7. 테이블이나 의자 같은 평범한 물체가 가끔 이상해 보일 때가 있다.				
8. 가끔 나에 대한 음모(모함)가 있다는 느낌이 있다.				
9. 나는 가끔 다른 사람들에 대한 못된 평을 한다.				
10. 나는 종종 매우 평범한 말의 의미를 곰곰이 생각해야 한다.				
11. 때때로 내 생각, 감정 또는 행동이 다른 존재에 의해 지배되어지는 것 같다.				
12. 때때로 내가 움직일 때 내 사지를 제대로 느낄 수 없다.				
13. 내 생각을 누가 지켜보는 것 같다.				
14. 텔레비전을 볼 때 화면과 대화를 따라가면서 동시에 줄거리를 해하기가 어렵다.				
15. 종종 나는 나도 모르게 어떤 소리들을 목소리로 여긴다.				

표 4.2 ESI: Eppendorf Schizophrenia Inventory(계속)

문항	전혀 그렇지 않다	약간 그렇다	상당히 그렇다	매우 그렇다
16. 가끔 내 몸의 일부가 실제 크기보다 작게 보인다.				
17. 주변의 물건들이 어떤 특별한 의미가 있는 것처럼 놓여져 있을 때가 있다.				
18. 나는 때때로 약간 나쁜 마음을 먹을 때가 있다.				
19. 평범한 말들이 가끔 특별하고 이상한 의미를 가질 때가 있다.				
20. 가끔 존재하지 않는 사람이나 영적 존재(신, 천사, 악마)의 소리를 내면적으로 들을 때가 있다.				
21. 작은 부분이 전체보다 더 두드러지게 보일 때가 있다(예: 손에서 손가락이 두드러지게 보임).				
22. 다른 사람은 인식할 수 없는 특별한 사인이 내게 은밀히 전달될 때가 있다.				
23. 어쩌다가 내가 거짓말을 하게 되는 때가 있다.				
24. 나의 습관 중 많은 것들을 잊어버렸다.				
25. 내 내면의 목소리를 마치 다른 사람이 내게 이야기하듯이 뚜렷이 들을 때가 있다.				
26. 잠시 동안 내 신체가 변형되는 느낌을 가졌다.				
27. 종종 내 주변에 뭔가 이상하고 심상치 않은 일들이 벌어지고 있다는 느낌을 갖는다.				
28. 때로 나는 당장 해야 할 어떤 일들을 미룬다.				
29. 가끔 내가 만난 사람들을 나중에야 내가 잘 알고 있는 사람이라는 것을 깨닫게 된다.				
30. 때로는 다른 사람이 내 생각을 빼앗아가는 것 같다.				
31. 주변 사람들이 바쁘거나 말을 하면 나는 이미 내 내면의 평정을 종종 잃어버린다.				
32. 어떤 사람들은 내 생각을 특별한 방식으로 읽을 수 있다.				
33. 어떤 일들이 내 생각대로 되지 않으면 나는 가끔 기분이 나빠진다.				

표 4.2 ESI: Eppendorf Schizophrenia Inventory(계속)

문항	전혀 그렇지 않다	약간 그렇다	상당히 그렇다	매우 그렇다
34. 내가 대화에 적극적으로 참여해서 내 생각을 반영하는 것은 무척이나 힘들다.				
35. 흔하고 친숙한 소리들이 가끔은 이상한 방식으로 변해서 들린다.				
36. 어떤 특수한 상황에서 나는 다른 사람들의 생각을 읽을 수 있다(예: 텔레파시를 통해).				
37. 나는 이미 어떤 의미 있는 폭로가 시작되고 있음을 느낀다.				
38. 사람들이 내게 말을 할 때 나는 그 말의 의미를 정확히 파악하는데 종종 어려움이 있다.				
39. 가끔 나는 기억상실이 있는데 그 순간에 내 주변에 무슨 일이 일어났는지 모른다.				
40. 나는 위의 모든 질문들에 가능한 한 정확하게 대답하였다.				

(2) The 16-item Prodromal Questionnaire(PQ-16)

Prodromal Questionnaire(PQ)는 일반 인구에서 정신증의 전구증상을 가진 대상군을 선별하기 위해 Schizotypal Personality Questionnaire와 Structured Interview for Prodromal Syndromes(SIPS)를 기반으로 미국에서 개발된 92개 항목의 자기보고식 설문 도구이다. 설문을 수행하는 데 20분 정도의 비교적 긴 시간이 걸리는 단점을 보완해, 항목을 16개로 축약한 형태의 PQ-16이 Ising 등에 의해 2012년에 소개되었다. 국내에서는 김성완 등이 2018년에 18~23세(평균 19.2세)의 대학 신입생을 대상으로 이를 표준화하였다(표 4.3).

PQ-16은 환각/지각이상 9개 문항, 사고장애 5개 문항, 음성증상 2개 문항 등 총 16개 문항으로 구성되어 있다. 환각/지각이상 문항이 절반 이상을 차지하는 것에 비해 인지증상과 관계사고 문항이 부족하다는 문제가 개발 단계부터 제기되었는데, 이로 인해 지각이상 없이 사고장애만 나타나는 대상자를 선별대상에서 놓칠 가능성이 있다. 이러한 점을 보완하기 위해 국내 표준화 과정에서는 기존에 활용되던 ESI 중 고위험군 대상

표 4.3 Modified Korean Version of the Prodromal Questionnaire–16 items(mKPQ–16)

지난 한 달 동안 다음 생각, 느낌, 경험이 있었는지에 대해 '예' 또는 '아니오'에 체크해주십시오. 술이나 약을 복용하는 동안에만 경험하는 것은 포함하지 않습니다. '예'라고 답한 항목에는 해당 경험이 얼마나 힘드셨는지 체크해주십시오.

질문 내용	예	아니오	'예'라고 답한 경우			
			없음	약간	보통	심함
1. 내가 이전에 즐겨 했던 일에 흥미가 없어진다.						
2. 지금 경험하는 일이 마치 전에도 똑같이 일어났던 것처럼 느껴질 때가 종종 있다(데자뷰).						
3. 나는 때때로 다른 사람들이 느끼지 못하는 냄새나 맛을 느낀다.						
4. 나는 쿵, 찰칵, 쉿, 짝짝, 딸랑딸랑 거리는 등의 특이한 소리를 종종 듣는다.						
5. 때로는 내가 경험한 상황이 실제인지 상상인지 헷갈릴 때가 있다.						
6. 내가 다른 사람을 쳐다보거나 거울 속의 내 자신을 볼 때, 내 눈 바로 앞에서 얼굴이 바뀌는 것을 본 적이 있다.						
7. 나는 사람을 처음 만날 때 극도로 불안해 진다.						
8. 다른 사람들이 확실히 볼 수 없는 것들을 본 적이 있다.						
9. 내 생각들은 가끔 너무 강렬해져서 마치 실제로 내게 말하는 것처럼 느낄 때가 있다.						
10. 나는 때때로 광고나 상품 진열대 또는 내 주변에 배치된 것들에서 특별한 의미를 발견한다.						
11. 때때로 나는 내 아이디어나 생각을 통제하지 못한다고 느낄 때가 있다.						
12. 때때로 나는 평소에는 알아채지 못했을 희미한 소리에 갑자기 정신이 산만해 진다.						
13. 다른 사람들이 듣지 못하는 속삭임이나 말소리를 들은 적이 있다.						
14. 나는 다른 사람들이 내게 앙심을 품고 있다고 느낀 적이 종종 있다.						
15. 보이진 않지만, 어떤 사람이나 힘이 내 주위에 존재하는 느낌을 받은 적이 있다.						

표 4.3 Modified Korean Version of the Prodromal Questionnaire–16 items(mKPQ–16)(계속)

질문 내용	예	아니오	'예'라고 답한 경우			
			없음	약간	보통	심함
16. 나는 내 몸의 일부가 어떤 면에서 달라졌거나, 이전과 다르게 움직이고 있다고 느낀다.						
a. 가끔 나에 대한 음모(모함)가 있다는 느낌이 든다.						
b. 사람들이 말을 길게 하면 말뜻을 정확히 이해하기 어렵다.						
c. 그럴 리가 없는데 가끔 어떤 사건이나 방송들이 나와 관련이 있는 것 같다.						

자에서 빈번하게 체크되었던 관계사고, 피해사고, 인지증상을 나타내는 3개 문항을 추가하여 총 19개 문항의 수정된 한국어판Modified Korean Version of PQ-16(mKPQ-16)을 함께 검증하였다. 문항을 읽고 해당 경험이 있는지 여부에 따라 '예' 또는 '아니오'로 답하며, '예'라고 답한 경우 해당 경험이 얼마나 힘들었는지에 따라 4점 리커트 척도로 고통의 정도를 표시하여 채점한다. 이에 따라 해당 증상이 있다고 답한 문항 개수의 총합(0~16점)과 고통 점수의 총점(0~64점)이 산출된다.

국내 표준화 연구에서 16개 문항의 PQ–16보다 ESI의 3개 문항이 추가된 mKPQ–16 타당도가 더 높게 측정되었다. 문항 개수의 총합과 고통 점수의 진단적 타당도는 비슷한 수준이었는데, mKPQ–16의 문항 개수 총합이 가장 양호한 타당도를 보였다. mKPQ–16의 19개 항목 중 7개 이상이 해당될 때 민감도 76.5%, 특이도 75.4%, 양성 예측도 18.1%로 나타나 절단점으로 제시되었다. 단, 상대적으로 높은 위음성률 때문에 mKPQ–16의 항목 총합을 6점으로 낮추었을 때 민감도가 100%로 나와 선별 검사의 목적에 따라 절단점을 하향 조절하는 것을 고려해 볼 수 있겠다. ESI와 PQ–16의 상관관계 계수(Spearman rho=0.644)는 비교적 강한 상관관계를 보였고, 민감도와 특이도도 비슷한 수준으로 나타나 ESI에 비해 문항수가 절반 이하로 줄고 대학생을 대상으로 표준화된 PQ–16의 활용도가 높다고 할 수 있다.

(3) Prodromal Questionnaire–Brief Version(PQ–B)

PQ의 단축형으로, 92개 항목 중 21개 항목을 추출해 구성하였다. PQ–B는 원척도인 PQ와 비슷한 정도의 민감도를 보여 1/4 수준의 적은 문항수로 임상에 활용하기에 매우 효율적인 척도이다. 국내에서는 장영은 등이 인터넷 기반으로 지역사회 거주 10~29세(평균 17.7세) 연령층을 대상으로 2019년에 표준화하였다(표 4.4). 국내 다른 연구에 비해 가장 넓은 연령층에서 연구가 수행되었다. PQ–B에서도 PQ와 PQ–16처럼 문항 개수와 고통 점수의 합이 산출되는데, 고통 점수는 5점 리커트 척도로 측정된다.

PQ–B에서는 항목 총점 7점(민감도 72.2%, 특이도 71.4%, 양성예측도 11.7%)과 고통 점수 22점(민감도 77.8%, 특이도 75.0%, 양성예측도 14.1%)이 절단점으로 제시되었다. 이는 mKPQ–16과 비교했을 때 민감도와 특이도가 비슷하고 양성예측도는 약간 낮은 수준이었다. 해외에서 개발 당시 불편감을 호소하며 검사를 받으러 찾아오는help-seeking, 일반 대중이 아닌 대상자를 연구한 결과와 비교할 때 더 낮은 양성예측도를 나타냈다.

표 4.4 Prodromal Questionnaire – Brief Version(PQ–B)

지난 한 달 동안 다음 생각, 느낌, 경험이 있었는지에 대해 '예' 또는 '아니오'에 체크해주십시오. 술이나 약을 복용하는 동안에만 경험하는 것은 포함하지 않습니다. '예'라고 답한 항목에는 해당 경험이 얼마나 힘드셨는지 체크해주십시오.

1. 친숙한 주변환경이 때때로 낯설거나 혼란스럽거나 위협적이거나 비현실적이었습니까?

   ☐ 예　☐ 아니오

   예 라고 답했다면 이런 일이 일어나면, 두렵거나 걱정스럽거나 문제가 된다.

   ☐ 전혀 그렇지 않다　☐ 그렇지 않다　☐ 그저 그렇다　☐ 그렇다　☐ 매우 그렇다

2. 귀에서 쾅 하는 소리, 딸각거리는 소리, 쉿쉿 거리는 소리, 박수소리, 이명과 같은 이상한 소리를 들은 적이 있습니까?

   ☐ 예　☐ 아니오

   예 라고 답했다면 이런 일이 일어나면, 두렵거나 걱정스럽거나 문제가 된다.

   ☐ 전혀 그렇지 않다　☐ 그렇지 않다　☐ 그저 그렇다　☐ 그렇다　☐ 매우 그렇다

3. 사물들이 평소와는 다르게 (더 밝게/어둡게, 더 크게/작게, 혹은 어떤 방식으로든 달리) 보인 적이 있습니까?

   ☐ 예　☐ 아니오

   예 라고 답했다면 이런 일이 일어나면, 두렵거나 걱정스럽거나 문제가 된다.

   ☐ 전혀 그렇지 않다　☐ 그렇지 않다　☐ 그저 그렇다　☐ 그렇다　☐ 매우 그렇다

표 4.4 Prodromal Questionnaire – Brief Version(PQ–B)(계속)

4. 텔레파시, 영능력, 예지력 등을 경험한 적이 있습니까?

☐ 예 ☐ 아니오

예 라고 답했다면 이런 일이 일어나면, 두렵거나 걱정스럽거나 문제가 된다.

☐ 전혀 그렇지 않다 ☐ 그렇지 않다 ☐ 그저 그렇다 ☐ 그렇다 ☐ 매우 그렇다

5. 본인의 사고나 생각을 조절하기 힘들다고 느낀 적이 있습니까?

☐ 예 ☐ 아니오

예 라고 답했다면 이런 일이 일어나면, 두렵거나 걱정스럽거나 문제가 된다.

☐ 전혀 그렇지 않다 ☐ 그렇지 않다 ☐ 그저 그렇다 ☐ 그렇다 ☐ 매우 그렇다

6. 말을 할 때 횡설수설하거나 하려던 이야기에서 많이 벗어나면서 다른 이에게 요점을 이해시키기 어려웠습니까?

☐ 예 ☐ 아니오

예 라고 답했다면 이런 일이 일어나면, 두렵거나 걱정스럽거나 문제가 된다.

☐ 전혀 그렇지 않다 ☐ 그렇지 않다 ☐ 그저 그렇다 ☐ 그렇다 ☐ 매우 그렇다

7. 어떤 쪽으로든 특이한 능력이나 재능이 있다는 강렬한 느낌이나 믿음이 있습니까?

☐ 예 ☐ 아니오

예 라고 답했다면 이런 일이 일어나면, 두렵거나 걱정스럽거나 문제가 된다.

☐ 전혀 그렇지 않다 ☐ 그렇지 않다 ☐ 그저 그렇다 ☐ 그렇다 ☐ 매우 그렇다

8. 다른 사람들이 당신을 주시하거나 당신에 대해 이야기하고 있다는 느낌이 듭니까?

☐ 예 ☐ 아니오

예 라고 답했다면 이런 일이 일어나면, 두렵거나 걱정스럽거나 문제가 된다.

☐ 전혀 그렇지 않다 ☐ 그렇지 않다 ☐ 그저 그렇다 ☐ 그렇다 ☐ 매우 그렇다

9. 때때로 살갗 위나 아래에 벌레가 기어가는 등의 이상한 느낌이 듭니까?

☐ 예 ☐ 아니오

예 라고 답했다면 이런 일이 일어나면, 두렵거나 걱정스럽거나 문제가 된다.

☐ 전혀 그렇지 않다 ☐ 그렇지 않다 ☐ 그저 그렇다 ☐ 그렇다 ☐ 매우 그렇다

10. 때때로 평소에는 인식하지 못하는 먼 곳의 소리에 갑자기 주의가 산만해집니까?

☐ 예 ☐ 아니오

예 라고 답했다면 이런 일이 일어나면, 두렵거나 걱정스럽거나 문제가 된다.

☐ 전혀 그렇지 않다 ☐ 그렇지 않다 ☐ 그저 그렇다 ☐ 그렇다 ☐ 매우 그렇다

표 4.4 Prodromal Questionnaire – Brief Version(PQ–B)(계속)

11. 비록 눈에 보이지는 않지만 주위에 어떤 사람이나 힘이 있는 것을 감지한 적이 있습니까?

☐ 예 ☐ 아니오

예 라고 답했다면 이런 일이 일어나면, 두렵거나 걱정스럽거나 문제가 된다.

☐ 전혀 그렇지 않다 ☐ 그렇지 않다 ☐ 그저 그렇다 ☐ 그렇다 ☐ 매우 그렇다

12. 정신에 뭔가 문제가 생긴 것 같아 종종 걱정스럽습니까?

☐ 예 ☐ 아니오

예 라고 답했다면 이런 일이 일어나면, 두렵거나 걱정스럽거나 문제가 된다.

☐ 전혀 그렇지 않다 ☐ 그렇지 않다 ☐ 그저 그렇다 ☐ 그렇다 ☐ 매우 그렇다

13. 당신이 존재하지 않는다거나, 세계가 존재하지 않는다거나, 혹은 당신이 죽었다는 느낌을 가져본 적이 있습니까?

☐ 예 ☐ 아니오

예 라고 답했다면 이런 일이 일어나면, 두렵거나 걱정스럽거나 문제가 된다.

☐ 전혀 그렇지 않다 ☐ 그렇지 않다 ☐ 그저 그렇다 ☐ 그렇다 ☐ 매우 그렇다

14. 때때로 당신이 경험하고 있는 것들이 실재하는지 상상의 것인지 혼란스러운 적이 있습니까?

☐ 예 ☐ 아니오

예 라고 답했다면 이런 일이 일어나면, 두렵거나 걱정스럽거나 문제가 된다.

☐ 전혀 그렇지 않다 ☐ 그렇지 않다 ☐ 그저 그렇다 ☐ 그렇다 ☐ 매우 그렇다

15. (다른 이들은 이상하거나 기괴하다고 여기는) 믿음을 가지고 있습니까?

☐ 예 ☐ 아니오

예 라고 답했다면 이런 일이 일어나면, 두렵거나 걱정스럽거나 문제가 된다.

☐ 전혀 그렇지 않다 ☐ 그렇지 않다 ☐ 그저 그렇다 ☐ 그렇다 ☐ 매우 그렇다

16. 당신의 신체 일부가 어떤 식으로든 변화하였거나 혹은 신체 일부가 다른 식으로 작동한다는 느낌이 듭니까?

☐ 예 ☐ 아니오

예 라고 답했다면 이런 일이 일어나면, 두렵거나 걱정스럽거나 문제가 된다.

☐ 전혀 그렇지 않다 ☐ 그렇지 않다 ☐ 그저 그렇다 ☐ 그렇다 ☐ 매우 그렇다

17. 당신의 생각이 너무 강력하여 그것을 거의 들을 수 있을 정도입니까?

☐ 예 ☐ 아니오

예 라고 답했다면 이런 일이 일어나면, 두렵거나 걱정스럽거나 문제가 된다.

☐ 전혀 그렇지 않다 ☐ 그렇지 않다 ☐ 그저 그렇다 ☐ 그렇다 ☐ 매우 그렇다

표 4.4 Prodromal Questionnaire – Brief Version(PQ–B)(계속)

18. 스스로가 다른 사람을 불신하거나 의심한다는 느낌이 있습니까?
☐ 예 ☐ 아니오
예 라고 답했다면 이런 일이 일어나면, 두렵거나 걱정스럽거나 문제가 된다.
☐ 전혀 그렇지 않다 ☐ 그렇지 않다 ☐ 그저 그렇다 ☐ 그렇다 ☐ 매우 그렇다
19. 섬광, 불꽃, 눈부신 불빛 혹은 기하학적 모양과 같이 이상한 것들을 본 적이 있습니까?
☐ 예 ☐ 아니오
예 라고 답했다면 이런 일이 일어나면, 두렵거나 걱정스럽거나 문제가 된다.
☐ 전혀 그렇지 않다 ☐ 그렇지 않다 ☐ 그저 그렇다 ☐ 그렇다 ☐ 매우 그렇다
20. 다른 사람들은 볼 수 없거나 보지 못하는 것 같은 사물들을 본 적이 있습니까?
☐ 예 ☐ 아니오
예 라고 답했다면 이런 일이 일어나면, 두렵거나 걱정스럽거나 문제가 된다.
☐ 전혀 그렇지 않다 ☐ 그렇지 않다 ☐ 그저 그렇다 ☐ 그렇다 ☐ 매우 그렇다
21. 사람들이 때때로 당신이 말하는 바를 이해하기 어려워합니까?
☐ 예 ☐ 아니오
예 라고 답했다면 이런 일이 일어나면, 두렵거나 걱정스럽거나 문제가 된다.
☐ 전혀 그렇지 않다 ☐ 그렇지 않다 ☐ 그저 그렇다 ☐ 그렇다 ☐ 매우 그렇다
총점:

◈ 예 = 1, 아니오 = 0
◈ 총점 6점 이상인 경우 정신과 의사와 상담 필요함

(4) Community Assessment of Psychic Experiences–Positive 15 Items(CAPE–15)

CAPE는 네덜란드에서 개발된 정신증과 관련한 경험을 파악하는 42개 문항으로 구성된 자기보고형 설문 도구로, 이를 이용한 100여 개의 연구가 보고될 만큼 국제적으로 널리 사용되는 척도이다. CAPE 문항 중 20개의 양성증상 세부척도인 CAPE–Positive가 발병을 예측하는 데 도움이 된다고 알려져 있으며, 최근에는 항목을 15개로 축소한 CAPE–15가 사용되고 있다. 국내에서는 김성완 등이 18~30세(평균 21.8세)의 지역사회 거주 및 상담 요청 대학생을 대상으로 조사하여 2020년에 표준화 결과를 발표하였다(표 4.5).

표 4.5 CAPE-15: 15-item Community Assessment of Psychic Experiences

각 항목에 대해 얼마나 자주 해당 사항을 경험하는지 답해주시고, 해당 경험이 있을 경우 얼마나 힘드셨는지 체크해주십시오.

질문내용	빈도				고통			
	없음	가끔	자주	거의 항상	없음	조금	상당히	매우
1. 사람들이 당신에 대해 넌지시 말하거나, 숨겨진 의미로 어떤 말을 하는 것 같은 느낌이 든 적이 있습니까?								
2. 어떤 사람들이 겉으로 보이는 것과 다른 것 같다는 느낌이 든 적이 있습니까?								
3. 어떤 식으로든 당신이 괴롭힘 당하고 있는 것 같다는 느낌이 든 적이 있습니까?								
4. 당신을 둘러싼 음모가 있는 것 같은 느낌이 든 적이 있습니까?								
5. 당신의 외모 때문에 사람들이 당신을 이상하게 쳐다보는 것 같은 느낌이 든 적이 있습니까?								
6. 컴퓨터와 같은 전자 기기들이 당신이 생각하는 방식에 영향을 끼치는 것처럼 느껴질 때가 있습니까?								
7. 당신의 머릿속 생각들을 누군가 빼앗아 가고 있는 것처럼 느껴질 때가 있습니까?								
8. 당신의 머릿속 생각들이 자신의 것이 아닌 것처럼 느껴질 때가 있습니까?								
9. 당신의 생각들이 너무나 생생해서 다른 사람들이 당신의 생각을 들을까봐 걱정된 적이 있습니까?								
10. 당신의 생각을 메아리처럼 들어본 적이 있습니까?								
11. 어떤 기운이나 힘이 당신을 통제하는 것처럼 느껴질 때가 있습니까?								
12. 가족이나 친구, 지인들과 똑같이 생긴 분신이 나타난 것처럼 느껴질 때가 있습니까?								
13. 혼자 있을 때 어떤 음성을 들은 적이 있습니까?								
14. 혼자 있을 때 어떤 사람들이 서로 말하는 것을 들은 적이 있습니까?								
15. 다른 사람 눈에는 보이지 않는 어떤 사물이나, 사람, 혹은 동물을 본 적이 있습니까?								

문항은 피해사고 5개 문항, 기괴한 경험 7개 문항, 지각이상 3개 문항으로 구성되어 PQ−16과 비교할 때 사고장애 관련 문항이 상대적으로 더 많이 포함되었다. PQ가 해당 증상의 경험을 유무로 측정하는 것과 달리, CAPE−15는 증상 경험의 빈도를 측정하며 해당 증상이 존재할 때 고통의 정도와 함께 4점 리커트 척도로 평가한다.

국내 표준화 연구에서 CAPE−15의 절단점은 빈도와 고통 모두에서 6점으로 나타났는데, 고통의 총점에서 더 좋은 타당도를 보였다. 고통 점수가 6점 이상일 때 민감도 91.7%, 특이도 85.2%, 양성예측도 32.4%로 나타났다. 즉, 위음성률은 10% 미만이고 CAPE−15의 고통 점수로 선별된 대상자 3명 중 1명은 실제 고위험군 대상자라는 결과이다. 빈도 점수 6점은 민감도 100%, 특이도 67.6%로 양성예측도가 16.9%로 상대적으로 낮지만 위음성률을 낮출 목적으로는 활용 가치가 높다.

이 연구에서 mKPQ−16의 항목 총합 및 고통 점수와 CAPE−15의 빈도 및 고통 점수는 매우 유의한 상관관계(Spearman's rho 0.518~0.596)를 보였다. 또한 mKPQ−16의 절단점은 항목 총합 7점으로 이전 연구와 동일하였고, 이때의 민감도와 특이도는 80% 내외, 양성예측도는 20.8%로 이전 PQ−16 표준화 연구 결과와 비슷한 수준으로 나타났다.

결론적으로, CAPE−15가 mKPQ−16을 포함한 다른 도구들보다 더 효과적인 선별 도구라고 할 수 있다. CAPE−15는 이전에 표준화된 도구 중 유일하게 90% 이상의 민감도를 보였고, 다른 도구들의 양성예측도가 12~24%인 반면 30% 이상의 양성예측도를 보여 가장 유용한 선별 도구라고 정리할 수 있다.

2) 해외 활용 선별 도구

국내에서는 표준화되지 않았지만 해외에서 사용되고 있는 고위험군 선별 도구를 소개하면 아래와 같다.

(1) PRIME Screening, PRIME Screen–Revised(PS–R)

PRIME Screen은 정신증 고위험군의 구조화된 면담 도구인 SIPS의 개발자들이 고위험군 선별 시 사용할 수 있도록 개발한 자가설문 도구이다. 총 12개 항목으로 짧은 시간에 수행할 수 있다. SIPS의 평가 항목에서 가져온 11개 항목과 병식을 평가하는 1개 항목으로 구성되어 있으며, 7점 리커트 척도로 평가한다. PRIME Screen-Revised는 기존 도구에서 증상의 발현기간을 고려하여 평가해 도구의 특이도를 향상시켰다.

(2) PROD-Screen

PROD-Screen은 도움을 요청하는 임상군을 대상으로 핀란드에서 개발한 28개 문항의 설문이다. 문항은 Bonn Scale for the Assessment of Basic Symptoms과 SIPS 등을 기반으로 개발되었으며 전구증상 12개 항목, 일반증상 및 기분증상 9개 항목, 기능수행 7개 항목으로 이루어져 있다. 설문은 지난 1년간과 일평생 동안 해당 증상이 있었는지 질문하며 전화 인터뷰로도 가능하도록 설계되어 있다.

(3) Youth Psychosis At-Risk Questionnaire(Y-PARQ)와 Youth Psychosis At-Risk Questionnaire-Brief(Y-PARQ-B)

Y-PARQ는 정신증 고위험군의 진단 도구인 CAARMS를 기반으로 개발된 자가설문 도구로, 총 92개 문항으로 이루어져 있다. 문항수가 많아 상대적으로 긴 시간이 소요되지만, 증상의 유무에 응답하도록 구성되어 있어 항목 개수에 비해 비교적 빠르게 평가할 수 있다. 지역사회 청소년 집단에서 고위험군 평가를 위해 유용하게 활용할 수 있다. 최근에는 항목을 28개로 줄인 단축형 설문 도구가 개발되었다.

(4) 7-item Adolescent Psychotic-Like Symptom Screener(APSS)

일반 청소년에서 정신증 유사경험을 가진 대상을 빠르고 간편하게 평가하기 위해 개발된 7개 항목의 자가설문 도구이다. Diagnostic Interview Schedule for Children에서 추출한 4개 항목에 환시, 조정망상, 과대성의 3개 항목이 추가되어 구성되었다. 각각의 질문에 예(1점), 아마도(0.5점), 전혀 없음(0점)으로 응답하도록 하여 총점 7점 중 2점 이상인 경우 정신증 유사증상을 경험하는 위험군으로 간주한다.

(5) Self-Screen-Prodrome(SPro)과 SPro-Psy-Risk

SPro는 일반 인구에서 정신증 혹은 정신증 전구기를 선별하기 위하여 스위스에서 개발된 도구이다. 총 32개 항목에서 피해사고, 집중력 저하, 예민함 증가, 지각의 변화 등 정신증상이나 전구기 증상의 유무를 선택하도록 구성되어 있다. 6개 항목을 선택하여 다른 정신의학적 질병으로 진료받는 사람들을 정신증이나 고위험군과 구별할 수 있도록 하였는데, 이를 SPro-Psy-Risk라고 한다.

3. 선별 도구 사용 시 고려사항

1) 연령에 따른 적용

정신증 고위험군 선별 도구는 활용 대상에 따라 해석이 달라질 수 있다. 먼저 연령에 따라 청소년과 성인에서 절단점이 서로 다르게 나올 수 있다. 일반적으로 아동기나 청소년기에는 정신증 유사증상이 성인기보다 더 빈번하게 나타난다. 따라서 청소년에서는 정신증 고위험 상태가 아니더라도 정신증 유사증상을 묻는 설문에 응답해 절단점 이상 점수가 나오는 위양성률이 높다. 그래서 아동 청소년을 대상으로 진행한 표준화 연구의 절단점 점수도 더 높게 정해지는 경향이 있다. 달리 말하면, 청소년을 대상으로 개발 및 표준화된 도구를 일반 성인에게 적용할 때 절단점 점수가 너무 높아 위음성률이 높게 나올 수 있다. 이는 국내에서 중학생을 대상으로 표준화된 ESI의 절단점을 일반 성인에게 적용할 때 주의해야 할 점이다. 반대로, 대학생을 대상으로 표준화된 mKPQ-16이나 CAPE-15를 청소년에게 적용할 때는 위양성률이 높을 수 있음을 염두에 두어야 한다.

2) 도움을 요청하지 않은 일반 집단에 적용

정신증 고위험군 선별 도구를 지역사회 거주 학생들을 대상으로 적용하는 경우가 종종 있다. 이들은 도움을 요청하지 않아non-help-seeking 수동적으로 선별 검사에 참여하는 일반 집단으로, 선별 검사 시 위양성률이 높게 나올 수 있다. 아울러 이들 인구 집단을 대상으로 진행된 연구에서 이들은 불편감이 있어 도움을 요청한 임상 집단보다 절단점이 더 높게 나오는 경향이 있다. 반대로, 본인이 불편해서 검사를 요청한 임상 집단에서 진행된 연구에서는 양성예측도가 더 높게 나온다. 국내 표준화 연구 결과의 양성예측도가 해외 연구에 비해 더 낮은 경향이 있는데, 이는 대부분 지역사회 거주 학생들을 대상으로 진행된 점이 영향을 주었을 수 있다. 아울러 국내에서 표준화된 PQ-B나 CAPE-15에서 증상의 유무보다 증상으로 인한 고통 점수의 양성예측도가 더 높다는 점도 정신증 고위험군 선별 시 'help-seeking' 행동이 중요한 변수로 작용함을 시사한다.

결론적으로, 일반 집단에서 선별 검사를 시행해 고위험군을 발굴하는 것은 필요하나, DSM-5의 '약화된 정신병 증후군' 진단 기준에 제시된 것처럼 정신증 유사증상의 존재만이 아닌 '불편감'과 '기능저하'를 함께 고려해 고위험군을 진단할 필요가 있다.

3) 적용의 효율성

정신증 고위험군 선별 도구의 문항수는 7개 문항부터 92개 문항까지 다양하다. 많은 문항으로 검진하면 진단적 타당도는 올라갈 수 있으나 시간이 많이 소요된다. 그래서 여러 척도들의 단축형이 소개되었고 국내에서도 PQ와 CAPE의 단축형이 표준화되었다. 단축형은 원척도와 비교해서 민감도와 특이도의 차이가 크지 않아 결과적으로 더 효율적인 도구라고 할 수 있다. 고위험군 선별 검사가 단독으로 시행되기보다 우울증상이나 불안증상과 같은 청(소)년 정신건강 전반에 걸쳐 함께 시행되는 경우가 많으므로, 적정한 문항수의 도구를 선택할 필요가 있다. 특히 우울증은 정신증 고위험군과 감별할 필요가 있는 진단인 동시에 정신증 고위험군의 40%에서 동반되는 진단으로, 선별 검사 시 함께 평가할 필요가 있다.

4. 고위험군 선별 전략

1) 학교 관리 체계를 통한 선별 조사 및 접근성 향상

정신증 고위험군의 20~30%는 수년 내에 조현병을 포함한 중증정신질환으로 이환된다고 알려져 있다. 이에 고위험군을 조기에 발견하여 개입하는 것이 조현병 발병을 예방하는 데 중요하다. 정신증 고위험군 조기 발견은 발병 시기가 10대와 20대인 점을 고려해 학교를 기반으로 선별 조사를 시행하는 것이 유용할 수 있다. 하지만 중고등학생을 대상으로 진행되는 학생정서행동평가에는 정신증에 특화된 척도가 없어 한계가 있다. 이에 고위험군 평가 도구를 추가하여 선별 검사를 시행할 필요가 있다. 대학생 대상 정신건강 문제 평가 시에도 정신증 고위험군 선별 조사를 시행하고 절단점 이상인 학생들에게 구조화된 심층면담을 시행하는 체계를 구축할 필요가 있다. 국내에서 표준화된 고위험군 선별 도구를 온라인 자가검진을 할 수 있도록 배포하는 것도 효과적인 방법이 될 것이다.

국내에서 학교 상담교사를 대상으로 진행된 연구에서 고위험군에 대한 인식도가 매우 낮게 나타나 학생들이 주로 이용하는 상담기관들의 정신증 고위험군 선별에 대한 민감성은 다소 떨어진다고 볼 수 있다. 현실적으로 정신증 유사증상을 경험하고 있는 청(소)년이 정신의료기관이나 정신건강복지센터를 바로 방문하는 경우가 빈번하지 않으므로 학교를 기반으로 학생들의 정신증 징후를 인식하고 정밀 검진과 치료를 연계할 수 있도록 교사를 교육할 필요가 있다. 상담을 담당하는 교사나 교직원에게는 조현병과 고위험군에 대한 깊이 있는 교육이 제공되도록 제도를 도입하는 것도 중요하다. 아울러 학생과 학부모에게도 정신질환에 대한 낙인과 편견을 줄이는 교육 프로그램을 제공하여 조기에 검진을 받을 수 있도록 환경을 조성하는 것도 필요하다.

2) 의료기관 및 지역사회 정신보건기관의 접근성 향상

학교나 지역사회 거주 일반 인구 집단에서 고위험군을 선별하는 조사도 필요하지만, 이보다 더 중요한 것은 정신증 유사증상으로 불편감을 경험하는 청(소)년들이 조기에 정신건강기관을 방문하여 선별 검사와 검진을 받을 수 있는 환경을 조성하는 것이다. 편견과 낙인으로 우리나라 청(소)년들의 정신건강에 대한 접근성이 그다지 좋지 않아 정신증 유사증상으로 정신의료기관을 방문하는 빈도는 상대적으로 높지 않은 경향이 있다. 일부 대학병원(서울대, 연세대, 전남대, 전북대 등)을 중심으로 정신증 고위험군에 대한 연구와 진료가 진행되고 있으나, 더 광범위하게 확산될 필요가 있다. 초발 조현병과 고위험군 청(소)년을 담당하는 특화된 조기중재센터를 의료기관에 개설해 조기 개입이 이루어질 수 있도록 제도를 정비할 필요가 있다.

지역사회에서는 정신건강복지센터에 정신증 고위험군에 대한 조기 선별 체계를 갖추도록 권고하고 있으나 대부분 지역에서 센터를 이용하는 주 연령대가 40~50대이고 주된 이용 대상은 만성 조현병 환자에 그치고 있다. 따라서 정신증 고위험군은 물론이고 초발 조현병 대상자도 정신건강복지센터를 이용하는 경우가 드문 실정이다. 예외적으로, 광주광역시에서 시범사업으로 운영해 온 청(소)년 정신건강센터인 '마인드링크'는 고위험군의 접근성 향상에 매우 효과적이었다. 타 지역에 비해 청년 이용률이 4배 이상 높고, 온라인을 통한 정신증 고위험군 자가검진도 월 50건 정도로 빈번하였다. 이는 청년 친화적인 정신건강 서비스를 적정하게 갖추어 청(소)년들의 정신건강 서비스에 대한 접근성을 향상할 수 있음을 보여 주는 예이다. 보건복지부가 2020년부터 타 지역에도 청년정신건강센터 모형을 단계적으로 확대하기로 하여, 향후 고위험군 대상자의 정신건강 서비스 접근성이 향상될 것으로 기대한다.

결론

정신증 고위험군은 조현병 발병 전에 보이는 특징적 모습을 후향적으로 일컫는 전구기를 전향적으로 대체하는 개념으로, 조현병의 발병과 기능저하를 예방하기 위해 제시되었다. 이러한 진단적 개념을 적용해 고위험군을 선별하여 조기 발견하는 것이 중요하다. 국내에서 표준화된 고위험군 선별 도구는 총 4개인데, 문항수와 표준화 대상에 따라 살펴보면 다음과 같다.

- ESI(40개 문항, 청소년 대상)
- PQ−16(16개 내지 19개 문항, 대학 신입생 대상)
- PQ−B(21개 문항, 청소년 및 초기 성인 대상)
- CAPE−15(15개 문항, 대학생 대상)

이 중 타당도가 가장 양호한 척도는 CAPE−15이다. 다만, 사용하는 연령대와 문항 구성 등을 고려해 적절한 척도를 선택하여 사용할 수 있다. 선별 검사는 확진 검사가 아니므로 자가설문을 통하여 검사의 절단점 이상이 나오더라도 양성예측도 12~32%를 고려하면 위양성 가능성이 더 높다고 할 수 있다. 또한 2차 면담에서 고위험군으로 진단되더라도 이들 중 조현병 발병 대상자는 20% 내외이므로 일반 인구 대상 선별 조사에서 절단점 이상인 대상자 중 약 1~6%에서 조현병 등 중증정신질환 발병 가능성이 있다고 볼 수 있다. 이러한 점을 고려해 정신증 고위험군 선별 검사 결과를 대상자에게 안내하고 설명하는 것이 필요하다. 동시에, 조현병으로 이환되지 않더라도 고위험군 자체가 기능저하를 일으키므로 적정한 정신건강 서비스를 이들에게 제공하는 것이 필요하다.

조현병 호발 연령인 청(소)년에 대한 개입을 위해서는 학교 교사나 교직원을 대상으로 조현병과 고위험군에 대한 교육체계를 강화해야 한다. 아울러 정신증 유사증상으로 불편감을 느끼는 청(소)년들의 정신건강 서비스에 대한 접근성이 강화될 수 있도록 정신의료기관과 지역사회에 조기 중재 특화센터를 확대하는 것이 고위험군 조기 발견과 개입에 중요하다.

참고문헌

- 김성완. 광주북구정신건강복지센터 사업보고서. 광주: 광주북구정신건강복지센터. 2019.
- 김성완. 정신증 고위험군 평가 매뉴얼. 광주: 국립정신건강센터, 보건복지부 정신건강 R&D 사업단, 마인드링크, 전남대학교병원. 2019.
- 김성완, 이주연, 김주완, 전민, 김하늬, 김재경 등. 정신증 미치료기간 단축전략수립 및 정신건강문제 조기발견 자료 개발. 서울: 국립정신건강센터. 2019.
- 정영철, 안석균, 강시현, 류승현, 강남인, 김성완 등. 초발 정신증 임상 평가에 관한 진료지침서. 서울: 대한조현병학회 임상진료지침 개발위원회, 한국조기정신증연구. 2016.
- Addington J, Stowkowy J, Weiser M. Screening tools for clinical high risk for psychosis. Early Interv Psychiatry. 2015;9:345-56.
- Chung YC, Kang NI, Im YJ, Kim SW, Cho IH, Lee YM et al. Validation of the Korean version of the Eppendorf Schizophrenia Inventory as a screening measure to detect adolescents at ultra-high risk for psychosis. Early Interv Psychiatry 2013;7:71-9.
- Jang YE, Lee TY, Hur JW, Kwon JS. Validation of the Korean Version of the Prodromal Questionnaire-Brief Version in Non-Help-Seeking Individuals. Psychiatry Investig 2019;16:109-14.
- Kim SW, Chung YC, Kang YS, Kim JK, Jang JE, Jhon M, et al. Validation of the Korean version of the 16-item Prodromal Questioonaire in a Non-Help-Seeking College Population. Psychiatry Investig 2018;15:111-7.
- Kim SW, Kim JK, Han JH, Jhon M, Kim JW, Lee JY, et al. Validation of the Korean version of the 15-item Community Assessment of Psychic Experiences (CAPE-15) in a college population. Psychiatry Investig 2020;17:306-11.
- Kim SW, Kim JK, Jhon M, Lee HJ, Kim H, Kim JW, et al. Mindlink: a stigma-free youth-friendly community-based early intervention centre in Korea. Early Interv Psychiatry 2020 [E-pub ahead].
- Lee JY, Chung YC, Kim JM, Shin IS, Yoon JS, Kim SW. School Counselors' Recognition of the Ultra-High Risk for Psychosis. Psychiatry Investig 2018;15:320-4.

CHAPTER 05

정신증 고위험군의 진단 도구 및 DSM 기준

Diagnostic Instruments for Clinical High Risk and DSM Criteria

정영철_ 전북대학교병원 정신건강의학과

서론

정신증 고위험자는 현재 DSM-5에서는 달리 명시된 조현병 스펙트럼 및 기타 정신병적 장애other specified schizophrenia spectrum and other psychotic disorder(298.8)의 세 번째 예로 표기되었고 부록에 추가 연구가 필요한 조건으로 기술되었다. DSM-IV-TR에서는 '달리 분류되지 않는Not Otherwise Specified(NOS)'의 뜻을 어디까지 포괄할 것인지에 따라 달리 분류되지 않는 정신병적 장애psychotic disorder NOS에 포함될 수 있다. ICD-10에서는 기타 비기질성 정신병적 장애other nonorganic psychotic disorders(F28), 특정불능의 비기질성 정신병unspecified nonorganic psychosis(F29) 또는 전구성 조현병prodromal schizophrenia(F214)에 속할 수 있다.

이와 같이 진단 분류가 애매한 위치에 있긴 하지만, 정신증 고위험자의 정확한 평가와 진단은 정신질환 중 가장 대표적인 중증질환인 조현병을 예방하고 가장 초기에 치료 기회를 제공한다는 점에서 중요하다. 이를 위해서는 정상 범주와 약한 정신병적 증상의 구분, 약한 정신병적 증상과 정신병적 증상을 감별할 수 있어야 한다. 특히 청년기에 우울증상과 약한 정신병적 증상이 공존할 때 이를 정신병적 증상이 있는 우울장애로 진단하는 일이 없어야 한다.

이 장에서는 그동안 개발된 정신증 고위험군의 주요 평가 도구 및 DSM의 기준을 소개하고 평가의 핵심 지침을 기술함으로써 더 정확하고 유능한 임상술기 능력의 향상을 촉진하고자 한다.

1. 진단 도구

1) 위험정신상태의 포괄적 평가(CAARMS)

이는 정신증 고위험군 평가를 위해 호주 멜버른에 있는 PACEPersonal Assessment and Crisis Evaluation 클리닉에서 개발한 최초의 체계적인 면담 도구이다. 위험정신상태의 포괄적 평가Comprehensive Assessment of At-Risk Mental State(CAARMS) 도구에서는 정신의학적 증상을 양성증상, 인지적 변화, 감정의 장애, 음성증상, 행동의 변화, 운동/신체적 변화, 일반 증상 등 7개 영역, 총 27개 항목으로 구성하고 0~6점으로 평가한다. 이중 양성증상에 해당하는 4개 항목(사고내용의 장애, 기괴하지 않은 생각, 지각이상, 와해된 언어)을 통하여 고위험군 해당 유무를 판단하고, 다음과 같이 3개의 군으로 분류한다.

- 역치하 정신병 증후군을 보이는 약한 정신증 군Attenuated Psychosis Group
- 매우 짧은 기간에 정신증에 해당하는 강도의 증상을 보이고 자연히 소멸되는 증상을 가지는 단기 제한적 간헐성 정신병적 증상군Brief Limited Intermittent Psychotic Symptoms(BLIPS)
- 직계가족에 정신증 가족력이 있거나 조현형 인격장애가 있는 사람에게서 사회·직업적 기능평가척도SOFAS의 기능수준 저하를 보이는 취약성 군Vulnerability Group(VG).

약한 정신증 군은 다시 역치하 정도와 역치하 횟수를 보이는 2개의 군으로 세분된다. 역치하 정도는 약한 정신병적 증상을 보이는 경우로 가장 흔한 정신증 고위험군 형태이다. 약한 정신병적 증상은 사고장애가 있지만 확신도가 낮아 의심할 수 있는 능력이 남아 있고 이름을 부르거나 왜곡/착각과 같은 이상지각 현상을 경험하는 경우로, 중요한 것은 빈도가 **3~6회/주 이상** 나타나야 한다는 것이다. 즉 약한 정신병적 증상이지만 횟수가 매우 적게 나타나면(**2회/주 이하**) 정상 범주로 분류한다. 역치하 횟수는 망상적 확신을 보이는 사고장애와 진성 환각을 보인다 할지라도 횟수가 매우 드물게 나타나면(**3~6회/주 이하**) 약한 정신증 군으로 분류한다. 정신병적 증상의 역치는 분명한 망상, 힘들게 의심할 수 있거나 사실로 믿는 환각, 또는 와해된 언어가 최소 1주일 이상 지속되는데 1시간 이상의 증상이 적어도 주 3회 이상, **1시간 미만의 증상이 매일** 나타날 때이다.

CAARMS에 의한 극도-고위험자 해당 기준 점검표

● 사고내용의 장애

정도	설명
0: 없음	사고내용의 장애가 없음
1: 의심	상당수의 일반인들이 가지는 통상적 생각이 경미하게 **복잡해진** 경우
2: 경도	세상이 뭔가 다르거나 정상적이지 않은 것 같은 모호한 느낌, 뭔가 달라졌지만 명료하게 설명할 수 없는 경우, 대상자는 이러한 경험에 대해 걱정하지 않음
3: 중등도	당황감, 2보다 모호성이 더 강할 때, 또는 이상하거나 별난 생각이지만 그 내용이 전적으로 터무니없지는 않고(내용이 질투나 경한 의심처럼 괴이하지는 않음), 약간의 논리적 증거(4보다 증거가 많음)가 있을 때
4: 중고도	이상한 생각이지만 **쉽게 떨쳐버릴 수 있음**, 기이한 생각일 가능성이 있지만 논리적 증거가 없는 경우(3보다 증거가 적음), 어떤 사건, 사람 또는 물건이 자신에게 특이하고 이상한 의미가 있다는 관계사고
5: 고도	이상한 생각이지만 어느 정도 의심할 수 있거나(망상적 확신은 아님) 항상 믿지는 않을 때, **행동에 약간의 변화**를 일으킬 수 있지만 경미할 때
6: 정신병적이며 고도	기이하고 몹시 터무니없는 내용의 생각으로 망상적 확신을 보일 때(의심의 여지가 없을 때), 행동에 뚜렷한 영향을 미침

시작 날짜 ＿＿＿＿＿년 ＿＿＿＿＿월 **종료 날짜** ＿＿＿＿＿년 ＿＿＿＿＿월

빈도와 지속기간

0	1	2	3	4	5	6
없음	1회/월 미만	1회/월~2회/주 그리고 매 경우 1시간 미만 지속	1회/월~2회/주 그리고 매 경우 1시간 이상 지속 또는 3~6회/주 그리고 매 경우 1시간 미만 지속	3~6회/주 그리고 매 경우 1시간 이상 지속 또는 매일 그리고 매 경우 1시간 미만 지속	매일 그리고 매 경우 1시간 이상 지속 또는 하루에도 여러 번	지속적

증상의 유형

0	1	3
물질 사용과 관계없음	물질 사용/스트레스와 관련될 뿐 아니라 다른 경우에도 나타남	물질 사용/스트레스와 관련되어서만 나타남

⊙ 지각이상

정도	설명
0: 없음	이상한 지각적 경험이 없음
1: 의심	
2: 경도	강렬해지거나 무디어진 지각, 왜곡, 착각(빛이나 그림자 등), 입면/출면 시의 이상 지각 경험, 특별히 괴롭지 않음
3: 중등도	좀 더 당황스러운 경험: 좀 더 강렬하고 선명한 왜곡/착각, 뚜렷하지 않은 (목)소리, 스쳐 지나가는 그림자, 이러한 경험들의 본질을 확신하지 못함, 괴롭지 않고 떨쳐버릴 수 있음, 이인증/비현실감
4: 중고도	3보다 훨씬 더 뚜렷한 경험, 즉 **이름을 부르는 소리를 듣거나 전화 벨 소리**를 듣는 것 등으로 일시적임, 경험을 그럴듯하게 설명할 수 있음, 경미한 괴로움을 겪을 수 있음
5: 고도	진성 환각: 목소리나 대화하는 소리를 듣거나 신체를 접촉하는 뭔가를 느끼는 것, **힘들게 경험을 의심할 수** 있음, 무섭거나 어느 정도의 괴로움을 겪을 수 있음
6: 정신병적이며 고도	진성 환각: 경험을 할 때와 한 후 모두 사실로 믿고, 심한 괴로움이 있을 수 있음

시작 날짜 ________년 ________월 **종료 날짜** ________년 ________월

빈도와 지속기간

0	1	2	3	4	5	6
없음	1회/월 미만	1회/월~2회/주 그리고 매 경우 1시간 미만 지속	1회/월~2회/주 그리고 매 경우 1시간 이상 지속 또는 3~6회/주 그리고 매 경우 1시간 미만 지속	3~6회/주 그리고 매 경우 1시간 이상 지속 또는 매일 그리고 매 경우 1시간 미만 지속	매일 그리고 매 경우 1시간 이상 지속 또는 하루에도 여러 번	지속적

증상의 유형

0	1	3
물질 사용과 관계없음	물질 사용/스트레스와 관련될 뿐 아니라 다른 경우에도 나타남	물질 사용/스트레스와 관련되어서만 나타남

○ 와해된 언어

정도	설명
0: 없음	정상적인 논리적 언어, 의사 전달에 어려움이 없음, 와해성이 전혀 없음
1: 의심	
2: 경도	메시지를 전달하는 데 있어 타인이 알아차리지 못하는 정도의 가벼운 주관적 어려움
3: 중등도	약간 모호하고, 다소 우원적이거나 부적절한 언어, 의사 전달이 안 되었다는 느낌
4: 중고도	경하지만 확실하게 앞뒤가 맞지 않는 언어와 생각 패턴을 보일 때, 생각의 연결이 다소 이탈적임, 대화에서 좌절감을 좀 더 느낌
5: 고도	현저하게 우원적이거나 이탈적인 언어, 그러나 환기를 하면 반응을 보임, 손짓/몸짓을 사용해야만 의사소통할 수 있음
6: 정신병적이며 고도	일관성의 결여, 난해한 언어, 생각을 연이어 하는 데 상당한 어려움이 있음, 이완된 연상을 보이는 언어

시작 날짜 __________년 __________월　　**종료 날짜** __________년 __________월

빈도와 지속기간

0	1	2	3	4	5	6
없음	1회/월 미만	1회/월~2회/주 그리고 매 경우 1시간 미만 지속	1회/월~2회/주 그리고 매 경우 1시간 이상 지속 또는 3~6회/주 그리고 매 경우 1시간 미만 지속	3~6회/주 그리고 매 경우 1시간 이상 지속 또는 매일 그리고 매 경우 1시간 미만 지속	매일 그리고 매 경우 1시간 이상 지속 또는 하루에도 여러 번	지속적

증상의 유형

0	1	3
물질 사용과 관계없음	물질 사용/스트레스와 관련될 뿐 아니라 다른 경우에도 나타남	물질 사용/스트레스와 관련되어서만 나타남

CAARMS Rating Sheet

성명 ________________ **연령** __________ **성별** 남 / 여

양성증상 평가 항목	심각도	빈도와 지속기간	증상의 유형
사고내용의 장애	0 1 2 3 4 5 6	0 1 2 3 4 5 6	0 1 3
지각이상	0 1 2 3 4 5 6	0 1 2 3 4 5 6	0 1 3
와해된 언어	0 1 2 3 4 5 6	0 1 2 3 4 5 6	0 1 3

빈도와 지속기간

0	1	2	3	4	5	6
없음	1회/월 미만	1회/월~2회/주 그리고 매 경우 1시간 미만 지속	1회/월~2회/주 그리고 매 경우 1시간 이상 지속 또는 3~6회/주 그리고 매 경우 1시간 미만 지속	3~6회/주 그리고 매 경우 1시간 이상 지속 또는 매일 그리고 매 경우 1시간 미만 지속	매일 그리고 매 경우 1시간 이상 지속 또는 하루에도 여러 번	지속적

해당 기준 점검표

제1군: 취약성 군 이 기준은 특성 위험 요인과 정신상태 및 기능 수준의 상당한 악화로 인해 정신병의 위험성이 높아진 청년을 확인한다.

	예	아니오
일차 친족에게 정신병에 대한 가족력이 있거나 확인된 환자에게 분열형 성격장애가 있을 때		
더하여 병전 수준으로부터 GAF 점수가 **30% 저하되어 한 달 동안 지속되었을 때**		
더하여 **최근 일 년 내에** 기능 수준의 변화가 생겼고 이러한 변화가 최소 한 달 동안 지속되었을 때		
제1군–취약성 군의 기준에 대한 일치 여부		

제2군: 약한 정신증 군 이 기준은 역치하의 정신병적 증후군, 즉 증상이 있기는 하지만 역치하의 정도(증상이 충분히 심하지 않은 경우)여서 정신증의 수준에는 미치지 못할 때 또는 정신병적 증상이 있지만 역치하의 횟수일 때(증상이 충분히 자주 일어나지 않을 때)로 인하여 정신증에 대한 위험성이 높아진 청년을 확인한다.

	예	아니오
2a) 역치하 정도		
심각도 척도에서 사고내용의 장애 소척도가 3~5점, 지각이상 소척도가 3~4점, 그리고/또는 와해된 언어 소척도가 4~5점		
더하여 빈도와 지속기간 척도에서 사고내용의 장애, 지각이상 그리고/또는 와해된 언어 소척도가 최소 1주 동안 3~6점 또는 빈도와 지속기간 척도에서 사고내용의 장애, 지각장애 그리고 와해된 언어 소척도가 2번 이상의 경우에서 2점		
2b) 역치하 횟수		
심각도 척도에서 사고내용의 장애가 6점, 지각장애가 5~6점 그리고/또는 와해된 언어 소척도가 6점		
더하여 빈도와 지속기간 척도에서 사고내용의 장애, 지각장애 그리고/또는 와해된 언어 소척도가 1~3점		
더하여(2a 및 2b에 모두 해당) 과거에 증상이 있었지만 5년 이상은 아닌 경우		
제2군–약한 정신증 군의 기준에 대한 일치 여부		

제3군: BLIPS 군 이 기준은 최근에 명백한 정신병적 증상이 있었지만 1주일 내에(항정신병약물의 복용 없이) 자연적으로 해소된 기왕력으로 인해 정신증에 대한 위험성이 높아진 청년을 확인한다.

	예	아니오
심각도 척도에서 사고내용의 장애가 6점, 지각장애가 5~6점 그리고/또는 와해된 언어 소척도가 6점		
더하여 빈도와 지속기간 척도에서 사고내용의 장애, 지각장애 그리고/또는 와해된 언어 소척도가 4~6점		
더하여 증상을 보인 각 삽화가 1주 미만이고 매번 증상이 자연 소실되었을 때		
더하여 증상이 과거에 발생하여 있었지만 5년 이상은 아닐 때		
제3군—BLIPS 군의 기준에 대한 일치 여부		

증상과 약물/알코올 사용과의 상호작용

만약 증상이 약물/알코올 사용에 의한 중독 기간에만 보인다면 정신증에 대한 위험성과는 관계가 없다(여기에는 카나비스도 포함된다). 만약 중독 기간이 일단 지났는데도 증상이 정신증 역치 이상으로 지속되어 이것이 BLIPS인지 아니면 급성 정신병인지 결정하기 위해서는 중독 기간이 지난 첫날부터 1일째로 계산하시오. 만약 증상이 중독 기간이 지난 후에 정신증 역치 이하로 지속된다면 약한 증상 기준에 부합할 수 있다.

주의: 만약 카나비스 사용과 관련하여 중독 기간 다음에 약한/역치하의 증상이 있다면 위 내용들을 무시하시오. 이러한 경우는 정신증에 대한 높은 위험성을 가리키는 지표로 간주된다.

정신증 역치

	예	아니오
심각도 척도에서 사고내용의 장애가 6점, 지각장애가 5~6점 그리고/또는 와해된 언어 소척도가 6점		
더하여 빈도와 지속기간 척도에서 사고내용의 장애, 지각장애 그리고/또는 와해된 언어 소척도가 4점 이상일 때		
더하여 **증상이 1주일보다 더 길게 존재할 때**		
정신병 역치 기준에 대한 일치 여부		

2) 전구증후군을 위한 구조화된 면담(SIPS)

전구증후군을 위한 구조화된 면담Structured Interview for Prodromal Syndrome(SIPS) 도구는 미국의 예일대학교 연구팀이 개발하였고 국내 표준화는 서울대학교 병원 임상인지신경과학센터에서 진행하였다. 이 도구는 정신과적 증상을 양성 및 음성 증후군 척도와 동일하게 양성증상, 음성증상, 파과형증상, 일반 증상의 4가지로 구분하여 분류하고 있으며, 양성증상의 경우 위험정신상태의 포괄적 평가와 달리 기분증상이 포함되어 총 5개 항목으로 구성되었다. 각 항목은 7단계의 리커트 척도로 체크한다.

- 전구증후군은 단기 간헐성 정신병 증후군Brief Intermittent Psychotic Syndrome(BIPS), 약한 양성증상 전구증후군Attenuated Positive Prodromal Syndrome(APPS), 유전적 위험 및 기능저하 증후군Genetic Risk and Deterioration and Syndrome(GRDS)으로 분류한다.
- 단기 간헐성 정신병 증후군은 간헐적으로 명백한 정신병적 증상이 지난 3개월 동안에 시작되어 적어도 한 달에 한 번의 빈도로, 적어도 하루에 수분 이상 그러나 일주일에 평균 4일 빈도 이하로 지속되어야 한다.
- 약한 양성증상 전구증후군은 양성증상 P1~P5가 약한 정신병적 수준으로 지난 한 달 동안 적어도 일주일에 한 번의 빈도로(상한선은 없음) 있는 경우이다. 동시에 약한 양성증상이 지난 1년 안에 시작되었거나 현재의 점수가 12개월 전보다 최소한 1점 더 높게 평가되어야 한다. 약한 양성증상은 사고장애의 경우 반박하는 증거나 의견에 회의를 갖거나 새로운 시각을 가질 수 있어야 하며 지각이상은 왜곡이나 착각뿐 아니라 진성 환각이라 할지라도 회의를 품을 수 있으면 포함된다.
- 유전적 위험 및 기능저하 증후군은 조현병 스펙트럼 장애의 유전적 위험과 최근의 기능저하가 병존하는 것으로 정의된다. 개인의 일차 친족 중에 어떤 정동성 또는 비정동성 정신병적 장애가 있거나/또는 환자가 조현형 인격장애의 진단 기준에 해당하는 경우 유전적 위험이 있다는 기준에 부합하며 기능저하는 지난 한 달간을 12개월 전과 비교하여 전반적 기능 평가Global Assessment of Functioning(GAF) 점수가 30% 이상 감소한 것으로 정의된다.
- 정신증 역치는 분명한 정신병적 증상이 최소한 일주일에 평균 4일의 빈도로 하루 한 시간 이상씩 한 달 넘게 지속되거나 증상으로 인해 심각하게 와해되었거나 위험할 때 진단할 수 있다.

전구증후군에 대한 구조화 면담

I. **과거의 정신병:** 첫 선별 면담에서 과거의 정신병을 확인할 수 없었다면, 인구학적 요약과 개관(4쪽)에서 묻고 기록한다.

현재의 정신병: 정신병은 양성증상만으로 정의한다. 현재의 정신병을 진단하기 위해 환자에게 5가지 양성증상 항목(이상한 사고내용/망상, 의심, 과대성, 지각이상/환각 및 와해된 말)에 대해 질문하고 평가한다.

정신병 증후군은 다음과 같이 정의한다: A와 B가 있어야 한다.

(A) 정신병 수준(6점)에 해당하는 다음과 같은 양성증상
- 망상적 확신을 갖는 이상한 사고내용, 의심/피해, 또는 과대성
  그리고/또는
- 환각에 해당하는 지각이상
  그리고/또는
- 이해할 수 없는 말

(B) 기준 A의 증상 중 어느 것 하나라도 빈도와 지속기간을 충족하거나 위급함
- 기준 A의 증상 중 적어도 하나 이상이 최소한 일주일에 평균 4일의 빈도로 하루 한 시간 이상씩, 한 달 넘게 지속됨
  또는
- 증상으로 인해 심각하게 와해되었거나 위험함

이들 증상은 전구증상 척도 The Scale of Prodromal Symptoms(SOPS), 척도 P1~P5에서 각각 평가된다. 전구증상 척도는 대체로 정신병적 범위에 들지 않는 양성증상을 평가한다. 하지만 SOPS에서 6점('심하고 정신병적임')이면 위의 기준 A에 부합된다. 그렇지만 정신병 증후군에 해당하는지 여부를 결정하기 위해서는 기준 A 증상의 빈도와 위급 정도도 감안해야 한다. 만약 기준 B에 부합하면, 정신병 증후군으로 정의된다.

평가자 지침

- 각 항목에 대해 '질문'을 할 때, 번호가 붙어 있는 질문은 빠짐 없이 모두 해야 한다. 진한 활자체가 아닌 질문은 임의로 선택할 수 있는데, 질문에 '예'라는 대답을 할 때 명확히 하거나 자세히 조사하는 데 도움이 된다.
- 각 '전구기증상'은 SOPS를 사용하여 기술하고 평가한다. SOPS는 양성증상을 평가하는지 아니면 음성/와해/일반 증상을 평가하는지에 따라 두 가지 척도로 나뉜다.
- 양성증상이 SOPS의 0(없음)부터 6(심하고 정신병적임)의 단계 중 어디에 해당하는지는 다음을 참조한다.

양성증상 SOPS

0	1	2	3	4	5	6
없음	의심스러운 수준	가벼운 수준	중간 수준	상당한 수준	심하지만 정신병적이지 않은 수준	심하고 정신병적임

- 음성/와해/일반 증상이 SOPS의 0(없음)부터 6(매우 심한 수준)의 단계 중 어디에 해당하는지는 다음을 참조한다.

음성/와해/일반 증상 SOPS

0	1	2	3	4	5	6
없음	의심스러운 수준	가벼운 수준	중간 수준	상당한 수준	심한 수준	매우 심한 수준

- 기준점은 관찰된 각 증상의 징후에 대한 지침과 예를 제공하기 위한 것이다. 어떤 점수로 평가할 때 해당 기준점의 모든 기준을 만족시킬 필요는 없다. 평가는 관찰과 보고를 토대로 한다.

추가 질문: 어떤 것이든 질문에 '예'라고 대답하면, 좀 더 자세한 정보를 얻기 위해 다음과 같은 추가 질문을 해야 한다.

- 발생시기–지속기간–빈도
- 고통의 정도: 당신에겐 그런 경험이 어떻습니까? (그것 때문에 괴롭습니까?)
- 생활에 지장을 주는 정도: 이런 경험에 따라 행동한 적이 있습니까? 이것 때문에 이전과 달리 행동한 적이 있습니까?
- 확신의 정도/의미: 이런 경험을 어떻게 설명할 수 있습니까? 단지 자신의 마음속에서 일어나는 것일 뿐이라고 생각합니까? 아니면 사실이라고 생각합니까?

환자 번호		날짜		면담자 코드	

SIPS 요약기록지

양성증상 척도

0	1	2	3	4	5	6
없음	의심스러운 수준	가벼운 수준	중간 수준	상당한 수준	심하지만 정신병적이지 않은 수준	심하고 정신병적임

양성증상

P1. 이상한 사고내용/망상적 사고 (P.11)	0	1	2	3	4	5	6
P2. 의심/피해 사고 (P.12)	0	1	2	3	4	5	6
P3. 과대성 (P.13)	0	1	2	3	4	5	6
P4. 지각이상/환각 (P.16)	0	1	2	3	4	5	6
P5. 와해된 의사소통 (P.17)	0	1	2	3	4	5	6

음성/와해/일반증상 척도

0	1	2	3	4	5	6
없음	의심스러운 수준	가벼운 수준	중간 수준	상당한 수준	심한 수준	매우 심한 수준

음성증상

N1. 사회적 무쾌감 또는 위축 (P.23)	0	1	2	3	4	5	6
N2. 무의욕 (P.24)	0	1	2	3	4	5	6
N3. 감정 표현의 감소 (P.25)	0	1	2	3	4	5	6
N4. 감정과 자신에 대한 주관적 느낌의 감소 (P.26)	0	1	2	3	4	5	6
N5. 관념화 능력의 감소(이해와 추상적 사고) (P.27)	0	1	2	3	4	5	6
N6. 역할 기능의 저하 (P.28)	0	1	2	3	4	5	6

와해증상

D1. 기이한 행동 혹은 외모 (P.29)	0	1	2	3	4	5	6
D2. 기괴한 사고 (P.30)	0	1	2	3	4	5	6
D3. 정신집중과 주의력 장해 (P.31)	0	1	2	3	4	5	6
D4. 개인 위생 및 사회적 관심의 장해 (P.32)	0	1	2	3	4	5	6

일반증상

G1. 수면 장해 (P.33)	0	1	2	3	4	5	6
G2. 불쾌한 기분 (P.34)	0	1	2	3	4	5	6
G3. 운동 장해 (P.35)	0	1	2	3	4	5	6
G4. 일상적 스트레스에 대한 내성저하 (P.36)	0	1	2	3	4	5	6

분열형 인격장애 (P.18): 예 _____ 아니오 _____

정신병의 가족력 (P.19): 예 _____ 아니오 _____

GAF (P.20～22): 현재 _____ 지난 일 년간 최고점수 _____

환자 번호		날짜		면담자 코드	

SIPS 증후군 진단 기준 요약

I. 현재와 과거의 정신병을 진단하여 제외한다: 정신병 증후군의 존재**(POPS 3.0)**

정신병 증후군		예	아니오
A	SOPS의 척도 P1~P5 중 6점인 것이 하나라도 있습니까?		
B	만약 기준 A에서 '예'라면, 지난 3개월 동안만 증상이 있었습니까?		
C	만약 기준 A와 B에서 '예'라면, 증상이 심하게 와해되었거나 위험합니까?		
D	만약 기준 A와 B에서 '예'라면, 증상이 일주일에 평균 4일의 빈도로 적어도 하루 한 시간 이상씩, 한 달 넘게 지속되었습니까?		

아래 조건들이 충족된다면

1. 기준 A가 '예'이고 기준 B가 '아니오'라면, 과거의 정신병 기준에 부합된다.
2. 기준 A, B 및 C가 모두 '예'라면, 현재의 정신병 기준에 부합된다.
3. 기준 A, B 및 D가 모두 '예'라면, 현재의 정신병 기준에 부합된다.

II. 전구증후군의 진단: 전구증후군의 기준**(COPS 3.0)**

A. 단기 간헐성 정신병증상 전구증후군		예	아니오
1	SOPS 의 척도 P1~P5 중 6점인 것이 하나라도 있습니까?		
2	1번에서 '예'라면, 증상이 지난 3개월 안에 시작되었습니까?		
3	1과 2번에서 '예'라면, 증상이 현재 적어도 한 달에 한 번 빈도로, 하루에 적어도 수분간 지속되고 있습니까?		

만약 1, 2, 3의 질문에 모두 '예'라고 답한 경우, 최초로 기준이 충족된 날짜를 쓰시오.
(월/일/년): ____________________

B. 약한 양성증상 전구증후군		예	아니오
1	SOPS의 척도 P1~P5 중 3~5점인 것이 하나라도 있습니까?		
2	1번에서 '예'라면, 어떤 증상이든 지난 일 년 내에 시작되었거나 또는 12개월 전과 비교하여 현재 최소한 1점이 높아졌습니까?		
3	1과 2번에서 '예'라면, 증상이 지난 한 달 동안 일주일에 평균 한 번 이상의 빈도로 일어났습니까?		

만약 1, 2, 3의 질문에 모두 '예'라고 답한 경우, 최초로 기준이 충족된 날짜를 쓰시오.
(월/일/년): ____________________

C. 유전적 위험 및 기능저하 증후군		예	아니오
1	분열형 인격장애 진단 기준에 부합된다.		
2	정신병이 있는 일차 친족이 있다.		
3	12개월 전과 비교해 지난 한 달 동안의 GAF 점수가 30% 이상 감소하였다.		

아래의 조건 중 어떤 것이라도 충족한다면

1. 1과 3
2. 2와 3
3. 1, 2, 3

최초로 기준이 충족된 날짜를 쓰시오. (월/일/년): ____________________

'예' 또는 '아니오'에 표시하시오.

_____ 예 _____ 아니오 정신병 증후군

_____ 예 _____ 아니오 단기 간헐성 정신병증상 전구증후군

_____ 예 _____ 아니오 약한 양성증상 전구증후군

_____ 예 _____ 아니오 유전적 위험 및 기능저하 전구증후군

3) CAARMS 도구와 SIPS 도구의 비교

두 가지 도구의 가장 결정적 차이는 약한 정신병적 증상으로 간주될 수 있는 최소한의 기준이다. 이 기준은 위험정신상태의 포괄적 평가CAARMS 도구에서는 증상이 1시간 이하일 때 **주 3~6회 이상**이고 증상이 1시간 이상일 때는 월 1회 이상이다. 반면에 전구증후군을 위한 구조화된 면담SIPS 도구에서는 지난달에 평균 **주 1회 이상**으로 되어 있다. 약한 정신병적 증상은 한 번 나타날 때 1시간 이상씩 지속되는 경우가 드물다고 가정하면, 미국 기준이 훨씬 넓기 때문에 호주에 비해 많은 사람들이 위험군으로 평가될 수 있다.

또한 정신증 역치 기준도 다르다. CAARMS 도구에서는 증상이 **1시간 이하일 때 매일** 그리고 증상이 **1시간 이상일 때는 주 3~6회 이상**일 때이다. 반면에 SIPS 도구에서는 망상, 환각, 와해증상 중 적어도 하나 이상이 적어도 하루에 **1시간 이상씩**, 최소한 일주일에 **평균 4일의 빈도**로 한 달 넘게 발생하였을 때나 심각하게 와해되거나 위험한 증상이 있을 때이다. 증상이 1시간 이상 나타날 때를 기준으로 비교하면 두 도구가 비슷한 측면이 있지만 증상이 1시간 이하인 경우는 호주 기준이 높은 것이 된다. 전체적인 아형의 분류에서, CAARMS 도구에서는 비록 정신병 수준의 증상이지만 빈도가 일

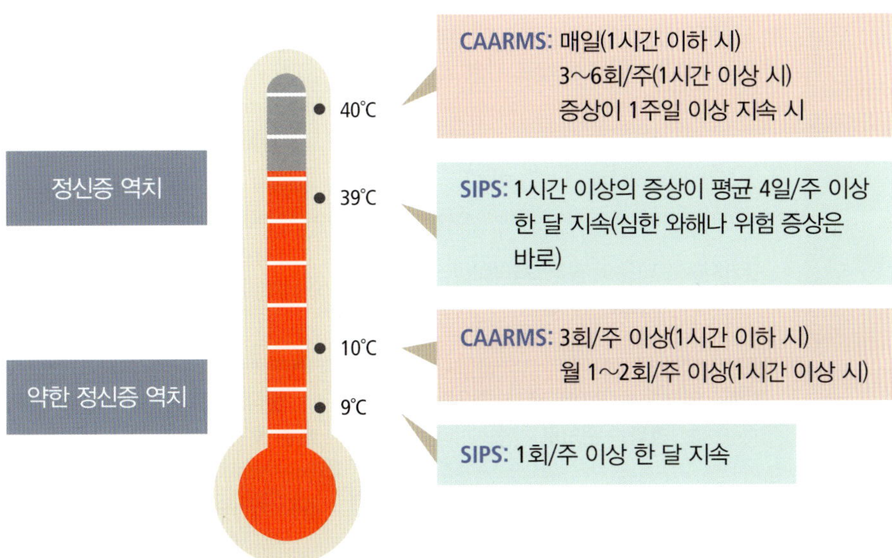

그림 5.1 CAARMS와 SIPS의 정신증 및 약한 정신증 역치 기준 비교

정 기준 이하로 적게 나타나면 역치하 횟수를 보이는 약한 정신증군으로 분류하지만 SIPS 도구에서는 단기 간헐성 정신병 증후군으로 분류한다.

역치하 횟수의 약한 정신증군의 상한 기준은 정신병적 증상이 1시간 이하일 때는 주 **3~6회일 때**이고 1시간 이상일 때는 월 1회에서 주 2회까지다. 반면에 단기 간헐성 정신병 증후군에서는 정신병적 수준의 증상이 지난 3개월 동안에 시작되어 적어도 월 1회 빈도로, 적어도 하루에 수분 이상 지속해야 한다. 즉, 1시간 이하의 증상을 빈도로만 정리하면, 정신병적 수준의 증상이라 할지라도 월 1회에서 주 3~6회까지 모두 정신증 고위험자에 해당된다(그림 5.1).

마지막으로, CAARMS 도구에서는 증상을 전체적으로 판단하는 기준이 1주이며 양성증상에 사고내용, 지각이상, 와해언어 3가지만을 포함하고 강렬해지거나 무디어진 지각을 경도로 평가한다. 반면에 SIPS 도구에서는 증상을 전체적으로 판단하는 기준이

	CAARMS(1주 기준)	SIPS(한 달 기준)
약한 정신증	역치하 정도: 주 3회 이상(1시간 이하 시) 역치하 횟수: 3~6회/주(1시간 이하 시)	역치하 정도로만 국한 지난 한 달에 평균 적어도 1회/주 이상
단기(제한적) 간헐성 정신증	3~6회/주(기간이 1시간 이상) 또는 매일(기간이 1시간 이하) 1주 내로 자연 회복	지난 3개월 동안 적어도 한 달에 한 번, 적어도 하루에 수분 이상
정신증 역치	3~6회/주(기간이 1시간 이상) 또는 매일(기간이 1시간 이하)	하루 1시간 이상, 평균 4일/주, 한 달 넘게
양성증상	3가지(사고내용의 장애, 지각이상, 와해된 언어)	5가지(이상한 사고내용/망상적 사고, 의심/피해 사고, 과대성, 지각이상/환각, 와해된 의사소통)
심한 정도	경험을 의심할 수 있어도 진성 환각은 정신병적 수준으로 간주	진성 환각이라 할지라도 회의를 품을 수 있으면 약한 정신증으로 간주
빈도/기간	증상을 1시간 이상과 이하로 나눔	증상 기간을 1시간 전후로 나누지 않음 (정신증 역치는 제외)

그림 5.2 CAARMS와 SIPS의 기준 비교

한 달이며 양성증상으로 이상한 사고내용/망상적 사고, 의심/피해사고, 과대사고, 지각 이상/환각, 와해된 의사소통 5가지를 포함한다(그림 5.2). 이와 같이 두 가지 도구는 세부 내용에 있어 차이가 있지만 고위험군을 확인하는 데 있어서 전체적인 의견 일치도는 85%로 높다.

4) 기타 도구

(1) 성인용 조현병 성향 도구(SPI-A)

1980년대 독일에서는 정신증을 가진 개인이 병전 경험할 수 있는 초기 증상을 '기본 증상basic symptoms'이라고 지칭하여 평가할 수 있도록 기본 증상 평가를 위한 본 척도Bonn Scale for the Assessment of Basic Symptoms(BSABS)를 고안하였다. 성인용 조현병 성향 도구Schizophrenia Proneness Instrument, Adult version(SPI-A)는 이 도구를 근간으로 발전된 도구이다. 성인용 조현병 성향 도구는 본 척도에서 평가하던 수많은 항목을 범주화하여 구분하였고 이 범주들의 심각도를 조합하여 평가하도록 되어 있다.

SPI-A는 널리 사용되는 CAARMS나 SIPS과 비교하여 상대적으로 좀 더 이른 시기의 감각적 변화와 인지적 변화를 평가하는 데 초점이 맞춰져 있다. 인지적 변화에는 어떤 것에 대한 기억을 순간 또는 잠시 동안 유지하는 것의 어려움, 생각이 느려짐, 생각의 힘 또는 목표지향적 사고의 부족, 주의를 분산시키는 것의 어려움, 갑자기 관련 없는 생각이 끼어들어 사고의 흐름이 방해되는 것 등이 있다. 감각적 변화에는 신체적으로 이상한 마비감과 뻣뻣함, 신체의 이인감, 특정 부위의 신체에서 이상한 통증, 몸에 전류가 흐르는 느낌 등이 포함된다. 소아와 청년용 도구가 따로 있으며 그것의 실용성 및 변별 타당도가 확인되었다.

(2) 정신증의 바젤 선별 도구(BSIP)

정신증의 바젤 선별 도구The Basel Screening Instrument for Psychosis(BSIP)는 스위스에서 개발된 도구로 다음의 6가지 영역을 다루는 항목으로 구성되었다. 즉 사회적 및 신체적 발달과 가족, 징후와 증상, 취약성, 도움 요청 행동, 질병에 대한 병식, 면담의 평가이다.

2. DSM-5의 약화된 정신병 증후군의 진단

약화된 정신병 증후군Attenuated Psychosis Syndrome(APS)은 정신증 고위험군에 대한 일련의 연구 결과 DSM-5에 새롭게 제시된 진단이다. 정신증 고위험군은 조현병을 예방하는 측면에 초점이 있는 반면, 약화된 정신병 증후군은 병적 상태로 치료의 대상으로 보는 데 초점이 있다. DSM-5에서 제시한 기준은 다음과 같다.

- 망상, 환각 혹은 와해된 언어 증상이 비교적 온전한 현실 감각이 있는 약한 형태로 존재하며, 증상은 심각도나 빈도가 임상적 관심의 대상이 되기에 충분해야 한다(기준 A).
- 이 증상은 지난 한 달 동안 일주일에 최소한 1회 이상 있어야만 한다(기준 B).
- 지난 1년 동안 시작되거나 혹은 악화되어야만 한다(기준 C).
- 증상은 임상적 관심의 대상이 되기에 충분할 정도로 고통스럽고 기능 손상을 유발한다(기준 D).
- 증상이 정신병적 양상을 동반한 다른 우울장애 혹은 양극성장애를 포함하는 정신장애에 의해 더 잘 설명되는 경우이거나, 물질 혹은 다른 의학적 상태의 생리적 효과로 인한 경우는 배제된다(기준 E).
- 정신병적 장애의 임상적 기준을 충족한 적이 없다(기준 F).

결론

정신증 고위험군을 평가하고 진단 내릴 수 있는 도구와 DSM-5의 진단 기준을 살펴보았다. 세부 기준이 다소 차이가 있으나 공통적으로 흐르는 요점을 정리하면 다음과 같다. 첫째, 증상이 있을 때 그 증상이 발생하는 상황에 대한 개연성과 증상의 확신도 및 확산도에 대한 정확한 평가가 중요하다. 청소년기나 성인기 초기에 나타나는 관계사고는 대개 실제 겪는 마음의 상처나 사회적 관계의 어려움, 따돌림이나 소외감 등과 관련이 있기 때문에 개연성을 잘 파악하려는 노력이 있어야 한다.

특히 확신도는 자신의 증상을 의심할 수 있는 능력을 보는 것으로 현실감의 유지 정도에 따라 약화된 정신병 증상이 되기도 하고 정신병적 수준의 증상이 되기도 하므로 정밀하게 평가해야 한다. 확신도를 정확하게 평가하기 위해서는 환자가 호소하는 증상에 대해 "얼마나 믿나요?", "100%인 것 같나요?", "아닐 수도 있다고 생각하세요?" 등의 질문으로 의심할 수 있는 현실 검증력이 있는지 알아봐야 한다. 그리고 "만약 그게 사실이 아니면 어떻게 되죠?"와 같이 가볍게 반박하는 질문을 던져봐야 얼마나 사고가 고착되고 강한지를 가늠할 수 있다. 또한 확신도는 평가 당시의 상태나 기분에 따라 답이 다르게 나올 수 있으므로 조심스럽게 여러 차례 물어서 종합적으로 판단해야 한다.

확산도는 관계사고를 평가할 때 매우 중요한 개념인데, 학생들의 경우 친구들이 자신에 대한 이야기나 험담을 한다고 호소할 때 자신과 친하지 않은 애들이 떠들 때만 그런 생각이 드는지, 아니면 학교뿐 아니라 길거리에서도 느끼는지, 만약 그렇다면 길거리에서 학생들이 수군거리는 경우에만 그러는지 아니면 어른들이 수군거릴 때도 그러는지 등에 대해 추가 질문을 하여 확산도 정도를 잘 평가해야 한다.

둘째, 빈도 평가의 중요성이다. 약화된 정신병 증상이냐 아니면 임상적으로 중요한 의미가 없는 증상이냐 또는 정신병적 증상에 이미 해당하느냐를 결정하는 중요한 요인 중 하나가 증상이 나타나는 '빈도'이다. 그런데 이 빈도에 대한 기준이 호주와 미국에서 다르기 때문에 사용자로서는 매우 어려울 수밖에 없다. 그림 5.1과 5.2의 비교에서 중간적인 입장을 취한다면, 정상 범주를 벗어나 약화된 정신병 증상이 되는 기준은 주 3회 이상(증상 기간이 1시간 이하일 때) 그리고 확신성이 있는 정신병적 수준의 증상을 정신증으로 보는 역치 기준은 3~6회/주 이상(증상 기간이 1시간 이상일 때)으로 정리할 수 있다.

셋째, 세부 기준이 다를지라도, 대표적 중증정신질환인 조현병을 예방할 수 있고 정신병적 증상이 생겼을 때 가장 초기에 집중치료를 받을 수 있는 대상자를 진단하는 것에 대한 중요성은 공유하고 있다.

참고문헌

- Association AP. Diagnostic and Statistical Manual of Mental Disorders. 5th ed. DSM-5®: American Psychiatric Association; 2013.
- Fusar-Poli P, Cappucciati M, Rutigliano G, Lee TY, Beverly Q, Bonoli I, Lelli J, Kaar SJ, Gago

E, Rocchetti M, Patel R, Bhavsar V, Tognin S, Badger S, Calem M, Lim Km Kwon JS, Perez J. McGoure P. Towards a standard psychometric diagnostic interview for subjects at ultra high risk of psychosis: CAARMS versus SIPS. Psychiatry J;2016:7146341.

- Fux L, Walger P, Schimmelmann BG, Schultze-Lutter F. The Schizophrenia Proneness Instrument, Child and Youth version (SPI-CY): practicability and discriminative validity. Schizophr Res 2014;146(1-3):69-78.
- Jung MH, Jang JH, Kang D-H, Choi J-S, Shin NY, Kim HS, et al. The reliability and validity of the Korean version of the structured interview for prodromal syndrome. Psychiatry Investig 2010;7(4):257-263.
- Miller TJ, McGlashan TH, Rosen JL, Cadenhead K, Cannon T, Ventura J, et al. Prodromal assessment with the structured interview for prodromal syndromes and the scale of prodromal symptoms: predictive validity, interrater reliability, and training to reliability. Schizophr Bull 2003;29(4):703-715.
- Riecher-Rössler A, Aston J, Ventura J, Merlo M, Borgwardt S, Gschwandtner U, Stieglitz RD. The Basel Screening Instrument for Psychosis (BSIP): development, structure, reliability and validity. Fortschr Neurol Psychiatr 2008, 76(4):207-16
- Schultze-Lutter F, Marshall M, Koch E. Schizophrenia Proneness Instrument: child and youth version, Extended English Translation (SPI-CY EET). Rome: Giovanni Fiorito; 2012.
- Yung AR, Yung AR, Pan Yuen H, Mcgorry PD, Phillips LJ, Kelly D, et al. Mapping the onset of psychosis: the comprehensive assessment of at-risk mental states. Aust N Z J Psychiatry 2005;39(11-12):964-971.

CHAPTER 06

정신증 고위험군의 인구학적 특성

Demographic Characteristics of Clinical High Risk

김세현_ 서울대학교병원 정신건강의학과

서론

정신증 고위험군의 임상적 함의의 기본 요건은 조현병 스펙트럼 질환의 전구단계인 질병의 조기 단계에서 위험군을 유용하게 선별하여 장기적인 질병 경과를 개선하고자 하는 것이다. 즉, 정신증의 조기 선별과 조기 중재가 그 중심 주제이다. 이런 의미에서 정신증 고위험군의 사회인구학적 특성을 탐색하는 것은 일반 사회 인구 집단에서 선택과 집중을 위한 대상군을 선별해 내는 데 중요한 방법론이다. 한정된 사회경제적 자원의 투자를 통한 고위험군의 효율적 선별 및 중재 대상의 집중화는 정신증 예방의 기본 요건이 되므로, 사회인구학적 특징을 이해하는 것은 매우 중요하다.

조현병 스펙트럼 질환의 발병 기전에 대해서는 아직 확립된 바가 없다. 유전적 위험성의 경우, 다형성을 기반으로 한 흔한 유전변이의 복합적 작용으로부터 돌연변이에 기반한 높은 유효성의 무작위적 변이에 이르기까지 그 다양성이 상당하며, 유전형 단독으로 정신증의 발병 위험성을 예측하기에는 난점이 있다. 또한 아직 유전적 위험성을 예방적 중재의 대상으로 삼기에는 이와 같은 다양성 외에도 유전생물학이 미치지 못하고 있다.

다른 한편에선, 정신증 고위험군의 위험 요인으로서 유전적 위험성보다 탐색과 중재가 가능한 환경적 요인의 중요성이 더 부각되기도 하였다. 일례로, 정신증 고위험군의 주요 부분의 하나인 유전적 위험 및 기능저하 증후군Genetic Risk and Deterioration Syndrome(GRDS)에서 정신증 발병 위험률은 선별과 예방의 표적으로 삼기에 높지 않았으며, 결국 환경적 위험 요인의 트리거에 의하여 약화된 정신병 증후군Attenuated Psychosis Syndrome(APS) 또는 단기 제한적 간헐성 정신병적 증상군Brief Limited Intermittent Psychotic Symptoms(BLIPS)으로 포함되는 경우 선별과 중재의 의의를 지니는 것으로 고찰되기도 하였다.

이로 인해 GRDS의 임상적 의의에 대한 고민이 부각되었다. 현대 유전생화학의 발달은 정신증의 유전학적 기반에 대한 신경생물학적 확장적 이해의 기폭제가 되었으며, 항정신병약물의 발달과 함께 생물학적 토대를 마련하였다. 그러나, 다른 한편 유전적 영향성의 주요 부분에 대한 이해가 증진되면서 동시에 정신증 조기 중재의 유용성에 대한 회의적 시선이 증가하는 영향 또한 있었다. 최근 유전적 영향에 대한 연구에서는 유전자 단일로서가 아니라 다양한 환경적 요인과의 상호작용을 통해 정신증의 발병을 이해하고자 하는 시도가 늘고 있다.

정신증 고위험군의 인구사회학적 특성에 대한 연구와 함께, 정신증 발병의 종적 경과에서 트리거 역할을 하는 첫째, 둘째, 그 이상의 위험 요인에 대한 이해가 높아지면서 발병의 종적 진행에 대한 이해도 깊어지고 있다. 출생, 유아기의 가족, 사회경제적 환경, 거주 지역, 이민 등의 다양한 인구사회학적 요인에 대한 이해의 증진을 통해 적절한 수준의 자극과 평균적 정상 범위 내의 돌봄과 양육의 중요성이 부각되고 있다. 즉, 정신증 고위험군의 인구사회학적 특성에 대한 연구는 유전적 영향에 기반한 임상가의 회의적 시선에서 사회환경적으로 긍정적 영향을 줄 수 있는 중재 가능한 요인 발굴의 기반이 되고 있다. 이는 중재하기 어려운 이미 결정된 유전적 요인을 넘어선 사회환경적 요인으로서 중재의 주요 표적이라는 의의를 지닌다.

정신증 고위험군의 인구사회학적 특성이 보여 주는 환경적 위험 요인은 기존의 조현병 스펙트럼 질환의 인구사회학적 특징과 공통점이 많다. 그러나 고위험군에 집중한 탐색은 더 세밀한 특성들을 보여 주며, 질병의 조기 발현 단계에서 중재 가능한 환경적 요인에 대한 더 많은 힌트를 준다. 이 장에서는 정신증 고위험군의 인구사회학적 특징을 살펴보고자 한다.

1. 연령 및 성별

정신증 고위험군의 인구학적 특성의 첫째 주요 특징은 연령이다. 정의된 정신증 고위험군 증상의 호발 연령은 소아기 후기에서 청소년기에 이르는 10대 중후반이다. 이 시기는 뇌신경발달적으로 '민감기sensitive period'로 다양한 사회환경적 요인에 대한 취약성이 높은 시기이다. 소아기에서 성인기 도입까지의 이행 과정에서 물리적, 심리적, 감정적, 성적 트라우마에 노출될 위험성이 높으며, 정신증의 주요 위험 요인으로 알려져 있는 다양한 정신계 작용 약물의 노출 가능성 또한 높다. 즉, 신경발달학적으로나 사회환경적으로나 모두 취약한 시기로 그 중요도가 높다.

정신증 발병에 있어서 남성의 호발에 대하여 알려진 것과 마찬가지로, 고위험군에서도 남성의 유병률이 더 높다. 메타분석에 의하면, 정신증 고위험군에서 남성의 여성 대비 교차비는 1.38 정도로 보고되기도 하였다. 정신증 발병과 관련하여 남성에서 더 높은 비율의 음성증상, 인지증상, 정신계 작용 약물 사용, 폭력성 등이 알려진 바와 마찬가지로, 고위험군에서도 유사한 특징들이 보고되기도 하였다. 고위험군 대상자 남성에서 더 높은 비율의 음성증상과 대마 사용, 여성에서 더 높은 비율의 일반 정신병리, 정동 및 불안 증상 등이 시사되기도 하였으나, 정신증 발병 단계에서의 차이에 비해 현저하지 않았다. 남성은 고위험군에서 정신증으로의 이행에도 위험 요인으로 작용하는 것으로 알려져 있다.

2. 사회경제적 상태, 교육 및 취업 상태

정신증 고위험군은 낮은 사회경제적 상태socioeconomic status에서 발생 확률이 더 높은 것으로 알려져 있다. 다양한 방식으로 사회경제적 계층class을 나누어 분석한 여러 결과에서 낮은 사회경제적 상태와의 관련성이 보고되었다. 정신증 고위험군과 정신증 발병에서 모두 낮은 사회경제적 상태는 위험 요인의 하나로 알려져 있다. 진단을 떠나 정신병적 증상 경험Psychotic Experience(PE) 역시 사회경제적 상태와 관련성이 있어 낮은 계층에서 더 높은 PE를 보인다. 국내 보고에 따르면, 낮은 사회경제적 상태는 정신증 고위험군에서 증상 호전에 부정적 영향을 주는 것으로 알려지기도 하였다.

개인이 처한 사회경제적 상태는 다양한 요인의 복합적 작용으로 결정된다. 따라서 사회경제적 상태와 정신질환의 관련성은 다각적 함의를 지니게 된다. 사회경제적 상태는 발달, 영양 상태, 교육, 환경적 안정성 등과 밀접하게 관련된다. 부모의 사회경제적 상태가 영유아기의 뇌신경계 발달에 큰 영향을 주며, 뇌영상 소견을 통해서도 정상적 뇌신경계 발달과 부모의 사회경제적 상태는 양의 상관관계가 있는 것으로 알려져 있다.

더 낮은 교육 연한 역시 정신증 고위험군 위험 요인으로, 이는 사회경제적 상태와 관련성이 높다. 취업 상태 역시 정신증 고위험군에서 정신증 발병으로의 이행에 영향을 주어, 취업 상태에 있는 경우는 정신증 이행의 보호 요인으로 알려져 있다.

3. 정신작용 물질 사용

마약류, 흡연, 대마, 알코올 사용 등은 정신증 발병에 위험 요인으로 작용함이 알려져 있다. 이런 약물은 뇌내 신경전달물질 체계에 영향을 주고 다시 지각, 사고, 감정 영역 등에 영향을 주어 기존에 정신증 발병의 취약성을 지닌 개인에게 질병을 유발할 수 있는 트리거로 작용하는 것으로 알려졌다. 이에 정신작용 물질의 임상적, 사회적 의의에 대한 많은 연구가 이어지고 있다.

정신증 고위험군에서 해당 약물의 사용이 고위험군 증상을 유발하는지는 명확하지 않지만, 담배 흡연의 비율은 더 높은 것으로 확인되었다. 그러나 대마, 코카인, 암페타민, 바비튜레이트류, 오피에이트, 환각제, 엑스터시의 경우, 고위험군에서 그 사용 비율이 더 높지 않으며, 고위험군 증상 유발제로 작용하는지 여부는 아직 명확하지 않다. 알코올 섭취의 경우, 정신증 고위험군에서 오히려 적은 것으로 알려졌다. 즉, 담배 흡연 외의 물질 사용에 대해서는 더 높은 위험성이 알려지지 않았다.

정신증 고위험군으로 정의된 그룹이 정신증 발병의 전체를 포함할 수는 없다. 정신작용 약물은 오히려 고위험군으로 정의된 그룹이 아닌 아직 전구증상이 명확하지 않은 대상에서 트리거 작용을 할 수도 있다. 정신증 고위험군과 그렇지 않은 군에서의 정신작용 약물의 사용에 따른 정신증 발병 양상 및 위험도를 비교해 볼 수 있다면, 해당 가설의 검증이 가능할 것이다. 그러므로 정신증 고위험군에서의 정신작용 약물 사용에 따른 위험도에 대한 검증부터 선결해야 할 것이다.

정신증 전환에 있어서 정신작용 약물의 영향을 배제한 자연적 경과의 연구를 위해서는 국가에 따른 약물 사용 빈도를 이용해 볼 수 있을 것이다. 대마 사용의 경우, 미주 또는 유럽 국가에서 10% 이상의 사용률을 보이는 것에 비해, 대한민국, 홍콩, 일본, 싱가포르 등의 동아시와 남아시아 국가에서는 0.5% 이하의 사용률을 보이는 것으로 알려져 있다. 따라서 특히 우리나라를 포함한 아시아 국가에서 대마의 영향과 분리된 정신증 전환의 기전을 보는 장점이 있을 수 있다. 이와 같은 차이를 이용한 국제 협력 연구를 수행할 수도 있을 것이다.

4. 임신 및 출산 단계

임신 및 출산 단계에서의 문제는 뇌신경계 초기 단계에 주요한 영향을 주어 향후 신경발달적 민감 단계인 청소년기에서 정신증 발병의 초기 조건으로 작용하는 것으로 시사되어 왔다. 정신증 고위험군에서도 역시 임신 및 출산 단계에서의 조건이 위험 요인으로 분석되었다. 조현병 스펙트럼 질환인 정신증 발병에 있어서 임산부의 약물 사용, 알코올 사용, 흡연, 37주 이내의 조산 등은 모두 발병의 위험 요인으로 알려져 있다. 또한 출산 시 2500g 이하의 저체중아 출산, 비정상 태아 위치, 저산소증 관련 요인, 인큐베이터 거주 등도 정신증 발병의 위험성으로 알려져 왔다.

그러나 아직 정신증 고위험군의 요인으로 이 요인들이 미치는 영향에 대한 연구는 부족한 실정이다. 다만 특정할 수 없는 출산 시 합병증을 합하였을 때 정신증 고위험군 위험 요인으로 작용하는 것으로 최근 메타분석에서 밝혀졌다. 아직 연구가 부족할 뿐이므로 정신증 발병 위험 요인으로뿐 아니라 정신증 고위험군의 위험 요인으로 임신 및 출산 단계에서의 영향을 배제하기는 어려울 것으로 예상된다.

5. 트라우마

소아기 트라우마가 뇌신경계 발달에 미치는 부적 영향은 잘 알려져 있으며, 이는 다양한 정신질환의 확실한 위험 요인의 하나로 작용한다. 정신증 고위험군에서도 역시 소아기의 다양한 트라우마가 위험 요인으로 작용하는 것으로 알려졌다. 최근 메타분석에서는 다양한 소아기 트라우마의 합으로서 정신증 고위험군 증상 발현의 교차비가 5.94로 보고되기도 하였다. 그 밖에 정서적 학대 및 방임, 육체적 방임, 왕따 경험, 성적 학대 등이 정신증 고위험군에서도 위험 요인으로 알려져 있다. 또한 고위험군에서 정신증 발병의 위험 요인으로도 이와 같은 다양한 트라우마가 작용하는 것으로 보고되었다.

6. 도시 거주

도시 거주urbanicity는 정신증 및 고위험군 모두에서 반복적으로 위험 요인으로 보고되며 주목을 받아 왔다. 유럽을 중심으로 한 도시 및 시골rural 거주의 비교 분석에서 도시 거주의 경우 고위험군 및 정신증 모두가 더 높은 비율을 보이는 것이 확인되었다. 특히 인구 밀도가 높은 도시 지역에서 위험이 더 높았다. 도시 출생, 도시에서 성장, 현재 도시 거주 중인 상태 모두가 위험성이 있는 것으로 보고되기도 하였다. 도시에서 생활하는 경우 중에도 낮은 사회적 응집력cohesion, 높은 수준의 사회적 관계 결핍deprivation, 낮은 수입, 취업 및 교육 상태, 사회적 분리 등에 해당할 때 위험이 더 높은 것으로 알려졌다.

또한 도시 내에서도 소수 인종과 이민자의 경우 그 위험이 더 높았다. 인종 밀도ethnic density가 높은 도시에서는 정신증-도시 거주의 연관성이 다소 낮은 반면, 다양한 인종이 모여 인종 밀도가 낮은 경우에는 그 관련성이 더 높았다. 이는 도시 거주 자체로서의 위험을 넘어서 도시 지역에서의 특정 인구 집단이 지닌 특징을 반영하는 것이 아닌가 하는 고민을 하게 만들었다. 인종 다양성, 경제적 박탈, 사회적 고립 등이 도시에서의 위험 요인으로 의미가 있다. 조현병의 발병 위험 요인으로 도시 거주는 위험도가 더 높은 것으로 잘 알려져 있다. 그러나 최근 메타분석에 따르면, 정신증 고위험군 위험 요인으로 도시 거주는 유효하지 않다고 보고되기도 하였다. 도시 거주 자체가 위험 요인으로 작용하는지 여부는 확실히 판단할 수 없으나, 그 중요도 및 임상적 함의는 낮게 볼 수 없다.

도시 지역의 환경적 특징 역시 고찰되어 왔다. 도시 지역은 녹지의 부족 및 자연 환경의 노출이 제한되는 특징을 지닌다. 자연 환경은 정신증 발병의 보호 요인의 하나로 알려져 있다. 다양한 독성 물질의 노출은 도시에서 더 흔히 이루어진다. 최근 영국에서 대기 오염 정도와 정신증 발병률의 관련성이 보고되기도 하였다. 공기 오염도가 더 높은 도시에서의 생활은 정신증 고위험군과 정신증 발병 모두에 영향을 줄 수 있을 것이다. 그 밖에 도시에서 불법 정신계 작용 마약류 노출 정도의 위험성이 더 높을 수 있을 것이다. 이와 같은 환경적 요인 역시 도시 거주에 따른 정신증 위험도의 증가를 지지한다.

도시에서의 더 높은 위험성은 국가의 발달 상태에 따라 차이가 있다. 도시 거주와 정신증 위험성의 관련성은 고소득 국가에서 수행된 연구를 기반으로 알려진 것이다. 총 42개국의 저소득, 중소득 국가에서 관련성을 분석한 연구에 따르면, 도시 거주-정신증 발병 위험성은 없는 것으로 보고되었다. 또 이전 연구에서도, 저소득 국가에서는 오히려 시골 거주 시 정신병적 증상 경험(PE)의 빈도가 더 높은 것으로 알려지기도 하였다. 고소득 국가의 도시에서 더 다양한 인종이 모이고, 인구 밀집도가 높고, 소외 계층 형성의 위험성이 높으며, 환경적으로 더 강한 독성 물질의 노출 위험성이 높을 수 있다. 반면 저소득 국가의 도시에서는 도시와 시골 지역의 차이가 크지 않을 수 있으며, 도시화되었지만 아직 가족과 사회적 응집력의 높은 상태가 유지되어 있을 가능성이 높아 이런 차이가 나올 수 있다.

결과적으로, 도시 거주에 따른 위험 요인이 고소득 국가와 저소득 국가에서 다르게 나온 것은 도시 거주 자체의 문제가 아니며 그에 수반되는 다양한 요인의 정밀한 탐색이 필요함을 시사한다. 빠르게 소득이 증가하고 있는 중국에서 조사한 바에 따르면, 20년 동안 시골에 비해 도시에서 정신증 고위험군과 정신증 발병이 가파르게 상승한 것으로 보고되었다. 즉, 현대 사회에서 전형적 도시화로 소득 및 도시 과밀화의 증가와 함께 정신증 위험률이 상승하는 것으로 보인다.

한편 도시 거주는 유용한 영향을 줄 수도 있다. 도시에는 정신증 고위험군 대상자가 이용할 수 있는 다양한 서비스 영역의 접근성이 높으며, 치료가 필요한 경우 의료 기관으로의 접근 역시 용이하다. 즉, 도시의 자원 풍부성에는 정신증 고위험군의 선별, 중재, 치료로 이어지는 서비스 제공의 유용성도 포함된다. 또한 다양한 교육 및 경제적 이득을 제공할 수 있는 공간이 될 수도 있다.

정신증 고위험군 및 정신증 발병 위험 요인으로서 도시 거주는 전술한 다양한 요인의 합으로 작용하며, 이는 도시 거주인의 정신건강 증진을 위한 도시화의 향후 방향에 의미 있는 메시지를 주는 것으로 보인다.

7. 인종 및 이민

유럽을 중심으로 한 서구 사회에서는 흑인과 중남미인에서 정신증 고위험군의 비율이 더 높은 것으로 보고되어 왔다. 그러나 정신증 또는 고위험군의 비율이 이 인종이 원주민으로 거주하는 국가에서 더 높은 것은 아니며, 이들이 거주하는 서구 고소득 국가에서 특히 높은 것으로 알려져 있다. 이는 도시 거주에서 기술한 바와 같이, 인구 밀도가 높은 반면 인종 밀도가 낮아 인종 다양성이 높은 경우, 이 지역에서 거주하는 소수 인종에서 더욱 두드러진다.

일례로, 영국 도시 지역에 거주하는 흑인 인구에서 정신증 고위험군으로 관련 서비스를 이용하고 있는 비율은 백인에 비해 2배 이상 높으며, 정신증 비율 역시 높다. 그러나 고위험군에서 정신증 발병으로의 이행률이 더 높다고 할 수는 없다. 고소득 국가에서 소수 인종이 처해 있는 환경은, 특히 과밀 도시 지역의 경우, 사회적 고립, 성적, 폭력적, 정서적 트라우마에 대한 노출의 위험성이 높으며, 불법 마약류 사용의 높은 비율, 낮은 교육수준, 경제적 빈곤 등의 요인이 있을 가능성이 높다. 따라서 해당 인종의 유전적 특징으로서 높은 비율의 정신증 고위험군과 정신증 발병의 가능성보다는 사회환경적 요인에 의한 가능성이 더 높다고 할 수 있다.

고소득 국가에서의 유색 인종의 더 높은 위험성은 이민과의 관련성 탐색으로 이어진다. 실제로 이민은 정신증 고위험군과 정신증 발병의 위험 요인으로 알려져 있다. 이민 시 원거주지보다 인구가 더 밀집한 곳으로 이동하는 경우가 많으며, 언어적으로 사회적 자원에 접근하는 데 고립될 위험성이 높다. 이는 다시 순차적으로 사회경제적 상태의 하강social drift으로 이어지며 정신증 고위험군과 정신증 발병의 위험성을 높이는 것으로 시사된다.

그러나 이민 자체가 큰 영향을 미친다기보다는 '연령'의 요인이 더해질 때 영향이 큰 것으로 알려져 있다. 가령, 이민자 가족의 경우, 정신증 발병의 위험이 성인 부모에서 높지는 않으며, 소아기 후기와 청소년기에 이루어진 이민에서 높은 것으로 알려졌다. 메타분석에 따르면, 18세 이전에 이루어진 이민이 정신증의 발병 위험성을 높이며, 특히 13~18세에서 이민의 취약성이 보고되었다. 20세 이상 성인의 이민은 영유아 이민에 비해서도 오히려 정신증 발병 위험성이 낮은 것으로 산출되었다. 이민은 높은 스트레스의 요인으로 작용한다. 그러나 그 위험은 신경발달학적으로 취약하며 높은 적응 스트레스가 요구되는 연령대에서 두드러지는 것으로 보인다.

대한민국은 전통적으로 인종 밀도가 높은, 즉 인종의 다양성이 낮은 국가였다. 그러나 현대화는 필연적으로 인종 밀도의 하강, 즉 다양한 인종의 공존으로 이어지고 있다. 향후 국내에서도 인종에 따른 정신증 고위험군과 정신증 발병에 관심을 가져야 할 것으로 생각된다.

결론

정신증 고위험군의 위험 요인으로 출산 시 합병증, 사회적 고립, 소아기 트라우마, 남성, 미취업 상태, 도시 거주, 이민, 낮은 사회경제적 상태 및 교육수준 등이 알려져 있다. 정신증 발병 위험 요인으로 잘 알려진 인자들의 정신증 고위험군 취약 요인으로 확인된 것 외에 다소간의 차이점들이 알려지고 있다. 도시화, 인종, 이민 등의 요인에 대한 연구와 고찰이 최근 활발해진 양상은 시대의 발달에 따른 인종의 이동 증가, 도시화 및 과밀화의 사회적 과제와 무관하지 않다. 즉, 사회 변동에 따른 정신증 발병 위험에 대한 새로운 고려가 필요한 때이다. 도시화와 관련된 문제의 경우 다양한 요인의 상호

영향을 포함하므로 그 중요도가 높다. 정신증 고위험군에서 정신증 발병으로의 이행에서도 유사한 위험 요인들이 작용한다. APS 증상 자체의 예측력이 가장 높은 편이나, 그 외에 거주 상태, 취업 여부, 성별, 스트레스 등의 요인은 모두 고위험군에서 정신증으로의 이행에 주요한 역할을 한다.

신경발달학적으로 건강한 뇌 발달을 위해서는 과잉도, 결핍도 아닌 '적정 수준'의 영양과 자극, 교육, 스트레스 등이 필요하다. 도시 거주, 이민과 정신증 고위험군과 정신증 발병의 관련성에 대한 고찰은 이를 반영한다. 사회적 고립이 정신질환의 위험 요인으로 작용하는 동시에 도시의 과밀화 및 자극의 과잉 역시 그 위험 요인으로 작용한다. 균형 있는 뇌신경 발달을 위한 노력이 사회적으로, 의학적으로 협력적인 방안으로 이루어질 때 정신증 고위험군의 위험도를 낮추고 정신증 발병으로의 이행을 줄일 수 있을 것이다. 장기적인 계획하에 다각적 영역의 협력적 중재가 요구된다.

참고문헌

- Anderson KK, Edwards J. Age at migration and the risk of psychotic disorders: a systematic review and meta-analysis. Acta Psychiatr Scand. 2020 Jan 5. doi: 10.1111/acps.13147. [Epub ahead of print] Review. PubMed PMID: 31903545.
- Coid J, Gonzalez Rodriguez R, Kallis C, Zhang Y, Bhui K, De Stavola B, Bebbington P, Ullrich S. Ethnic disparities in psychotic experiences explained by area-level syndemic effects. Br J Psychiatry. 2019 Oct 30:1-7. doi: 10.1192/bjp.2019.203. [Epub ahead of print] PubMed PMID: 31662125.
- DeVylder JE, Kelleher I, Lalane M, Oh H, Link BG, Koyanagi A. Association of Urbanicity With Psychosis in Low- and Middle-Income Countries. JAMA Psychiatry. 2018 Jul 1;75(7):678-686. doi: 10.1001/jamapsychiatry.2018.0577. Erratum in: JAMA Psychiatry. 2018 Jul 1;75(7):759. PubMed PMID: 29799917; PubMed Central PMCID: PMC6145671.
- Fett AJ, Lemmers-Jansen ILJ, Krabbendam L. Psychosis and urbanicity: a review of the recent literature from epidemiology to neurourbanism. Curr Opin Psychiatry. 2019 May;32(3):232-241. doi: 10.1097/YCO.0000000000000486. PubMed PMID: 30724751; PubMed Central PMCID:

PMC6493678.

- Fusar-Poli P, Tantardini M, De Simone S, Ramella-Cravaro V, Oliver D, Kingdon J, Kotlicka-Antczak M, Valmaggia L, Lee J, Millan MJ, Galderisi S, Balottin U, Ricca V, McGuire P. Deconstructing vulnerability for psychosis: Meta-analysis of environmental risk factors for psychosis in subjects at ultra high-risk. Eur Psychiatry. 2017 Feb;40:65-75. doi: 10.1016/j.eurpsy.2016.09.003. Epub 2016 Dec 16. Review. PubMed PMID: 27992836.
- Hur JW, Choi SH, Yun JY, Chon MW, Kwon JS. Parental socioeconomic status and prognosis in individuals with ultra-high risk for psychosis: A 2-year follow-up study. Schizophr Res. 2015 Oct;168(1-2):56-61. doi: 10.1016/j.schres.2015.07.020. Epub 2015 Jul 26. PubMed PMID: 26213342.
- Lee TY, Kwon JS. Psychosis research in Asia: advantage from low prevalence of cannabis use. NPJ Schizophr. 2016 Dec 13;2:1. doi: 10.1038/s41537-016-0002-4. eCollection 2016. PubMed PMID: 28560246; PubMed Central PMCID: PMC5441311.
- Menghini-Müller S, Studerus E, Ittig S, Heitz U, Egloff L, Andreou C, Valmaggia LR, Kempton MJ, van der Gaag M, de Haan L, Nelson B, Barrantes-Vidal N, Nordentoft M, Ruhrmann S, Sachs G, Rutten BP, Os JV, Riecher-Rössler A; EU-GEI High Risk Study Group, McGuire P, Valmaggia LR, Kempton MJ, Calem M, Tognin S, Modinos G, de Haan L, van der Gaag M, Velthorst E, Kraan TC, van Dam DS, Burger N, Nelson B, McGorry P, Amminger GP, Pantelis C, Politis A, Goodall J, Riecher-Rössler A, Borgwardt S, Rapp C, Ittig S, Studerus E, Smieskova R, Bressan R, Gadelha A, Brietzke E, Asevedo G, Asevedo E, Zugman A, Barrantes-Vidal N, Domínguez-Martínez T, Racioppi A, Cristóbal-Narváez P, Kwapil TR, Monsonet M, Kazes M, Daban C, Bourgin J, Gay O, Mam-Lam-Fook C, Krebs MO, Nordholm D, Randers L, Krakauer K, Glenthøj L, Glenthøj B, Nordentoft M, Ruhrmann S, Gebhard D, Arnhold J, Klosterkötter J, Sachs G, Lasser I, Winklbaur B, Delespaul PA, Rutten BP, van Os J. Gender differences of patients at-risk for psychosis regarding symptomatology, drug use, comorbidity and functioning - Results from the EU-GEI study. Eur Psychiatry. 2019 Jun;59:52-59. doi: 10.1016/j.eurpsy.2019.04.007. Epub 2019 May 7. PubMed PMID: 31075522.
- Newbury JB, Arseneault L, Beevers S, Kitwiroon N, Roberts S, Pariante CM, Kelly FJ, Fisher HL. Association of Air Pollution Exposure With Psychotic Experiences During Adolescence. JAMA Psychiatry. 2019 Jun 1;76(6):614-623. doi: 10.1001/jamapsychiatry.2019.0056. PubMed PMID:

30916743; PubMed Central PMCID: PMC6499472.

- Oliver D, Reilly TJ, Baccaredda Boy O, Petros N, Davies C, Borgwardt S, McGuire P, Fusar-Poli P. What Causes the Onset of Psychosis in Individuals at Clinical High Risk? A Meta-analysis of Risk and Protective Factors. Schizophr Bull. 2020 Jan 4;46(1):110-120. doi: 10.1093/schbul/sbz039. PubMed PMID: 31219164; PubMed Central PMCID: PMC6942149.

CHAPTER 07

정신증 고위험군의 유전적 특성

Genetic Characteristics of Clinical High Risk Individuals

방민지_ 분당차병원 정신건강의학과

서론

조현병의 정확한 병인은 아직 불확실하지만, 개인의 기질적 취약성과 환경적 요인의 상호작용을 통한 복합적 과정을 거쳐 발생한다고 보고 있다. 조현병 환자의 가족은 환자와의 관계가 가까울수록 연관 질환의 유병률이 높다고 알려져 있는데, 환자의 일차 가족(부모, 형제, 자녀)의 조현병 평생 발병 위험률은 1.4~6.5%로, 일반 인구의 그 위험률(0~1.9%)에 비해 높다. 유전적으로 동일한 일란성 쌍둥이의 경우에는 40~60%의 발병 일치율을 보이는데, 이는 조현병 환자의 기질적 취약성이 상당 부분 유전적 요인에서 비롯됨을 시사한다.

정신증 고위험군은 조현병의 전구기 단계에 나타나는 징후와 증상을 보이는 사람들의 집합으로, 이들 역시 조현병 환자 및 일차 가족들이 가지고 있는 기질적 취약성을 공유할 가능성이 높다. 특히 조현병에 대한 유전적 위험이 있는 사람(일차 가족 중에 정신병적 장애를 진단받은 사람이 있거나 조현형 성격장애의 DSM-5 진단 기준을 만족하는 경우)이 최근 1년 사이에 총괄기능 평가척도Global Assessment of Functioning(GAF) 점수가 30% 이상 감소하는 양상을 보인 경우에는 정신증 고위험군으로 분류된다.

조현병의 유전적 특성에 대한 연구는 주로 조현병 환자 및 일차 가족을 대상으로 이루어져 왔다. 조현병과 연관된 신경생물학적 기전에 근거하여 병인과 관련될 가능성이 있는 후보 유전자candidate gene가 여럿 발표되었는데, 문제는 이러한 유전자들이 조현병의 다양한 측면 중 극히 일부분만을 설명할 수 있으며 대부분은 독립된 연구에서 재현되지 않았다는 점이다. 후보 유전자 연구는 질병의 병태생리가 비교적 잘 알려진 경우에 유용한 방법으로, 조현병을 비롯한 여러 정신질환들은 아직 병태생리와 유전양식이 잘 규명되지 않았기 때문에 원인이 되는 특정 유전자의 위치를 정하고 관련 결함을 찾아내는 일이 쉽지 않다.

뿐만 아니라 조현병은 단일 유전자 변이에 의해 발생하는 것이 아니라, 질병에 대한 효과 크기effect size가 작은 여러 유전자 변이들이 함께 작용하여 발생하는 다유전자polygenic 질병일 가능성이 높기 때문에, 가설과 사전 예측에 따른 후보 없이 전체 인간 유전체를 조사하는 광범위 유전체 연합 연구Genome-Wide Association Study(GWAS)가 질병 관련 유전자를 발견하는 데 더 적합하다. 그러나 전체 유전자를 대상으로 작은 효과 크기를 가진 흔한 유전자 변이common genetic variant를 발견하기 위해서는 적어도 수만 명의 표본이 필요하며, 이를 위해서는 여러 연구진 간의 긴밀한 협력이 필수적이다.

최근 정신과 유전체학 컨소시엄의 조현병 실무 그룹Schizophrenia Working Group of the Psychiatric Genomics Consortium에서는 36,989명의 환자에서 조현병 관련 흔한 유전자 변이가 위치한 108개의 유전자 자리loci를 찾아냈으며, 21,094명의 환자에서는 조현병 관련 유전자 복제수 변이copy number variant가 위치한 8개의 유전자 자리를 발견하였다. 발견된 유전자 자리는 도파민dopamine 및 글루타메이트glutamate 신호 전달, 시냅스synapse 형성, 면역immunity 및 염증반응inflammation 조절 등에 관여하는 유전자들을 포함하고 있어, 조현병의 병태생리를 이해하는 데 필요한 중요한 단서를 제공하고 있다.

정신증 고위험군의 경우에도 대규모의 샘플을 확보하기 위한 국제적 협력 체계를 마련하려는 노력이 진행되고 있지만 아직 초기 단계에 머물러 있으며, 유의한 결과를 얻기까지는 앞으로도 많은 시간과 노력이 필요할 것으로 보인다. 또한 임상적으로 진단한 모든 정신증 고위험군이 정신병적 장애로 이환되는 것은 아니기 때문에, 위양성false positive의 존재 및 환경적 요인과의 상호작용 등에 대해서도 함께 고려해야 한다. 그러나 이러한 어려움에도 불구하고, 정신증 고위험군의 유전적 특성과 발병 예측 인자를 규명하기 위한 시도는 꾸준하게 이뤄지고 있다. 최근 조현병의 병태생리와 밀접한 관계가 있다고 알려진 몇 가지 후보 유전자의 변이가 정신증 고위험군에서 미래의 정신증 발병을 예측할 수 있다는 연구 결과가 발표된 바 있으며, 유전자와 환경의 상호작용 측면에서 정신증 고위험군에서 나타나는 후성유전학적epigenetic 변화에 대해서도 연구가 진행되고 있다.

정신증 고위험군이 조현병 환자와 공유하는 유전적 취약성에 대한 이해가 깊어지면 임상적 표현에 의존하는 현재의 정신증 고위험군 진단 기준을 더 정교화하여 발병에 대한 예측력을 높일 수 있을 것이다. 또한 조현병 관련 유전자가 질병의 단계마다 어떤 역할을 하는지 이해하는 데도 도움이 될 것이다. 이 장에서는 유전적 취약성을 기반으로 조현병의 병태생리와 전체 질병 경과를 이해하는 개념적 틀을 소개하고, 이를 바탕으로 조현병 및 정신증 고위험군의 유전적 특성을 어떻게 이해할 수 있는지, 최근까지 어떤 연구 결과들이 발표되었는지 살펴보고자 한다.

1960년대에 미국의 임상 심리학자인 폴 E. 밀Paul E. Meehl은 조현병의 유전적 취약성을 반영하는 표현형phenotype을 의미하는 조현형schizotypy의 개념을 체계화하였고, 이러한 유전적 취약성이 사회적, 환경적 요인과 상호작용하여 뇌의 발달에 영향을 미치고 조현병의 발병으로 이어진다는 통합적인 질병 모델을 최초로 제시하였다. 현대에 이르러 유전학과 신경과학이 급속히 발전함에 따라 모델의 문제점이 밝혀지고 수정과 보완의 필요성이 제기되었지만, 기본적인 개념적 토대는 지금까지도 조현병과 정신증 고위험군을 연구하는 사람들에게 많은 영향을 주고 있다.

정신증 고위험군은 정상대조군에 비해 유의하게 높은 수준의 조현형을 나타내는 것으로 알려져 있으며, 이는 정신증 고위험군이 조현병 환자들의 일차 가족이 아니더라도 그들의 유전적 취약성을 상당 부분 공유하고 있을 가능성을 시사한다. 따라서 조현형의 특성을 이해함으로써 정신증 고위험군이 보이는 임상적 표현형의 기저에 어떠한 유전적 요인이 관련되어 있는지를 좀 더 명확하게 이해할 수 있을 것이다.

1. 조현형의 개념

조현형은 미국의 정신과 의사인 산도르 라도Sandor Rado에 의해 1953년에 처음 제시되었고, 1960년대에 폴 E. 밀이 이 개념을 체계화하여 조현병의 발달학적 질병 모델을 제시

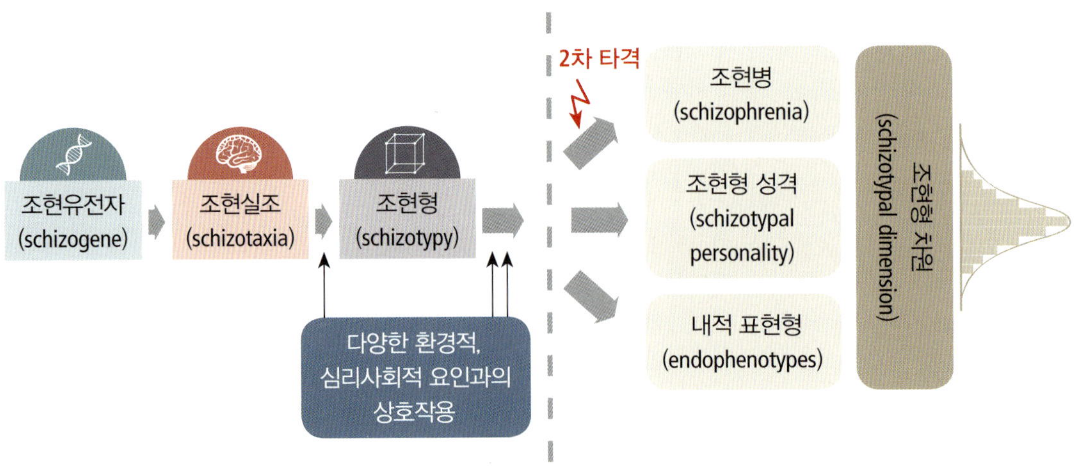

그림 7.1 폴 E. 밀이 제시한 조현병의 발달학적 질병 모델

출처: Lenzenweger, M. F. (2006). Schizotypy: An Organizing Framework for Schizophrenia Research. Current Directions in Psychological Science, 15(4), 162–166. https://doi.org/10.1111/j.1467-8721.2006.00428.x

하였다(그림 7.1). 밀의 모델에 따르면, 조현유전자schizogene를 갖고 태어난 경우, 이것이 뇌의 발달과 형성에 영향을 미쳐 조현실조schizotaxia 상태가 된다. 조현실조 뇌를 가진 개인은 발달 과정에서 다양한 사회적, 환경적 요인과 상호작용하면서 조현형을 형성하며, 조현형 차원dimension 내에서 다양한 표현형을 나타내게 된다. 이렇게 조현병에 대한 유전적 취약성 상태에 있는 개인 중 일부가 스트레스 등의 2차 타격을 받게 되면 조현병으로 이환될 수 있다.

1) 조현실조–조현형–조현병 연속체

밀이 처음 조현병 질병 모델을 제시할 때는 조현병을 단일 조현유전자에 의해 발생하는 것으로 가정하였으나, 현대에 이르러 이는 잘못되었음이 밝혀졌다. 조현병은 여러 흔한 유전자 변이가 복합적으로 관여하여 발생하는 다유전자 질병일 가능성이 높으며, 유전 양식 또한 복잡하여 원인 유전자를 특정 짓기는 매우 어렵다. 그러나 조현병 관련 유전자가 뇌의 발달에 영향을 미쳐 구조적, 기능적으로 '취약한 뇌'를 형성할 것이라는 기본 개념은 지금도 여전히 유효한 것으로 보인다.

밀은 조현유전자가 중추신경계의 시냅스 조절 시스템에 관여하는 물질의 합성과 관련되어 있으며, 신경세포 수준에서 비정상적인 신호 전달이 일어나는 상태를 의미하는 하이포크리시아hypokrisia(덜 분화됨을 의미하는 그리스어에서 유래)를 유발한다고 하였다. 이 병리는 뇌 전반에 걸쳐 나타나며 결과적으로는 행동 수준에서 드러나는 증상과 징후를 유발하게 되는데, 뇌의 이러한 상태를 조현실조라고 하였다. 즉, 조현실조는 유전적으로 결정되는 신경 통합 장애로, 조현병에 특이적인 취약성을 형성할 뿐만 아니라 조현병의 필수 불가결한 조건이 된다.

조현실조 상태의 뇌를 가진 개인은 대부분의 사회 환경하에서 조현형의 심리 및 성격 구조를 형성하는데, 이는 겉으로 잘 드러나지 않는 수준에서부터 조현병에 이르기까지 조현형 차원 내에서 다양한 형태와 심각도로 나타난다. 조현실조 뇌를 가진 모든 개인이 반드시 조현병으로 이환되는 것은 아니지만, 이는 다양한 사회적, 심리적, 환경적 요인들과의 상호작용하에 임상적으로 유의한 조현병이 발생하는 밑바탕이 된다.

정신증 고위험군은 조현병의 양성증상을 기준으로 임상적으로 진단된 그룹이지만, 정상대조군에 비해 높은 조현형을 나타낸다고 알려져 있다. 이들은 조현형 차원 내에서 어떤 특정 위치를 차지하고 있을 가능성이 있으며, 조현병 환자의 일차 가족들보다 높은 발병률을 보인다는 점에서 발병과 좀 더 직접적으로 관련된 유전적 위험 요인을 가지고 있을 가능성이 있다. 그러나 조현형의 어떠한 양상이 고위험군 상태를 반영하는지에 대한 연구가 아직 부족하며, 더불어 기저의 유전적 요인에 대해서도 아직 모르고 있다.

신뢰할 만한 유전 연구 결과를 얻기 위해서는 정신증 고위험군, 그 중에서도 정신증으로 이환된 표본 수가 많이 확보되어야 한다는 점에서 뚜렷한 성과를 얻는 일은 아직 요원해 보인다. 하지만 조현병 관련 유전자의 표현형으로서의 조현형에 대한 이해가 깊어질수록 정신증 고위험군의 진단적 정밀성과 정신증 발병 예측력을 더욱 높일 수 있을 것으로 기대한다.

2) 조현형의 구성 요인과 측정 도구

조현형의 구성 요인construct of schizotypy은 연구자와 측정 도구에 따라 약간의 차이가 있으나, 크게 양성 조현형positive schizotypy과 음성 조현형negative schizotypy으로 나눈다. 양성 조현형은 조현병의 양성증상과 유사한 특성으로, 지각적 이상, 마술적 사고, 관계사고 등을 포함한다. 음성 조현형은 조현병의 음성증상에 대응하며, 둔마된 정동, 무쾌감증, 사회적 고립 등을 포함한다.

조현형을 측정하는 도구로는 채프먼 조현형 척도Chapman Scales for Schizotypy와 조현형 성격 척도Schizotypal Personality Questionnaire(SPQ) 등이 널리 쓰이고 있다. 채프먼 조현형 척도는 자가보고식 척도로, 미국의 심리학자인 로렌 J. 채프먼Loren J. Chapman이 개발하였다. 그는 조현병 환자의 일차 가족들이 공통으로 보이는 특성을 면밀하게 관찰하여 기술하고, 장기간의 추적 관찰을 통해 조현병에 대한 예측력이 있다고 생각되는 특성들을 선별하여 척도를 완성하였다. 채프먼 조현형 척도는 양성 조현형을 측정하는 지각적 이상 척도Perceptual Aberration Scale와 마술적 사고 척도Magical Ideation Scale, 음성 조현형을 측정하는 사회적 무쾌감 척도Social Anhedonia Scale와 신체적 무쾌감 척도Physical Anhedonia Scale로 구성되어 있다.

일반 인구를 대상으로 한 연구들에서 양성 조현형은 뚜렷한 양성증상을 보이는 정신병적 장애의 발병과 관련이 있었고, 음성 조현형은 조현형 성격장애를 포함한 조현병 스펙트럼 장애의 발생과 관련이 있었다. 그런데 최근 정신증 고위험군을 대상으로 진행된 연구들에서는 심한 음성 조현형을 나타내는 사람일수록 미래에 정신증으로 이환될 위험성이 높다는 결과가 보고된 바 있다. 이는 정신증 고위험군이 이미 양성증상의 심각도를 중심으로 하는 진단 기준에 따라 선별된 사람들이기 때문에 임상증상에 비해 미묘한 수준으로 측정되는 양성 조현형이 발병 예측력을 높이는 데 추가적인 역할을 하지 못하기 때문이라고 볼 수 있다.

반면 음성 조현형의 경우, 조현병 환자의 일차 가족 내에서 정상대조군에 비해 좀 더 두드러지게 나타날 뿐만 아니라 신경인지기능의 저하, 미세 운동 발달의 이상, 경미한 신체 기형 등 생애 초기의 신경 발달 이상을 시사하는 징후들과 관련이 있다고 알려져 있다. 따라서 정신증 고위험군 중에서도 음성 조현형을 높게 나타내는 사람들은 조현병의 유전적 취약성을 더 많이 가지고 있을 가능성이 높으며, 청소년기와 성인기 초기에 겪는 환경적, 사회심리적 스트레스로 인한 2차 타격에 민감하게 반응하여 조현병 발병으로 이어지는 것으로 보인다.

영국의 심리학자인 아드리안 레인Adrian Raine은 DSM의 조현형 성격장애 진단 기준을 기초로 자가보고식 조현형 성격 척도를 개발하였고, 조현형의 구성 요인을 다음과 같이 3가지로 분류하였다.

- 인지–지각cognitive-perceptual 영역
- 대인관계interpersonal 영역
- 와해disorganized 영역

또한 레인은 조현형이 크게 2가지 형태를 띤다고 보았다.

- 신경조현형neuroschizotypy: 유전적, 신경발달적, 신경생물학적 이상에 뿌리를 두고 주로 대인관계 결핍 및 와해 특성이 두드러지는 양상을 보인다.
- 가성조현형pseudoschizotypy: 유전적, 생물학적 영향보다는 환경적, 사회심리적 영향을 상대적으로 더 많이 받고 양성증상과 유사한 인지–지각적 결함을 두드러지게 보인다.

실제로 나중에 조현병의 진단을 받게 되는 사람들은 유전적, 생물학적 이상이 기초가 되어 신경조현형의 특징을 띤다고 보았고, 가성조현형의 특징을 보이는 사람들은 조현병 발병의 가능성이 낮은 것으로 보았다. 이는 양성 증상을 기준으로 진단되는 정신

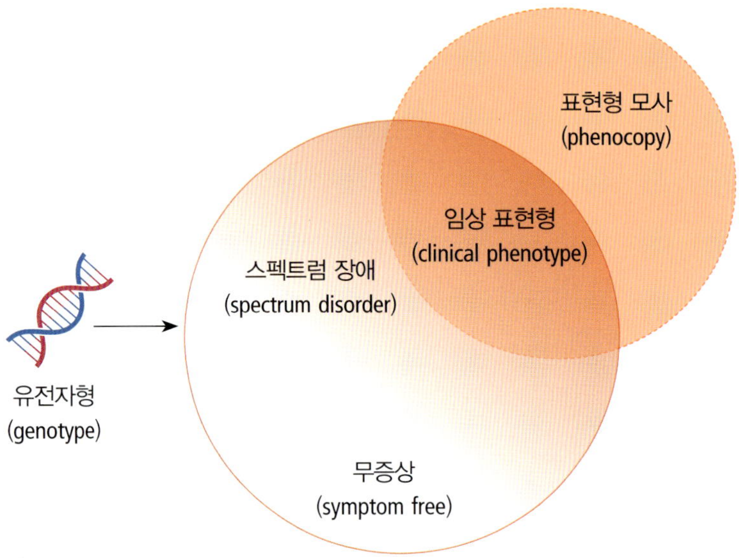

그림 7.2 조현병의 유전자형–표현형 비균질성(heterogeneity) 모델

출처: Tsuang MT, Gilbertson MW, Faraone SV. Genetic transmission of negative and positive symptoms in the biological relatives of schizophrenics. In: Marneros A, Andreasen NC, Tsuang MT, editors. Negative versus positive schizophrenia. Berlin: Springer;1991. p.265-291

증 고위험군이 왜 모두 미래에 정신증으로 이환되지 않는지를 일부 설명해 준다. 물론, 가성조현형의 특징이 두드러진다고 해서 미래에 조현병으로 이환될 가능성이 없다고는 볼 수 없으며, 신경조현형의 특징을 주로 나타내는 사람이 반드시 조현병을 진단받게 되는 것은 아니다. 또한 양쪽의 특징을 모두 가지고 있는 사람도 있을 수 있다.

대만 출신의 미국 정신과 의사인 밍 T. 추앙Ming T. Tsuang은 임상증상을 통한 조현병의 진단적 분류 안에는 유전자형genotype에서 비롯된 임상 표현형clinical phenotype을 나타내는 사람과 다른 원인에 의해 겉으로 드러나는 증상의 유사성을 보이게 되는 표현형 모사phenocopy에 해당하는 사람이 모두 포함되어 있다고 보았다(그림 7.2; 주황색 원).

조현병 및 정신증 고위험군의 유전적 특성을 규명하기 위해서는 관련된 표현형을 좀 더 철저하고 정밀하게 기술하는 것이 필요하며, 이는 양성증상에만 국한될 것이 아니라 음성증상, 인지증상 등에 대해서도 포괄적으로 이루어져야 할 것이다. 이러한 표현형의 이해를 바탕으로 잘 정의된 표본(그림 7.2; 빨간색 원)을 모집하여 연구한다면 조현병과 정신증 고위험군의 유전적 특성에 대해 더 잘 이해할 수 있을 것으로 기대된다.

2. 조현병에서의 유전 연구

1) 조현병 유전 연구의 현주소

현재까지 조현병 환자를 대상으로 이루어진 광범위 유전체 연합 연구 중 가장 크고 성공적인 프로젝트는 정신과 유전체학 컨소시엄의 조현병 실무 그룹의 연구이다. 이 연구에서는 광범위 유전체 유의성($p \leq 5 \times 10^{-8}$)을 넘는 108개의 유전자 자리를 발견하였고, 그 안에 있는 128개의 독립적인 단일뉴클레오티드다형태Single Nucleotide Polymorphism(SNP)가 조현병과 관련되어 있을 가능성이 있다고 발표하였다. 이 유전자 자리의 75%가 단백질 합성 유전자를 포함하고 있으며, 여기에는 기존에 조현병의 원인 및 치료와 관련되어 있을 것이라고 추정되었던 유전자들이 다수 포함되어 있다. 또한 이미 조현병과의 관련성이 잘 알려져 있는 22q11.2 결실 증후군22q11.2 deletion syndrome을 포함한 유전자 복제수 변이가 위치할 것으로 생각되는 8개의 유전자 자리도 추가적으로 발견하였다.

이러한 광범위 유전체 연합 연구는 흔한 질병/흔한 변이Common Disease/Common Variant (CDCV) 가설을 전제로 하며, 질병에 기여하는 효과 크기가 작은 흔한 유전자 변이들이 함께 작용해서 발생한다고 본다. 그러나 CDCV 모델로 흔한 질병의 유전적 요인들을 모두 설명하기는 어려우며, 조현병과 같은 복잡한 질병에는 흔한 SNP뿐만 아니라 일부 유전자에 포함된 다수의 드문 변이도 관여할 가능성이 높다[흔한 질병/다수의 드문 변이Common Disease/Multiple Rare Variants(CDMRV)]. CDMRV 모델에서는 비교적 큰 상대적 위험도(대개 5~10)를 가진 적은 수의 대립형질들이 함께 관여하여 질병을 일으킨다고 가정한다. 이러한 드문 변이를 발견하기 위해서는 후보 유전자 부위를 수백 또는 수천 명의 표본을 대상으로 고효율 염기서열 재분석을 시행해야 하는데, 미리 정해진 유전자를 대상으로 하기 때문에 현재 상황에서 이 방법을 적용하기는 쉽지 않다. 그러나 향후 유전자형 분석 기술이 빠르게 발전하고 조현병의 병태생리와 관련된 후보 유전자를 좀 더 특정 지을 수 있게 된다면 이에 대한 연구도 활발해질 것으로 기대된다.

광범위 유전제 연합 연구에서 밝혀진 유전자 변이에는 도파민 D2 수용체 유전자(DRD2), 글루타메이트 신호전달 및 시냅스 가소성 관련 유전자(GRM3, GRIN2A, SRR, GRIA1)가 포함되어 있으며, 이는 조현병의 주요 병태생리 가설인 도파민, 글루타메이트 가설과도 부합하는 부분이다. 또한 최근에는 전압-작동 칼슘 통로voltage-gated calcium channel를 구성하는 단백질을 합성하는 유전자의 이상이 조현병과 관련되어 있다는 보고들이 있는데, 이에 관련된 유전자들(CACNA1C, CACNB2, CACNA1I)도 광범위 유전체 연합 연구에서 함께 발견되었다. 또 하나 주목할 만한 결과는 면역기능과 관련된 유전자를 포함한 유전자 자리가 조현병과 가장 강한 연관을 보였다는 점이다. 6번 염색체의 짧은 팔(6p)에 위치한 이 유전자 자리는 주조직적합복합체Major Histocompatibility Complex(MHC)와 관련된 영역으로, 조현병의 병인에 면역기능이 중요한 역할을 할 가능성을 시사한다.

그러나 이러한 괄목할 만한 성과에도 불구하고, 이러한 변이들이 어떤 식으로 병의 발생에 기여하는지 아직 잘 알지 못할뿐더러, 이외의 다른 유전자 변이들은 어떤 기능 및 형질과 연관되는지도 설명하지 못하고 있다. 또한 정신증 고위험군에서 이와 비슷한 연구 방법을 적용하기에는 아직까지 한계가 많은 실정이다. 최근에는 이러한 한계를 극복하기 위한 방법 중 하나로, 광범위 유전체 수준에서 각 유전자 변이의 효과를 탐색하기보다는 유전자 변이의 총체적인 영향을 식별하기 위해 다유전자 위험 점수polygenic risk score를 활용하려는 시도들이 이루어지고 있다.

2) 다유전자 위험 점수를 활용한 조현병의 위험성 예측

다유전자 위험 점수는 대규모 역학연구나 메타분석에서 조현병과 관련이 있다고 알려진 유전자 변이의 상대적 위험도를 반영하는 회귀계수 값으로 가중치를 주어 위험 대립 유전자의 수를 합하여 계산한다. 이를 통해 개인의 유전체 정보로부터 조현병에 대한 유전적 위험성을 직접적으로 추정할 수 있다. 이와 같은 방법을 이용한 조현병의 발병 예측률은 2009년 당시에는 3% 수준이었으나 2014년에 이르러서는 18% 정도로 급격히 상승하였고, 유전 데이터가 축적됨에 따라 더욱 증가할 것으로 예상된다. 아래에 소개할 최근의 다유전자 위험 점수 연구 결과는 정신증 고위험군에서 어떻게 유전적 위험성을 평가할 것이며 어떤 점을 보완해야 하는지에 대한 이정표를 제공해 줄 것이다.

2017년에 Neilson 등은 일차 및 이차 가족 내에 조현병을 진단받은 환자가 두 명 이상인 사람들 중에서 건강한 성인 31명, 준진단sub-diagnostic 증상이 있는 성인 28명, 조현병으로 진단된 성인 9명에서 다유전자 위험 점수를 계산하고 이를 정상대조군 16명과 비교하는 연구를 시행하였다. 이 연구에서 조현병 가족력이 있으면서 자신도 조현병을 진단받은 사람들은 나머지 그룹에 비해 유의하게 높은 다유전자 위험 점수를 보였다. 또한 가족력이 있는 전체 집단 내에서 그들의 다유전자 위험 점수는 양쪽 전두엽frontal lobe

의 피질 주름cortical gyrification 정도와 유의한 양적 상관관계를 보였다. 이는 조현병에 대한 유전적 위험 부담이 큰 사람들일수록 초기 신경발달 과정에서 피질 주름이 과도하게 형성되며, 이러한 이상이 병이 발생하는 데도 영향을 줌을 의미한다. 이를 뒷받침하기 위해서는 좀 더 대규모의 재현 연구가 필요하지만, 조현병에 대한 유전적 위험성이 조현병에 취약한 뇌, 즉 조현실조 상태의 뇌가 될 가능성을 높일 것이라는 가설과 부합한다는 점에서 의미가 있다.

한편 Vassos 등은 445명의 유럽계 조현병 환자와 265명의 유럽계 정상대조군, 828명의 아프리카계 정상대조군에서 다유전자 위험 점수를 계산하고, 이를 통해 환자와 대조군을 얼마나 잘 구분해 낼 수 있는지를 시험하였다. 그 결과, 유럽계 인구를 대상으로 했을 때는 조현병 환자와 대조군을 유의하게 구분했을 뿐만 아니라, 조현병과 그 외의 다른 정신병적 장애들에 대해서도 유의한 판별력을 나타냈다. 그러나 아프리카계 인구를 대상으로 했을 때는 여전히 유의한 환자-대조군 판별력을 보이기는 했지만 유럽계 인구에서 보여 준 것에 비해서는 낮은 수준이었다. 이는 다유전자 위험 점수를 계산하는 데 있어서 인종적 차이가 반드시 고려되어야 함을 시사한다. 현재 진행 중인 컨소시엄 연구들은 인종적 차이에서 오는 결과의 편향을 최소화하기 위해 최대한 다양한 혈통ancestry에서 유래한 유전 정보를 수집하고 있으며, 우리는 이에 동참함과 동시에 한국인에게 유의하게 적용 가능한 다유전자 위험 점수 전략을 개발하기 위해 노력해야 할 필요가 있다.

3. 정신증 고위험군에서의 유전 연구

정신증 고위험군에서의 유전 연구는 아직 걸음마 단계로, 현재는 조현병의 병인과 관련되어 있다고 알려진 몇 가지 후보 유전자 변이가 정신증 발병을 예측할 수 있는지 여부를 검증하는 연구들이 주로 이루어지고 있다. 정신증 고위험군의 대규모 표본을 대상으로 한 광범위 유전체 연합 연구가 유의한 결과를 얻게 되기까지는 앞으로도 많은 노력과 시간이 필요할 것으로 보이지만, 조현병에 대한 유전적 취약성이 질병 단계, 특히 발병 전후의 단계에서 어떤 역할을 하는지를 규명하고 발병의 예측력을 높이기 위해서는 정신증 고위험군을 대상으로 한 유전 연구가 필수적이다.

정신증 고위험군에서 정신증 발병을 예측할 것으로 기대되는 유전자 변이 중에서 가장 많이 연구되는 유전자는 뉴레귤린 1neuregulin 1을 합성하는 유전자(NRG1)이다. 뉴레귤린 1은 세포 부착 물질로서 주로 중추신경계에서 발현되며, 글루타메이트를 비롯한 여러 신경전달물질의 수용체가 만들어지고 활성화되는 데 중요한 역할을 한다. 뉴레귤린 1의 이상 발현은 흥분성-억제성 신호 전달에 불균형을 가져오고 비정상적인 시냅스 형성을 초래함으로써 시냅스 가소성에도 영향을 미치는데, 이는 조현병의 발병 과정에서 흔히 동반되는 신경생물학적 이상이기도 하다. 쥐를 이용한 동물 모델에서 뉴레귤린 1 유전자에 이상이 있는 쥐는 기존에 알려진 여러 조현병 쥐 모델에서 관찰되는 것과 같은 행동학적 이상을 보이는 것으로 알려져, 뉴레귤린 1이 조현병 발병 과정에서 중요한 역할을 할 것이라는 가설을 더욱 뒷받침한다.

2009년에 헝가리에서 발표된 연구에서는 67명의 정신증 고위험군을 대상으로 NRG1 단일뉴클레오티드다형태(rs6994992)를 분석했을 때, T 동형접합체homozygote인 경우에 그렇지 않은 경우(TC 또는 CC 유전자형)보다 더 유의하게 높은 정신증 이환율을 보고하였다. 또한 T 동형접합체인 정신증 고위험군은 C 동형접합체인 정신증 고위험군에 비해 낮은 지적 기능과 기능 수준을 보였다. 2013년에 호주에서 발표된 연구에서는 247명의 정신증 고위험군에서 두 개의 다른 NRG1 단일뉴클레오티드다형태(rs12155594 및 rs4281084)가 정신증 발병에 대한 예측력을 가짐을 보고하였다. 두 위치에서 위험 대립유전자를 가지고 있는 경우 최대 1.5배 증가된 정신증 발병 위험을 보였고, 위험 대립유전자를 3개 이상 가지고 있는 사람이 전체 정신증-이환 고위험군의 71.4%를 차지하였다.

이외에 독일에서는 인지 및 지각적 기본 증상basic symptom으로 정의된 추정적putative 전구기 상태에 있는 사람들에서 D-아미노산 산화효소 활성제D-amino-acid oxidase activator 합성 유전자(DAOA)의 단일뉴클레오티드다형태(rs1341402 및 rs778294)가 정신증으로의 이환 위험성을 높인다고 보고한 바 있다. D-아미노산 산화효소 활성제는 뇌에서 주로 발현되며, NMDA 수용체 작용제agonist인 D-세린serine 아미노산을 생성하는 D-아미노산 산화효소와 상호작용하는 것으로 알려져 있다. 조현병 환자의 뒤가쪽 전전두피질dorsolateral prefrontal cortex에서 증가된 발현 양상을 보임이 보고된 바 있어, 조현병의 병인과 관련이 있을 가능성이 제기되었다. 그러나 정신증 고위험군에서는 DAOA 유전자 변이가 정신증 발병의 위험과 유의한 상관성이 없는 것으로 나타나 좀 더 추가적인 연구가 필요한 것으로 보인다.

최근에는 조현병의 발생과 면역기능 간에 관련성이 있을 것이라는 가설을 바탕으로,

염증반응을 매개하는 물질인 사이토카인cytokine 합성 유전자 변이와 정신증 고위험군의 정신증 발병 위험성 간의 관계를 살펴본 연구도 있다. 사이토카인은 신경발달 과정에서 중요한 역할을 하며 그 발현 정도는 개인의 유전적 배경과 밀접하게 관련되어 있다고 알려져 있는데, 한국의 서울대학교병원과 세브란스병원 및 호주 연구팀에서 모집된 134명의 정신증 고위험군에서 인터류킨-1β interleukin-1β 유전자의 단일뉴클레오티드다형태가 정신증 발병과 유의한 상관성이 있는 것으로 나타났다.

현재까지 진행된 연구 결과들은 특정 유전자형 분석을 통해 정신증 발생에 대한 예측력을 높일 수 있다는 가능성을 보여 주고 있으나, 조현병의 병인에 관련된 유전자가 매우 다양할 뿐만 아니라 한 유전자 내에서도 여러 위치에 단일뉴클레오티드다형태가 존재하기 때문에 아직 특정 유전자 변이를 발병과 관련된 요인으로 규정하기는 어렵다. 또한 다양한 인종을 포함하는 독립 연구에서 재현되지 않는다면 그 결과는 신뢰하기가 어렵다. 한 가지 더 고려해야 할 사항은 유전적 요인과 환경적 요인의 상호작용으로, 이는 아직 뚜렷한 정신증으로 발병하기 전의 고위험 상태에서 병인으로서 훨씬 더 중요한 비중을 차지한다. 유전자 염기서열의 직접적 변화 없이, 환경과의 상호작용하에서 유전자의 발현이 조절되는 것을 후성유전epigenetics이라고 하는데, 이러한 기전을 통해 취약성 유전자가 발현되지 않게 함으로써 보호 요인으로 작용할 수도 있는 반면, 취약성 유전자의 발현을 증가시킴으로써 반대의 영향을 줄 수도 있다.

최근 조현병 및 정신증 고위험군을 대상으로 옥시토신oxytocin 수용체 유전자의 후성유전적 조절에 대한 연구가 진행된 바 있으며, 정신증 고위험군은 조현병 환자와 비슷한 수준으로 옥시토신 수용체 유전자 발현을 억제하는 후성유전적 조절이 정상대조군에 비해 저하되어 있었다. 특히 여성인 조현병 환자와 정신증 고위험군에서 옥시토신 수용체 유전자의 후성유전적 발현 억제가 감소할수록 무쾌감증 및 비사회성은 유의하게 증가하는 것으로 나타났다. 이는 옥시토신 유전자의 후성유전적 변화가 조현병 및 정신증 고위험군의 유전적 취약성의 일부를 설명할 수 있는 가능성이 있으며, 남녀의 임상 양상에 차이가 나는 데도 영향을 줄 수 있음을 시사한다.

정신증 고위험군의 유전적 특성뿐만 아니라 후성유전적 상태를 함께 고려함으로써, 어떤 개인이 어느 정도의 발병 위험과 보호 요인을 갖고 있는지를 좀 더 구체적으로 파악할 수 있고, 궁극적으로는 환경 조절을 통한 후성유전적 변화를 일으키는 방식을 치료에 적용할 수도 있을 것이다. 후성유전 분야는 비교적 최근에 발달하고 있는 학문으로, 아직 조현병과 정신증 고위험군 모두에서 별로 연구되어 있지 않지만 지속적으로 관심을 가지고 탐구한다면 의미 있는 열매를 수확할 수 있을 것이다.

결론

유전학의 급속한 발전에도 불구하고 아직까지 정신증 고위험군의 유전적 특성에 대해서는 잘 알려져 있지 않다. 최근 조현병 환자를 대상으로 시행된 대규모 광범위 유전체 연합 연구에서 얻은 결과를 통해 다유전자 위험 점수를 계산함으로써 조현병의 위험 예측률을 높이려는 시도가 활발하게 이루어지고 있지만, 이를 정신증 고위험군에 적용하기 위해서는 좀 더 많은 연구가 필요하다. 다기관 협력을 통해 정신증 고위험군의 표본 크기를 최대한 늘리고 장기 추적 관찰을 통해 정신증 이환군과 비이환군을 충분히 확보할 필요가 있으며, 이들에서 조현병의 유전적 취약성을 반영하는 표현형을 정확하고 포괄적으로 잘 정의함으로써 기존 연구의 한계를 극복할 수 있을 것으로 생각한다.

또한 유전적 요인과 환경적 요인의 상호작용을 파악하고, 그 과정에서 나타나는 후성유전적 유전자 발현 조절에 대해서도 관심을 기울일 필요가 있다. 정신증 고위험군은 전체 질병 단계의 초기에 있는 만큼 만성화와 항정신병약물의 사용 등으로 인해 발생하는 표현형과 유전자 발현의 2차적 변화로부터 자유롭기 때문에, 이들을 대상으로 한 연구는 조현병의 본질에 가까운 특성을 좀 더 잘 이해할 수 있도록 도와줄 것이다. 정신증 고위험군의 유전적 특성에 대한 연구를 통해 조현병의 병태생리를 밝히고 이를 기반으로 한 정밀 의료가 실현될 수 있기를 기대해 본다.

참고문헌

- Bang M, Kang JI, Kim SJ, Park JY, Kim KR, Lee SY et al. Reduced DNA methylation of the oxytocin receptor gene is associated with anhedonia-asociality in women with recent-onset schizophrenia and ultra-high risk for psychosis. Schizophr Bull 2019;45:1279-1290.
- Bang M. Park JY, Kim KR, Lee SY, Song YY, Kang JI, Lee Eun, An SK. Psychotic conversion of

individuals at ultra-high risk for psychosis: the potential rolls of schizotypy and basic symptoms. Early Intervention in Psychiatry. 2019 DOI: 10.1111/eip.12518.

- Bousman CA, Lee TY, Kim M, Lee J, Mostaid MS et al. Genetic variation in cytokine genes and risk for transition to psychosis among individuals at ultra-high risk. Schizophr Res 2018;195:589-590.
- Bousman CA, Yung AR, Pantelis C, Ellis JA, Chavez RA, Nelson B et al. Effects of NRG1 and DAOA genetic variation on transition to psychosis in individuals at ultra-high risk for psychosis. Transl psychiatry 2013;3:e251.
- Hunter SA, Lawrie SM. Imaging and genetic biomarkers predicting transition to psychosis. In: Pratt J, Hall J, editors. Biomarkers in Psychiatry. Cham: Springer;2018. p.353-388.
- Kendall KM, Kirov G, Owen MJ. Genetics of schizophrenia. In: Sadock BJ, Sadock VA, Ruiz P, editors. Kaplan and Sadock's comprehensive textbook of psychiatry, 10th ed. Baltimore: Wolters Kluwer;2016. p.1437-1445.
- Kéri S, Kiss I, Kelemen O. Effects of a neuregulin 1 variant on conversion to schizophrenia and schizophreniform disorder in people at high risk for psychosis. Mol Psychiatry 2009;14:118-119.
- Lenzenweger MF. Schizotypy: an organizing framework for schizophrenia research. Curr Dir Psychol Sci 2006;15:162-166.
- Marshall CR., Howrigan DP, Merico D, Thiruvahindrapuram B, Wu W, Greer DS et al. Contribution of copy number variants to schizophrenia from a genome-wide study of 41,321 subjects. Nat Genet 2017;49:27-35.
- Mössner R, Schuhmacher A, Wagner M, Quednow BB, Frommann I, Kühn K-U et al. DAOA/G72 predicts the progression of prodromal syndromes to first episode psychosis. Eur Arch Psychiatry Clin Neurosci 2010;260:209-215.
- Neilson E, Bois C, Clarke TK, Hall L, Johnstone EC, Owens DGC, et al. Polygenic risk of schizophrenia transition and cortical gyrification: a high-risk study. Psychol Med 2017;48:1532–1539.
- Raine A. Schizotypal personality: neurodevelopmental and psychosocial trajectories. Annu Rev Clin Psychol 2006;2:291-326.
- Ripke S, Neale BM, Corvin A, Walters JTR, Farh K-H, Holmans PA, et al. Biological insights from 108 schizophrenia-associated genetic loci. Nature 2014;511:421-427.

- Tsuang MT, Gilbertson MW, Faraone SV. Genetic transmission of negative and positive symptoms in the biological relatives of schizophrenics. In: Marneros A, Andreasen NC, Tsuang MT, editors. Negative versus positive schizophrenia. Berlin: Springer;1991. p.265-291.
- Vassos E, Di Forti M, Coleman J, Iyegbe C, Prata D, Euesden J et al. An examination of polygenic score risk prediction in individuals with first-episode psychosis. Biol Psychiatry 2017;81:470–477

CHAPTER 08

정신증 고위험군의 인지기능 특성

Cognitive Functions in Clinical High Risk for Psychosis

허지원_ 고려대학교 심리학부

서론

인지기능은 광범위한 인간의 정신과정을 통칭하는 용어로, 한동안 지능intelligence으로 대표되는 신경인지기능neurocognition이 개인의 사회적 기능의 핵심 자원으로 여겨졌다. 즉, 인간은 주의력attention, 작업기억working memory, 일화기억, 의미기억, 억제, 계획능력 등을 토대로 사회적 상호작용을 하는 것이며, 사회적 기능이란 '사회적 자극'을 잘 다루는 신경인지기능이라는 인식이 높았다. 그러던 중 2000년대 들어 등장한 사회인지 신경과학social cognitive neuroscience이 폭발적으로 성장하였으며, 지능의 저하(신경인지기능)에도 불구하고 사회인지기능social cognition이 유지되는 윌리엄스 증후군Williams syndrome[1]과 같은 유전적 질환에 대한 관심이 높아지면서, 인지기능은 신경인지기능과 사회인지기능으로 점차 분화되어 다루어졌다. 물론 이 두 인지기능은 상호작용하며 개인 삶의 질에 영향을 미치는 방식으로 작동하며, 많은 경우 정상 범위 이상의 지능이 사회적 기능을 촉진한다.

인지기능에 있어 신경인지기능과 사회인지기능이 구분되어 평가되고 그 관련성이 탐색된 것은 정신증 연구에 있어서도 중요한 사건이었다. 정신증 발병 이후 광범위한 인지기능상 결함이 발견된다는 기존의 가설들과 관련하여 신경인지기능과 사회인지기능을 나누어 살펴보기 시작한 것이다. 이에 증상이 관해된 조현병 환자의 마음읽기theory of mind(ToM) 사회인지기능은 일반 지능이나 그 외 신경인지기능의 영향력을 고려하여 이해해야 한다는 메타연구가 발표되었고 조현병 일차 친족이 마음읽기 과제수행 점수가 일견 낮아 보일 수 있으나 지능지수Intelligence quotient(IQ)를 보정한 이후 정상대조군과 큰 차이를 보이지 않았다는 연구도 발표되면서, 정신증의 인지기능에 대해 다양한 각도의 연구가 수행되었다.

망상장애delusional disorder, 조현정동장애schizoaffective disorder, 정신병적 증상을 동반한 주요우울장애major depressive disorder with psychotic features, 조울병bipolar disorder, 조현병schizophrenia에 이르는 다양한 정신증은 발병 이후 치료적 개입이 늦어질수록 개인 및 사회적 비용이 현저히 높아지고 그 예후가 좋지 않다. 그러므로 정신증을 조기 발견 및 조

---

1 7번 염색체의 장완 근위부(7q11.23)의 미세결실로 인한 질환으로 출생아 20,000명 중 1명의 빈도로 발현된다. 성장 및 발달의 지연이 두드러지고 작은 두상, 위로 살짝 들린 작은 코끝, 큰 입, 협골형성부전에 따른 작은 크기의 볼, 부은 듯한 눈두덩이 등을 특징적 외형으로 하며 많은 경우 지적장애 수준(IQ 69 이하)에 해당하는 지능을 보유한다.

기 개입하려는 시도는 일반 인구의 정신건강에 있어 매우 중대한 과업이라 하겠으나 전구기 상태의 정신증은 정상군과 명확하게 그 경계가 분리되는 경우가 많지 않아 다양한 학문적 토대에서 정신증 위험 요인을 탐색하려는 시도가 지속되고 있다.

정신증 발병의 가장 경계선에 있는 임상군인 정신증 고위험군을 민감하게 탐지하려는 시도에는 인지기능 변화의 탐지 역시 포함된다. 더욱이 인지기능 문제는 실제 정신증의 핵심 증상으로 구체적 질환의 진단뿐 아니라 개입 전략을 수립할 때도 중요하게 고려되어야 할 요인이기에 다양한 측정치를 활용하여 정신증 고위험군의 인지기능을 탐색하는 일은 매우 중요하다. 이 장에서는 정신증 고위험군의 인지기능과 관련하여 신경인지기능과 사회인지기능을 나누어 설명할 것이며, 특히 이들의 예후나 정신증 이행 등의 결과와 관련된 고위험군의 인지기능 프로파일을 살펴보고자 한다.

1. 신경인지기능

1) 처리속도

(1) 정신운동속도

정신운동속도psychomotor speed란 자극이나 환경이 변화하는 부분에 주의를 기울이고 이를 탐지하고 적절한 반응을 하는 등의 속도를 말한다. 정신운동속도를 측정하기 위해서는 일반적으로 숫자가 적힌 점들을 숫자 순서대로 빠른 속도로 이어나가는 선로 잇기 검사-A 유형Trail Making Test-A(TMT-A), 빨강, 노랑, 파랑, 검정 등 색깔 명칭을 글자가 적힌 그대로 빠르게 읽는 스트룹 단어 검사Stroop Word Test(그림 8.1), F, P, L로 시작하는 단어를 정해진 시간 안에 최대한 많이 이야기해야 하는 언어 음운 유창성verbal phonemic fluency, 혹은 기호쓰기(Brief Assessment of Cognition in Schizophrenia-Symbol Coding 혹은 Digit Symbol 등)(그림 8.2)를 사용하여 그 반응시간을 측정한다.

이런 도구를 사용한 연구들에서 정신증 고위험군은 정상대조군에 비해 유의하게 저하된 처리속도speed of processing를 보였으며 일부 연구는 이 손상 수준이 초발 정신증 환자와 비견할 정도라 기술하기도 하였다.

정신증 고위험군의 정신운동속도를 이해할 때 단순운동속도의 문제는 배제할 수 있을 것으로 보인다. 정신운동속도에 해당하는 이상성이 관찰되는 것과 달리, 정해진 시

RED	RED	GREEN	YELLOW
BLUE	GREEN	YELLOW	BLUE
RED	RED	GREEN	YELLOW
RED	RED	BLUE	BLUE
GREEN	GREEN	YELLOW	YELLOW
BLUE	GREEN	YELLOW	BLUE

그림 8.1 스트룹 단어 검사(Stroop Word Test)

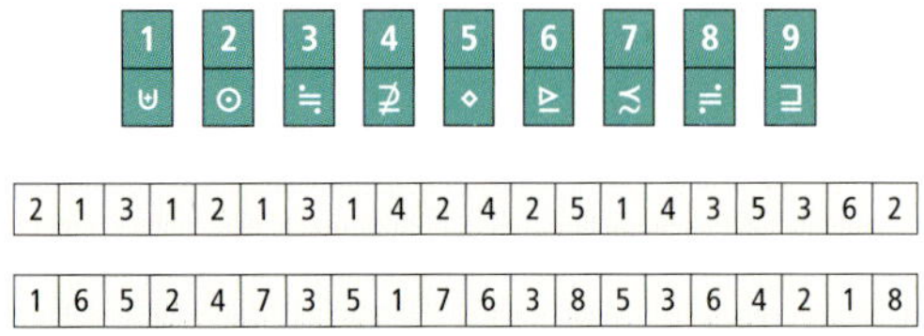

그림 8.2 기호쓰기(Digrt Symbol Test, DST)

간(10초) 동안 빠르게 손가락을 편평한 면에 두드리는 손가락 두드리기 검사The Halstead–Reitan Neuropsychological Test Battery: Finger Tapping Test로 측정한 실제 운동속도는 정상군에 비해 유의한 저하가 관찰되지는 않았다.

2) 주의력

현재 과제와 관련성이 적은 정보를 무시하면서 특정한 정보에 선택적으로 주의를 기울이는 인지기능을 주의attention라고 부른다. 주의는 한정된 용량을 가지며 그 지속 시간도 제한되어 있으며, 가능한 한 오랜 시간 주의를 유지하며 적절한 각성상태에서 환경에 기민한 반응을 하는 기능은 좀 더 복잡한 인지적 수행을 하는 데 매우 중요한 자원이 된다.

(1) 지속된 주의력 및 주의경계

주의력은 중점을 두는 기능에 따라 여러 종류로 나뉠 수 있는데, 주의를 지속적으로 유지하는 기능은 지속된 주의력sustained attention이라고 칭하며, 또렷한 각성상태를 기반으로 환경의 변화에 기민하고 적절하게 반응하는 주의력을 주의경계vigilance라 칭한다. 이 둘을 구분하는 일은 쉽지 않다. 보통 연구자들의 가설이나 관심영역에 따라 그 명칭의 우선순위가 달라지며 혼용하여 사용하는 경우가 많다.

상기 인지기능이 손상되었는지 여부를 판단하기 위해, 비교적 단순한 과제를 20~25분 이상 수행하도록 하는 연속 수행 검사Continuous Performance Test(CPT)를 실시할 수 있다. 현재까지 연속 수행 검사를 통해 평가한 정신증 고위험군의 주의 수준에 대해서는 손상되지 않았다는 결과에 비해 주의 지속력이 저하되어 있다는 결과가 다소 우세한 편이다

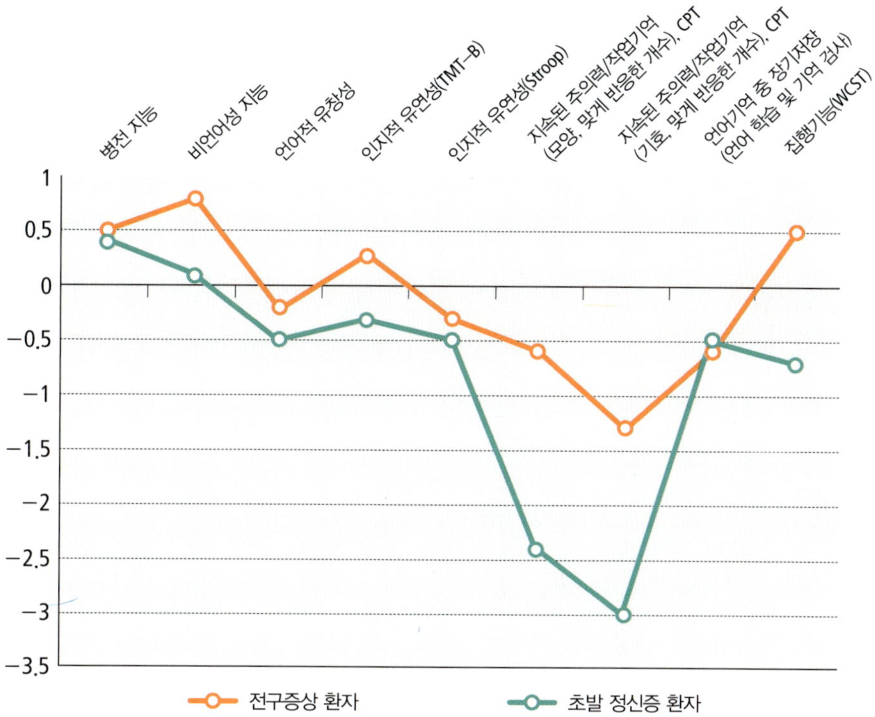

그림 8.3 초발 정신증 환자 및 전구증상을 보이는 임상군 모두에서 손상되어 있는 연속 수행 검사의 양상

출처: Özgürdal et al., 2009. https://www.tandfonline.com/doi/full/10.1080/13803390802206406?scroll=top&needAccess=true

(그림 8.3).

한편 위스콘신 카드 분류 검사Wisconsin Card Sorting Test(WCST)의 비보속 오류 개수number of non-perseverative errors를 확인하여 일정한 규칙에 대해 주의를 기울이며 행동을 지속하는 능력에 장해가 있는지를 살핀 연구도 있었는데, 이 경우 정신증 고위험군의 수행 수준이 정상대조군과 유의한 차이를 보이며 조현병 집단과 유사한 정도의 오류를 범하였다. 즉, 해당 기능은 집단의 구성 및 도구의 선택에 따라 다소 엇갈리는 의견을 내어놓고 있다.

(2) 선택적 주의력

전경이 되는 정보에 주의를 집중하고, 배경 정보에는 주의를 거두는 편이 좀 더 효율적이며 빠른 의사결정에 도움이 될 것이다. 원하는 정보에 선택적으로 주의를 집중하는 기능을 선택적 주의selective attention라 한다.

빨강, 노랑, 파랑, 검정 등의 단어들이 해당 단어의 의미와 불일치하는 색깔들로 적혀 있을 때, 색깔 명칭에 대한 주의는 억제하고 실제 그 단어가 인쇄된 색깔만을 선택적으로 빠르게 보고해야 하는(예: 파란색으로 인쇄된 '빨강'이라는 단어를 가능한 한 빠르게 '파랑'이라고 읽어야 함) 스트룹 색깔 검사Stroop Color Test가 가장 대표적인 선택적 주의력 검사이다. 이때 정신증 고위험군은 특별히 오류가 증가하지는 않으나 유의하게 저조한 반응 속도를 보인다는 결과가 비교적 일관되게 도출되고 있다(그림 8.1 참조).

3) 기억

(1) 작업기억

작업기억은 일정량의 정보를 마음속에 유지하면서 짧은 시간 동안 목표지향적으로 해당 정보를 조작하는 기억기능을 말한다. 작업기억은 학습, 일반 지능, 언어 및 수리적 정보의 처리, 집행기능, 문제해결 등과 높은 관련성을 보이며 이 기능은 출생 이후 차츰 발달되어 노년기의 삶의 질에도 영향을 미치기에, 다양한 정신질환에서 나타나는 작업기억 손상은 임상가들에게 주요한 관심사였다.

검사자가 손으로 짚은 나무토막의 위치를 한동안 기억하였다가 그대로 재현해야 하는 코지 블록 검사Corsi Block Test로 시각적 작업기억 폭을 측정하였던 연구에서 이미 정신증 고위험군의 작업기억 결함을 확인한 바 있으며, 조현병의 인지 향상을 위한 측정 및 치료 연구Measurement and Treatment Research to Improve Cognition in Schizophrenia(MATRICS)나 웩슬러 기억 척도Wechsler Memory Scale-III의 일환으로 실시되는 작업기억 과제인 순서화Letter-Number-Sequencing, 공간 폭Spatial Span에서도 대조군에 비해 유의하게 저하된 수행이 관찰되고 있다.

(2) 언어기억

언어기억 혹은 언어학습 기능은 대체로 언어적 자극을 사용하여 피검자의 학습 수준 및 작업기억, 장기기억을 검토하게 된다. 시행 단계나 분석 방법에 따라 다양한 변인들이 도출되는데, 일련의 단어 목록을 불러 주고 그 즉시 회상하게 하는 시행(즉시 회상immediate recall)이나 일정 시간 지연 후의 자유 회상(지연 회상delayed recall), 여러 보기를 제시하고 이들 중 학습하였던 단어를 고르도록 하는 재인recognition 시행이 기본적으로 포함된다.

일련의 단어 목록을 반복해서 여러 차례 불러 주고 이를 학습, 회상, 재인하게 하는 홉킨스 언어 학습 검사 개정판Hopkins Verbal Learning Task Revised(HVLT–R), 레이 청각 언어 학습 검사Rey Auditory Verbal Learning Test(RAVLT), 캘리포니아 언어 학습 검사California Verbal Learning Test(CVLT) 그리고 단어 목록을 반복하여 불러 주되 앞선 회상에서 누락된 단어들만 선택적으로 다시 불러 주어 전체 12개 단어를 모두 외울 때까지 수행하거나 혹은 학습 수준을 가늠하기 12번의 연속된 수행을 하는 부쉬케 언어 선택 회상 검사Buschke Verbal Selective Reminding Test(BVSRT)의 지연 회상에서 정신증 고위험군의 저조한 언어기억 수행을 확인하였다.

(3) 시각기억

시각기억 혹은 시각학습 기능은 2차원 도형을 자극으로 제시하고 이를 모사, 재현하는 방식으로 측정한다. 6개의 기하학적 도형을 보고 이를 정확한 위치에 최대한 많이 배치하여 그리도록 하는 간이 시각 기억 검사 개정판Brief Visual Memory Test Revised(BVMT–R) 결과 통계적으로 유의한 수준의 수행 저하는 관찰되지 않았다. 그러나 레이–오스테리스 복합 도형Rey-Osterrieth Complex Figure(ROCF)을 사용하여 하나의 복잡한 도형을 따라 그리도록 한 후 15분 후 자유롭게 회상하여 그리도록 한 검사 결과에서는 정상대조군과 큰 차이를 보였다.

시각기억의 경우 자극의 종류 및 수행 방법에 따른 측정치의 편차가 매우 상이하다는 점에 주의해야 한다. 다만 추후 언급되겠지만 레이–오스테리스 복합 도형 수행 수준이 정신증 발병 예측에 유효하였다는 연구를 함께 고려할 때, 정신증 고위험군의 시각기억 측정치는 레이–오스테리스 복합 도형 과제를 우선적으로 고려하는 것이 효율적일 것으로 보인다.

4) 추론 및 문제해결 등 집행기능

집행기능을 측정하는 검사에서의 성공적인 수행을 위해서는 작업기억, 행동 억제, 계획, 인지적 유연성, 정반응correct response에 따라 일시적으로 장set을 유지하는 능력 등이 유기적으로 결합되어야 한다.

가장 대표적인 집행기능 검사인 위스콘신 카드 분류 검사Wisconsin Card Sorting Test(WCST)는 절차적 기준에 따라 카드의 짝을 맞추는 방식으로 진행되며 이때 전체 오류, 보속 반응perseveration score, 장 유지의 실패failure to maintain set 등 다양한 변인들을 산출할 수 있는데, 정신증 고위험군의 집행기능을 탐색한 결과 해당 변인들에서 유의한 이상성은 관찰되지 않았다는 결과와, 보속 반응과 범주 완성 개수가 유의하게 부족하다는 연구 결과가 혼재되어 있다.

반면 순자와 글자를 번갈아 가며 빠르게 순서대로 잇는 선로 잇기 검사-B 유형Trail Making Test-B(TMT-B)에서는 인지적 유연성을 발휘하는 속도가 현저히 저하되어 있는 것으로 나타났다. 선로 잇기 검사-A 유형에서 느려진 속도를 반영한 경우에도(TMT-B 반응속도-TMT-A 반응속도) 해당 기능의 수행은 저하되어 있는 것으로 나타났다.

신경인지 평가 배터리Neuropsychological Assessment Battery(NAS)에 포함된 미로Mazes 검사나 색상 및 모양을 바탕으로 비워져 있는 공간에 알맞게 들어갈 도형 조각을 찾는 레이븐 행렬 검사Raven's Coloured Progressive Matrices(RCPM)를 통해 평가한 계획, 추론 및 문제해결 능력에서는 정상대조군에 비해 매우 저조한 수행이 정신증 고위험군에서 관찰되었다.

2. 사회인지기능

사회인지기능은 사회적 정보를 지각하고, 이해하고 처리하는 일련의 인지적 활동을 말한다. 결론적으로 말하자면, 메타연구조차도 합의된 결론에 도달하지 못하였다. 2015년 발표된 2개의 메타연구에서는 대부분의 사회인지기능이 저하되어 있으며 중간 정도의 효과 크기를 가지는 것으로 보였으나, 이후 6개의 정신증 고위험군 연구를 메타분석한 결과(정신증 고위험군 197명, 정상대조군 396명 포함), 정신증 고위험군과 정상대조군 상 사회인지기능 상 유의한 차이는 나타나지 않았으며 그 효과 크기도 미미하였다. 다만 이는 사회인지라는 구성 개념이 상당히 범위가 넓고 이질적인 요소들이 혼재되어 있다는 점을 고려해서 해석해야 할 부분이다. 이에 사회인지기능은 연구에 사용된 도구들을 좀 더 세부적으로 기술하며 개별 결과를 함께 제시하고자 한다.

1) 마음 이론

자신 혹은 타인의 정신상태에 대해 추론할 수 있는 능력을 마음 이론Theory of Mind(ToM)으로 통칭한다. 샐리-앤 과제Sally-Anne Task는 대표적인 ToM 과제로, Simon Baron-Cohen

등이 개발하여 개인의 사회인지기능의 발달 수준을 측정하기 위해 현재까지 널리 사용되고 있다.

샐리-앤 과제(Sally-Anne Task)

보통 두 종류의 인형을 사용하여 피검자에게 하나의 이야기를 제시하며, 대략의 내용은 다음과 같다.

샐리는 바구니를 가지고 있고, 앤은 상자를 가지고 있다. 샐리는 바구니 안에 구슬을 넣어 두고는 앤과 함께 머무르던 방에서 잠시 나가 있는다. 샐리가 없는 사이, 앤은 구슬을 바구니에서 꺼내어, 자신의 상자 안에 넣는다. 잠시 후 샐리가 방으로 돌아온다.

이후 검사자는 피검자에게 몇 가지 질문을 한다.
〈기억에 대한 질문〉 원래 그 구슬은 어디에 있었나요?
〈신념에 대한 질문〉 샐리는 자신의 구슬을 어디에서 찾으려 할까요?
〈현실에 대한 질문〉 구슬은 실제로 어디에 있나요?

각각의 질문은 기능을 가진다. 즉, 〈기억에 대한 질문〉은 ToM 등 사회인지기능을 발휘할 수 있을 정도의 주의력, 작업기억을 유지하고 있는지를 확인한다. 〈신념에 대한 질문〉은 피검자는 진실을 알고 있겠지만 자신의 진짜 신념은 억제하고, 상대방의 잘못된 신념(false belief)을 이용하여 답변할 수 있는지를 확인한다. 그리고 〈현실에 대한 질문〉은 피검자의 기억 및 현실검증력을 확인하는 기능을 한다.

ToM 수준을 확인하기 위해서는 잘못된 신념 과제false belief task 혹은 이상한 이야기 과제strange story task와 같은 언어적 도구와 만화 속 등장인물의 의도를 파악해야 하는 만화 과제cartoon task와 같은 비언어적 도구를 사용한다.

(1) 마음 이론 과제의 수행

정신증 고위험군은 각각 서로 다른 4개의 이야기에 등장하는 인물의 마음 혹은 그 이야기와 관련 있는 제3의 인물의 마음을 미루어 짐작하는 잘못된 신념 과제와 만화 속 등장인물의 의도를 파악해야 하는 만화 과제에서 저조한 수행을 보인다.

이중 속임double bluffs, 실수mistakes, 설득persuasion, 선의의 거짓말white lies 등의 내용을 포함한 이야기들을 읽고 이야기 속 등장인물들의 생각이나 감정을 파악해야 하는 이상한 이야기 과제 역시 대표적인 ToM 과제라 할 수 있으며, 이 과제를 이용한 연구들 일부는 기능 손상을, 다른 연구에서는 기능 유지를 제안하는바 후속 연구가 필요할 것으로 보인다.

또 다른 마음 이론 과제를 사용한 연구에서도 혼재된 결과가 나타났다. 정신증 고위험군의 경우 간접적인 의사표현 이면의 진짜 의도를 알아내거나hinting task, 그림을 보고 순전히 물리적 요소에 기인한 유머 요소를 찾아내는 기능physical jokes(예: 나란히 매달린 다섯 개의 쇠구슬로 뉴턴의 제3법칙을 설명하는 '뉴턴의 진자'를 차용하여, 아이들이 탄 다섯 개의 그네 중 첫 번째 그네를 옆으로 당겼다 낙하시켜 반대편 끝 아이의 그네가 옆쪽 방향으로 상승하도록 구성한 한 컷 만화)에서 저조한 수행을 보였다. 그러나 이 연구에서 실제로 타인의 마음 상태 때문에 상황적 유머가 발생하는 한 컷 만화mentalising jokes(예: 지나가던 사람의 악기 끝 부분이 한 남자의 등에 닿았을 때, 남자는 총구인 줄 알고 양손을 머리 위로 듦)를 이해하는 능력은 유지되는 것으로 나타나 좀 더 많은 연구가 필요한 것으로 보인다.

(2) 신경인지기능이 마음 이론에 미치는 영향

주의할 점은 ToM 기능을 언어적 도구로 평가하였을 때 정신증 고위험군이면서 지능이 110 이상에 해당하는 평균 상 이상의 지적 자원을 가지고 있는 경우 이들의 ToM 기능이 정상대조군과 차이를 보이지 않았다는 점이다. 이는 크게 2가지 함의를 갖는데, 첫째, 정신증 고위험군의 사회인지기능의 저하는 신경인지기능의 저하와 밀접하게 관련이 있다는 것, 둘째, 정신증 고위험군 중 검사상 사회인지기능의 저하를 보이지 않는 경우 실제로는 풍부한 신경인지기능이 사회기능상 결함을 완충해 주는 작용을 하고 있을 가능성에 대한 것이다. 즉 고위험군 검사상 ToM 기능이 저하 혹은 유지되었다는 표면적 결과 이면에 신경인지적 자원의 수준이 영향을 미치고 있을 가능성을 고려해야 한다.

2) 정서 처리

(1) 정서 처리 기능 연구의 혼재된 결과

정서 지각 및 정서 처리emotion processing의 수행 수준을 평가하는 연구들에서는 얼굴표정 혹은 어조에 담긴 정서적 의미를 인식하고 이해하며 비교적 객관적으로 평가할 수 있는 능력을 탐색한다. 정신증 고위험군의 경우 대부분 얼굴 정서 인식 검사Facial Emotion Identification Test나 얼굴 정서 변별 과제Facial Emotion Discrimination Test를 사용하며 그 수행 수준을 살펴왔다.

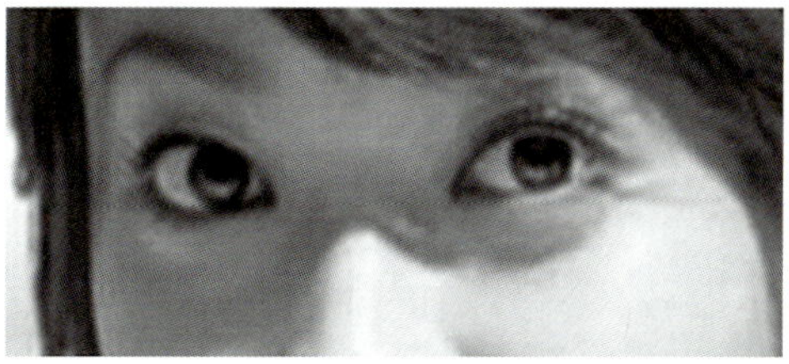

그림 8.4 한국판 눈 보고 마음 읽기(reading the mind in the eyes) 과제. 각각의 눈을 보고, 그 사람의 감정이나 생각을 가장 잘 묘사한 단어를 선택하는 과제

현재 정신증 고위험군의 정서 처리 기능이 정상대조군에 비해 저하되어 있는가에 대해서는 연구의 표집, 참여자 수, 자극, 측정치에 따라 각기 다른 답을 내어놓고 있다. 눈 부위의 사진만 보고 해당 자극에 드러난 마음 상태를 사지선다 중에서 선택하도록 하는 눈 보고 마음 읽기reading the mind in the eyes 과제에서 역시 정신증 고위험군의 수행이 정상 범위에 해당한다는 연구 결과와 정상대조군에 비해 수행이 저조하다는 결과가 혼재되어 있다(그림 8.4).

특히 최근 들어 연령, 성별, 지능지수 등을 통계적으로 통제한 경우 정상대조군과 차이가 없는 수행을 보인다는 보고들이 이어지고 있으며, 일례로 MSCEITMayer–Salovey–Caruso Emotional Intelligence Test로 측정한 정서지능, 즉 정서의 지각, 이해, 활용, 조절 모두가 정상범주인 것으로 나타났다.

(2) 정서 처리 관련 신경생물학적 이상성

(a) 상기와 같이 표면적으로는 정상대조군과 수행 차이를 보이지 않는다는 연구 결과들이 있고, (b) 정신증 고위험군이 보이는 정서 지각이나 이해의 결함은 일반적으로 정신건강 측면의 도움을 요청하는 사람들individuals seeking for mental health assistance이 보이는 문제와 유사하며, (c) 이러한 장해가 실제 정신증 발병을 예측하기는 어렵다고 제안되고는 있으나, 뇌영상학적 방법론을 사용한 연구들은 정신증 고위험군의 정서 처리와 관련한 신경생물학적 이상성을 보여 주고 있다. 예를 들어, MRI 연구를 통해 정신증 고위험군의 기능적 뇌 활성화 정도를 살폈을 때, 얼굴 정서 변별과 관련하여 방추상회fusiform gyrus 및 좌측 중후두회middle occipital gyrus 등의 과잉활성화가 관찰되었다.

어쩌면 행동 연구에서 정서 처리와 관련하여 놓치고 있던 정보는 '중립 정서'에 대한 고위험군의 처리 방식이었는지도 모른다. 사실 정신증 고위험군은 중립적 얼굴 표정에 대해 화난 표정으로 평가하는 오류를 범할 확률이 유의하게 높으며 중립적 표정을 사용한 뇌영상 연구에서도 전두회, 설상엽cuneus, 시상thalamus, 해마hippocampus 등의 과활성화가 확인되는바, 중립적 정서 자극 처리와 관련한 비효율적인 특이성에 대한 후속 연구가 필요한 상태이다. 더욱이 이러한 정보 처리의 이상성은 고위험군이 추후 사고 내용 장애를 발전시키는 데 기여할 수 있기에 이에 대한 조기 평가 및 개입이 요구된다.

3) 사회 인지 및 지각

정신증 고위험군의 사회 인지 및 지각social cognition and perception 역시 정서 처리만큼이나 이질적인 결과를 보이고 있다. '북미 전구 종단 연구North American Prodrome Longitudinal Study(NAPLS 2)' 그룹에서 675명의 고위험군을 대상으로 이야기 속 인물들의 같은 행동이 각기 다른 장면에서 어떻게 보이는지 파악하도록 하여 그런 행동이 일어날 법한지 선택하도록 하는 영역에 따른 관계Relationship Across Domains(RAD) 검사에서 정신증 고위험군의 수행이 저조하였으나 그 효과 크기는 매우 작았다(−0.05 ~ −0.20).

짧은 비디오를 보여 주고 장면의 맥락적 의미를 인지하도록 하는 사회 인지 과제인 사회적 추론에 대한 인식 검사The Awareness of Social Inference Test(TASIT)도 동일한 연구에서 수행되었다. 그 결과 고위험군이 거짓말이나 냉소주의를 알아차리는 정도가 정상대조군에 비해 저하되어 있었으나 역시 그 효과 크기는 매우 작았다. 또한 양성 및 음성 증상과도 관련이 없었으며 연령 및 지능과 상관을 보였다.

이와 유사한 결과는 이미 고위험군 연구 초기에 제안된 바 있었다. 42개의 얼굴 자극을 활용하여 해당 얼굴 자극이 믿을 만한 사람으로 보이는지 혹은 믿지 못할 사람으로 보이는지 각각 평가하도록 하는 신뢰 과제Trustworthiness Task를 실시한 결과, 신뢰로운 얼굴에 신뢰롭다고 평가하는 반응 양상은 정신증 고위험군과 정상대조군 간 차이를 보이지 않았다. 특이점은 정신증 고위험군의 경우 썩 믿을 만하지 못한 얼굴 자극에도 해당 얼굴 자극이 상당히 믿을 만해 보인다고 보고하는 편향된 반응 양상이 관찰되었다는 점이다. 실제로 고위험군이 대조군에 비해 타인의 신뢰나 성실성을 후하게 평가하는지 아니면 타인에 대한 불신 및 적대감을 방어하기 위한 반동 형성에서 좀 더 긍정적인 방향으로 얼굴 자극을 평가하는지에 대해서는 후속 연구가 진행되어야 하겠으나 분명한 점은 대인 지각에 있어서 편향된 반응을 보인다는 것이다.

4) 귀인

2015년 발표된 정신증 고위험군의 사회인지기능을 메타분석한 연구에서 가장 큰 효과 크기를 보인 영역은 귀인attribution이었다(그림 8.5). 귀인은 발생한 자극이나 사건과 관련하여 그 원인을 자신, 타인, 혹은 환경에 돌리는 경향성을 말한다. 귀인은 여러 방식으로 분류된다. 예를 들어, 귀인을 원인의 소재causal locus, locus of an attribution를 기준으로 분류하면 다음과 같다.

- 내재화 귀인internal attribution: 특정 사건이 자신에게서 기인하였다고 여기는 전반적 경향성
- 외재화–개인 귀인external-personal attribution: 타인의 특질 덕/탓으로 돌리는 경향성
- 외재화–상황 귀인external-situational attribution: 정황상 그러한 일이 발생하게 되었다고 평가하는 경향성

또는 편향bias을 기반으로 귀인을 분류할 수도 있다.

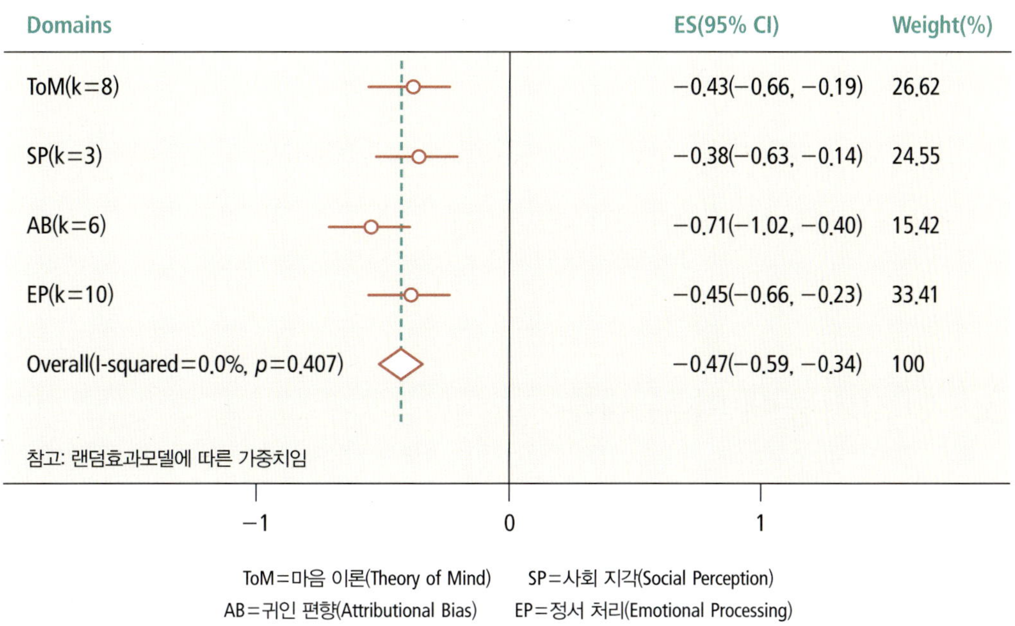

그림 8.5 메타분석(Lee et al., 2015)에 따른 사회인지기능 영역별 통합 효과 크기(pooled effect size)

- 적대감 귀인hostility attribution: 주어진 상황에 등장하는 인물이 적대감을 가지고 그 행동을 하였다고 귀인하는 경향성
- 비난 귀인blame attribution: 특정 인물의 탓으로 비난하는 전반적인 경향성
- 공격성 귀인aggression attribution: 인물이 공격성을 지니고 있는 것으로 귀인하는 경향성

초기 가설은 정신증 고위험군이 여러 상황들의 원인이 외부에 있다고 지각(외재화 귀인external attribution)하면서 특히 외부의 의도를 왜곡해서 해석하는 것이 임상 증상의 한 특성이며, 이것이 추후 정신증 발현에도 영향을 미칠 것이라 제안하였다. 그러나 고위험군이 정상대조군에 비해 더 많은 외재화 귀인을 하는지에 대해 거의 동시에 발표된 두 연구는 서로 다른 답을 내어놓았다. 그러나 좀 더 많은 정상대조군과 비교를 시도하고 연령, 성별, 지능을 통제하여 분석한 Thompson의 연구 결과에 따르면, 고위험군의 외재화 귀인 경향성은 증가하였으며 이는 음성증상 및 편집증과 상관을 보였다. 이에 대해서는 더 많은 표본을 대상으로 한 후속 연구가 요구된다.

비록 고위험군의 귀인 소재가 뚜렷이 외부에 존재하는지에 대해 합의된 결과가 도출되지 않았다 할지라도, 이들이 외부 귀인을 하고 있다면 그 내용 자체는 뚜렷한 부정적 편향성을 드러내는 것으로 보인다. 국내에서는 안석균 등이 고위험군의 귀인 패턴에 대한 연구를 진행하였다. 해당 연구들에 따르면, 정신증 고위험군은 애매한 상황을 경험할 때 그 이면의 의도를 좀 더 부정적으로 해석하는 것으로 보이는데, 모호한 상황에서 더 많은 적개심을 읽어 내고, 타인을 비난하려는 경향성이 뚜렷하며, 이러한 귀인의 편향성은 실제로 편집증적 사고와 연관성을 가진다.

3. 인지기능에 따른 예후

1) 기능 및 임상 문제 추적 조사 연구

(1) 신경인지기능 기반 기능 및 임상 문제 예측

정신증 고위험군의 인지기능 문제가 실제 사회에서의 적응 문제로 이어진다는 개연성을 입증하지 못하였던 횡단 연구와 달리, 종단 연구 설계로 시간을 들여 고위험군을 추

적 조사한 연구들은 이들의 기능 및 임상 문제가 기저선 당시의 인지기능과 유의하게 관련되어 있음을 보여 주었다.

예를 들어 101명의 정신증 고위험군을 3~5년 여 추적 조사한 결과에서 기저선 당시의 처리 속도는 이후 사회적 기능을, 그리고 언어기억과 운동 장해 여부는 이후 역할 수행의 수준을 예측하는 것으로 나타났다. 그러나 173명의 고위험군을 2년 여 추적 조사한 결과, 주의력 및 일반 인지기능이 변화하는 양상은 추후 사회 및 직업 기능을 부분적으로 설명하고 있었다. 294명의 고위험군을 평균 3.4년에 걸쳐 추적 조사한 결과, 다른 여느 기능 영역에 비해 단어 유창성과 바꿔쓰기로 평가한 반응속도가 추후의 사회적 기능을 잘 예측하는 것으로 나타났다. 1년간의 짧은 추적 조사에서도 기저선 당시의 주의력, 처리 속도, 혹은 집행기능이 추후의 전반적인 기능적 수준이나 사회기능을 예측함을 밝힌 바 있다.

또한 최초 평가 당시의 작업기억은 망상적 사고와 함께 이후의 추적 조사 때 망상적 사고의 45%를 예측한다는 연구 결과를 고려할 때, 인지기능이 정신증적 증상의 유지에 기여하는 바에 대해서도 주의 깊게 살필 필요가 있겠다. 이때 특히 정신증 고위험군의 작업기억은 임상 증상과 관련성이 적다는 점에서 작업기억의 저하는 독자적으로 개인의 사고 장해에 기여하는 것으로 보인다.

(2) 사회인지기능 기반 기능 및 임상 문제 예측

52개 연구, 2692명의 정신증 고위험군을 포함한 메타연구에서, 사회인지기능은 신경인지기능보다 추후의 기능을 좀 더 잘 예측하는 것으로 나타났다. 즉, 사회적인 정보 처리에 문제가 없을수록, 실제 일상생활에서 사회적 지지나 개인적인 자원을 얻는 데 무리가 없었다. 이는 사회적, 직업적 기능을 유지하며 독립적인 생활을 영위하는 것으로 이어지기에 개인의 장기적 안녕감을 위해 사회인지기능의 유지 혹은 향상은 매우 중요한 과업이라 하겠다. 이때 모든 인지기능 중 개인의 실제 기능 수준과 가장 밀접한 관련성을 보인 것은 ToM이었다.

2) 정신증 발병 추적 연구

(1) 신경인지기능 기반 정신증 발병 예측: 혼재된 결과

다양한 연구들에서 정신증 진단으로 전환된 고위험군과 정신증으로 이행되지 않은 고위험군의 신경인지기능 프로파일을 비교하였고 이러한 연구들 중 2012년 5월까지 출간된 9개 연구를 메타분석한 결과, 처리속도, 주의, 시각기억, 추론 등은 정신증 발병을 예측하지 못하는 것으로 제시된 바 있었다.

그러나 2015년 15명의 비발병 고위험군 및 15명의 정신증 발병 고위험군을 비교한 연구에서는 연구 진입 당시 기저선 수준에서 평가했던 처리속도, 지속적 주의력 및 집행기능이 이미 집단 간 차이가 나는 것으로 보고하였고, 또한 처리속도가 실제로 정신증 고위험군의 정신증 발병을 예측한다는 결과도 발표되었다.

이후 32개 연구(정신증 고위험군 1684명 포함)를 선별하여 2017년 발표한 메타연구에서는 처리속도와 시각기억이 정신증으로 이행된 고위험군과 그렇지 않은 고위험군을 적절히 변별한다고 제안한바 해당 변인 이상성의 임상적 함의점에 대한 연구는 지속되어야 한다.

(2) 정신증 발병의 예측 요인 I: 언어기억

안정적으로 정신증 발병을 예측하는 것으로 알려진 변인은 언어기억(언어 학습)이다. 웩슬러 지능 검사의 상식, 어휘 혹은 웩슬러 지능 검사의 언어성 지능, 그리고 레이 청각 언어 학습 검사Rey Auditory Verbal Learning Test(RAVLT), 청각 언어 학습 검사Auditory Verbal Learning Test(AVLT), 캘리포니아 언어 학습 검사California Verbal Learning Test(CVLT) 등으로 측정한 언어 학습 수행 수준은 정신증 발현을 유의하게 예측하는 것으로 나타났으며 이는 가장 최근의 메타연구에서도 확인되었다.

(3) 망상의 예측 요인 II: 작업기억

한편 상기 언어기억과 관련된 개별 연구들 대부분에서 웩슬러 지능 검사의 숫자 외우기 및 산수, 순서화Letter Number Sequencing 혹은 웩슬러 기억 척도의 숫자 혹은 기호 거꾸로 따라 외우기 등 작업기억 과제를 포함하고 있는데, 메타분석 결과 그 영향력은 유의하지 않은 것으로 나타났다.

다만 정신증 고위험군이 연구에 참여한 이후 처음으로 평가받을 당시의 작업기억은 (그때 당시의 망상적 사고와 함께) 추적 조사 시점의 망상적 사고의 45%를 예측한다는 연구 결과를 고려할 때, 인지기능이 임상증상의 유지에 기여하는 바에 대해서도 주의깊게 살필 필요가 있다. 또한 정신증 고위험군의 작업기억 손상은 임상증상과는 통계적 상관성이 적다는 점에서 작업기억의 저하는 증상 수준과 관계없이 독자적으로 개인의 정신건강 문제에 위험 요인으로 작용하는 것으로 보인다.

(4) 사회인지기능 기반 정신증 발병 예측: 현재까지 근거 없음

특정 사회인지기능의 저하가 정신증 발병을 예측할 수 있으리라는 연구자들의 기대와 달리, 변인 간 뚜렷한 연관성이 일관되게 확인되지는 않았다. 무엇보다 1970년부터 2015년 7월까지의 연구를 선별하여 793명의 정신증 고위험군과 630명의 정상대조군이 포함된 17개 연구를 메타분석한 결과, 사회인지기능 결함이 정신증 발현으로 이어지는 경향성은 관찰되지 않았다. NAPLS 종단 연구에서도 같은 결과가 보고되었다.

3) 추적 연구에 따른 임상적 함의점: 평가

전체 지능이나 사회인지기능보다는 특정 세부 신경인지기능 상 장해가 정신증 발병과 밀접한 관련성을 보이기에 어떤 인지기능을 우선적으로 살펴야 할지 가이드라인을 정하는 것은 매우 필수적인 작업이다. 특히 스크리닝 검사 배터리를 구성할 때는 경제적, 시간적 효율성을 고려하여 우선순위로 둘 신경인지기능 검사의 범위를 효과적으로 한정할 수 있다. 특히 언어 학습 결함은 정신증 고위험군 및 정신증 환자군의 뇌영상학적 이상성과 그 관련성이 입증되고 있는 만큼, 뇌영상학적 평가와 더불어 혹은 이를 상호보완하는 방식으로 사용하는 것이 필요할 것으로 보인다.

한편 Carrión 연구에서는 정신증 발병군의 경우 반복되는 신경인지기능 검사 수행에 따른 이점(예: 연습 효과)을 누리지 못하고 있음을 설명하고 있다. 즉 정신증 고위험군 중 학습의 효율성 저하로 인해 인지기능을 적절히 발달시키거나 발휘하는 데 어려움이 지속된다면 이것이 정신증 발현에 기여할 가능성에 대해서도 추가적으로 고려할 필요가 있다.

4) 추적 연구에 따른 임상적 함의점: 개입

인지기능 중에서도 개인의 신경인지 결함은 실제 정신증 발병의 위험 요인으로 작용할 가능성이 높기에, 정신증 고위험군을 대상으로 하는 인지치료 개발이 시도되고 있다. 조현병의 인지기능 및 일상의 기능을 향상할 목적으로 개발된 표적 인지 훈련Targeted Cognitive Training(TCT)을 활용한 8주간 40시간의 컴퓨터 기반 훈련을 정신증 고위험군에 적용한 결과, 처리속도, 역할 수행 등의 기능 향상이 관찰되었다.

또한 인지재활치료Cognitive Remediation Therapy(CRT) 프로그램을 사용한 고위험군을 9개월 후 추적 관찰한 결과 유의한 수준의 작업기억 향상이 관찰된 것 역시 고무적인 결과였다.

결론

인지기능을 신경인지기능 및 사회인지기능으로 분류하는 것은 정상군뿐 아니라 다양한 정신장애에서 시도되어 왔으며, 정신증 스펙트럼에서도 요인분석 및 구조방정식 모델을 사용한 연구들에서 이러한 구분이 유효함을 밝힌 바 있다. 이에 정신증 고위험군 개념이 제안된 이후 개인의 예후 및 정신증 발병과 관련이 있는 신경인지기능과 사회인지기능의 장해를 세부적으로 탐색하기 위해 다양한 연구가 지속적으로 진행되어 왔다.

정신증 고위험군에서 저하되어 있는 신경인지기능 영역은 다음과 같다. 정신운동속도는 대체로 저하되어 있으며 선택적 주의를 기울여야 하는 과제에서도 저조한 수행 속도가 확인된 바 있다. 다양한 언어 및 시공간 자극을 이용한 작업기억에서도 기능 손상이 두드러지며 일련의 단어 목록을 반복하여 학습해야 하는 언어기억 과제에서도 광범위한 기능 저하를 보인다. 지속된 주의력, 시각기억 및 집행기능의 경우 다루어야 하는 자극의 특성에 따라 그 수행이 다소 상이하다.

한편 사회인지기능의 경우 대표적인 사회인지기능 영역인 ToM, 정서 처리, 귀인 등에 있어서 혼재된 기능 수준이 보고되고 있다. 이는 일반 지능과 같은 신경인지기능의 영향이 통제된 연구들이 지속된 이후 다시금 평가를 받아야 할 영역으로 보인다. 또한 표면적인 행동 반응 수준이 정상 범위에서 유지되는 것의 기저에 신경생물학적 이상성이 잠재할 가능성에 대해서도 탐색이 지속되어야 하겠다. 한편 사회인지 및 지식은 정상대조군에 비견할 만한 자원을 보유하고 있는 것으로 나타났는데, 비록 효과 크기가 작지만 타인의 거짓말, 냉소주의, 신뢰롭지 못한 특성을 알아차리는 능력은 다소 저하되어 있는바, 이것이 실제 정신증 고위험군의 기능 저하에 기인한 것인지 아니면 타인에 대한 불신이나 적대감을 방어하기 위한 보상적 기제인지는 추후 살펴야 할 연구 주제로 보인다.

서로 다른 메타연구조차도 혼재된 결과를 보이고 있다는 점은 이질성이 높은 정신증 고위험군 표집의 특성을 반영하는 것이며, 그만큼 관련 연구의 진행에 있어 인구통계학적 정보나 심리사회적 요인을 엄격히 배제하는 분석이 요구된다 하겠다. 무엇보다 각 연구의 참여자 중 어느 정도의 비율이 정신증으로 이행되는지를 알지 못한 상태에서 이들 구성원의 특질을 기술해야 하는 점은 정신증 고위험군의 인지기능을 포괄적으로 이해하는 데 있어 큰 제한점 중 하나로 작용한다.

마지막으로 고려해야 할 것은 인지기능의 저하에 기여하는 과거의 외상적 경험에 대한 부분이다. 외상적 경험과 인지기능 간 관련성에 대한 일반 인구 대상 메타연구(N = 9498)에서 그 영향력이 비교적 미미하였다고 보고된 것과 달리, 정신증 고위험군은 과거 물리적 외상과 관련한 인지기능 저하를 보고하였다. 즉, 숫자 바로 따라 외우기, 선로 잇기 검사–B세트의 반응 속도, 스트룹 검사로 측정한 선택적 주의력, 그리고 위스콘신 카드 검사의 범주 완성 개수 등에서 물리적 외상이 있는 정신증 고위험군은 외상이 없는 고위험군에 비해 저조한 수행을 나타냈다. 과거의 외상적 경험은 그 자체만으로도 정신증 발병에 유의한 기여를 한다는 점에서 많은 임상가와 사회 체제에서 주요한 관심의 대상이 되는 변인인 것이 분명하며, 이에 더하여 외상이 우회적으로 정신증 고위험군의 인지적 자원을 제한하여 발병에 영향을 미칠 가능성 역시 염두에 두어야 할 것이다.

참고문헌

- Adams Jr, R. B., Rule, N. O., Franklin Jr, R. G., Wang, E., Stevenson, M. T., Yoshikawa, S., ... & Ambady, N. (2010). Cross-cultural reading the mind in the eyes: an fMRI investigation. Journal of cognitive neuroscience, 22(1), 97-108.
- Addington J, Penn D, Woods SW, Addington D, Perkins DO. Facial affect recognition in individuals at clinical high risk for psychosis. Br J Psychiatry. 2008;192(1):67-8.
- Addington J, Piskulic D, Perkins D, Woods SW, Liu L, Penn DL. Affect recognition in people at clinical high risk of psychosis. Schizophr Res 2012;140(1):87-92.
- Allen DN, Strauss GP, Donohue B, van Kammen DP. Factor analytic support for social cognition

as a separable cognitive domain in schizophrenia. Schizophr Res 2007;93(1-3):325-33.

- An SK, Kang JI, Park JY, Kim KR, Lee SY, Lee E. Attribution bias in ultra-high risk for psychosis and first-episode schizophrenia. Schizophr Res 2010;118(1):54-61.
- Anda L, Brønnick KK, Johannessen JO, Joa I, Kroken RA, Johnsen E et al. Cognitive Profile in Ultra High Risk for Psychosis and Schizophrenia: A Comparison Using Coordinated Norms. Front Psychiatry. 2019;10(695).
- Barbato M, Liu L, Cadenhead KS, Cannon TD, Cornblatt BA, McGlashan TH et al. Theory of mind, emotion recognition and social perception in individuals at clinical high risk for psychosis: Findings from the NAPLS-2 cohort. Schizophr Res Cogn 2015;2(3):133-9.
- Barbato M, Liu L, Penn DL, Keefe RSE, Perkins DO, Woods SW et al. Social cognition as a mediator between neurocognition and functional outcome in individuals at clinical high risk for psychosis. Schizophr Res 2013;150(2):542-6.
- Bolt LK, Amminger GP, Farhall J, McGorry PD, Nelson B, Markulev C et al. Neurocognition as a predictor of transition to psychotic disorder and functional outcomes in ultra-high risk participants: Findings from the NEURAPRO randomized clinical trial. Schizophr Res 2019;206:67-74.
- Bora E, Yucel M, Pantelis C. Theory of mind impairment in schizophrenia: meta-analysis. Schizophr Res 2009;109(1-3):1-9.
- Broome MR, Day F, Valli I, Valmaggia L, Johns LC, Howes O et al. Delusional ideation, manic symptomatology and working memory in a cohort at clinical high-risk for psychosis: A longitudinal study. Eur Psychiatry. 2012;27(4):258-63.
- Cannon TD, Yu C, Addington J, Bearden CE, Cadenhead KS, Cornblatt BA et al. An individualized risk calculator for research in prodromal psychosis. Am J Psychiatry 2016;173(10):980-8.
- Carrión RE, McLaughlin D, Goldberg TE, Auther AM, Olsen RH, Olvet DM et al. Prediction of functional outcome in individuals at clinical high risk for psychosis. JAMA Psychiatry. 2013;70(11):1133-42.
- Chung YS, Kang D-H, Shin NY, Yoo SY, Kwon JS. Deficit of theory of mind in individuals at ultra-high-risk for schizophrenia. Schizophr Res 2008;99(1-3):111-8.
- Combs DR, Penn DL, Wicher M, Waldheter E. The Ambiguous Intentions Hostility

Questionnaire (AIHQ): a new measure for evaluating hostile social-cognitive biases in paranoia. Cogn Neuropsychiatry 2007;12(2):128-43.

- Corcoran R, Cahill C, Frith CD. The appreciation of visual jokes in people with schizophrenia: a study of 'mentalizing'ability. Schizophr Res 1997;24(3):319-27.
- Corcoran R, Mercer G, Frith CD. Schizophrenia, symptomatology and social inference: investigating "theory of mind" in people with schizophrenia. Schizophr Res 1995;17(1):5-13.
- Corigliano V, De Carolis A, Trovini G, Dehning J, Di Pietro S, Curto M, et al. Neurocognition in schizophrenia: From prodrome to multi-episode illness. Psychiatry Res. 2014;220(1-2):129-34.
- Cotter J, Bartholomeusz C, Papas A, Allott K, Nelson B, Yung AR et al. Examining the association between social cognition and functioning in individuals at ultra-high risk for psychosis. Aust N Z J Psychiatry 2015;51(1):83-92.
- Couture SM, Penn DL, Addington J, Woods SW, Perkins DO. Assessment of social judgments and complex mental states in the early phases of psychosis. Schizophr Res 2008;100(1-3):237-41.
- De Herdt A, Wampers M, Vancampfort D, De Hert M, Vanhees L, Demunter H et al. Neurocognition in clinical high risk young adults who did or did not convert to a first schizophrenic psychosis: A meta-analysis. Schizophr Res 2013;149(1):48-55.
- Devylder JE, Ben-David S, Kimhy D, Corcoran CM. Attributional style among youth at clinical risk for psychosis. Early Interv Psychiatry. 2013;7(1):84-8.
- Donkersgoed RJMv, Wunderink L, Nieboer R, Aleman A, Pijnenborg GHM. Social cognition in individuals at ultra-high risk for psychosis: A meta-analysis. PLoS One 2015;10(10):e0141075.
- Eisenacher S, Rausch F, Ainser F, Englisch S, Becker A, Mier D et al. Early cognitive basic symptoms are accompanied by neurocognitive impairment in patients with an 'at-risk mental state' for psychosis. Early Interv Psychiatry 2018;12(4):586-95.
- Eisenacher S, Rausch F, Ainser F, Englisch S, Becker A, Mier D et al. Early cognitive basic symptoms are accompanied by neurocognitive impairment in patients with an 'at-risk mental state' for psychosis. Early Interv Psychiatry. 2018;12(4):586-95.
- Eslami A, Jahshan C, Cadenhead KS. Disorganized Symptoms and Executive Functioning Predict Impaired Social Functioning in Subjects at Risk for Psychosis. J Neuropsychiatry Clin Neurosci 2011;23(4):457-60.
- Fett AK, Viechtbauer W, Dominguez MD, Penn DL, van Os J, Krabbendam L. The relationship

between neurocognition and social cognition with functional outcomes in schizophrenia: a meta-analysis. Neurosci Biobehav Rev. 2011;35(3):573-88.

- Fusar-Poli P, Deste G, Smieskova R, Barlati S, Yung AR, Howes O, et al. Cognitive Functioning in Prodromal Psychosis: A Meta-analysis. JAMA Psychiatry 2012;69(6):562-71.
- Glenthøj LB, Fagerlund B, Hjorthøj C, Jepsen JRM, Bak N, Kristensen TD et al. Social cognition in patients at ultra-high risk for psychosis: What is the relation to social skills and functioning? Schizophr Res Cogn 2016;5:21-7.
- Gur RE, Moore TM, Rosen AFG, Barzilay R, Roalf DR, Calkins ME et al. Burden of environmental adversity associated with psychopathology, maturation, and brain behavior parameters in youths. JAMA Psychiatry. 2019;76(9):966-75.
- Gutiérrez-Cobo MJ, Cabello R, Fernández-Berrocal P. The relationship between emotional intelligence and cool and hot cognitive processes: a systematic review. Front Behav Neurosci 2016;10(101).
- Happé F, Brownell H, Winner E. Acquiredtheory of mind'impairments following stroke. Cognition 1999;70(3):211-40.
- Harvey PD, Velligan DI, Bellack AS. Performance-based measures of functional skills: usefulness in clinical treatment studies. Schizophr Bull 2007;33(5):1138-48.
- Hasson-Ohayon I, Mashiach-Eizenberg M, Arnon-Ribenfeld N, Kravetz S, Roe D. Neuro-cognition and social cognition elements of social functioning and social quality of life. Psychiatry Res 2017;258:538-43.
- Hauser M, Zhang JP, Sheridan EM, Burdick KE, Mogil R, Kane JM et al. Neuropsychological test performance to enhance identification of subjects at clinical high risk for psychosis and to be most promising for predictive algorithms for conversion to psychosis: a meta-analysis. J Clin Psychiatry 2017;78(1):e28-e40.
- Hooker CI, Carol EE, Eisenstein TJ, Yin H, Lincoln SH, Tully LM et al. A pilot study of cognitive training in clinical high risk for psychosis: initial evidence of cognitive benefit. Schizophr Res 2014;157(1-3):314-6.
- Hou C-L, Xiang Y-T, Wang Z-L, Everall I, Tang Y, Yang C et al. Cognitive functioning in individuals at ultra-high risk for psychosis, first-degree relatives of patients with psychosis and patients with first-episode schizophrenia. Schizophr Res 2016;174(1):71-6.

- Hur J-W, Byun MS, Shin NY, Shin YS, Kim SN, Jang JH et al. General intellectual functioning as a buffer against theory-of-mind deficits in individuals at ultra-high risk for psychosis. Schizophr Res 2013;149(1):83-7.
- Jahshan C, Heaton RK, Golshan S, Cadenhead KS. Course of neurocognitive deficits in the prodrome and first episode of schizophrenia. Neuropsychology. 2010;24(1):109-20.
- Kambeitz-Ilankovic L, Haas SS, Meisenzahl E, Dwyer DB, Weiske J, Peters H et al. Neurocognitive and neuroanatomical maturation in the clinical high-risk states for psychosis: A pattern recognition study. NeuroImage Clin 2019;21:101624.
- Kim HS, Shin NY, Choi JS, Jung MH, Jang JH, Kang DH et al. Processing of facial configuration in individuals at ultra-high risk for schizophrenia. Schizophr Res 2010;118(1-3):81-7.
- Kim HS, Shin NY, Jang JH, Kim E, Shim G, Park HY et al. Social cognition and neurocognition as predictors of conversion to psychosis in individuals at ultra-high risk. Schizophr Res 2011;130(1):170-5.
- Kim NW, Song YY, Park JY, Baek SY, Kang JI, Lee E et al. Emotional dysregulation, attributional bias, neurocognitive impairment in individuals at ultra-high risk for psychosis and with schizophrenia: its association with paranoia. Korean J Schizophr Res 2014;17(2):63-71.
- Kinderman P, Bentall RP. A new measure of causal locus: the internal, personal and situational attributions questionnaire. Pers Individ Differ 1996;20(2):261-4.
- Kohler CG, Richard JA, Brensinger CM, Borgmann-Winter KE, Conroy CG, Moberg PJ et al. Facial emotion perception differs in young persons at genetic and clinical high-risk for psychosis. Psychiatry Res 2014;216(2):206-12.
- Koutsouleris N, Davatzikos C, Bottlender R, Patschurek-Kliche K, Scheuerecker J, Decker P et al. Early Recognition and Disease Prediction in the At-Risk Mental States for Psychosis Using Neurocognitive Pattern Classification. Schizophr Bull 2011;38(6):1200-15.
- Lam M, Lee J, Rapisarda A, See YM, Yang Z, Lee S-A et al. Longitudinal cognitive changes in young individuals at ultrahigh risk for psychosis. JAMA Psychiatry. 2018;75(9):929-39.
- Lee TY, Hong SB, Shin NY, Kwon JS. Social cognitive functioning in prodromal psychosis: a meta-analysis. Schizophr Res 2015;164(1-3):28-34.
- Lieberman MD. Intuition: a social cognitive neuroscience approach. Schizophr Bull 2000;126(1):109-37.

- Lin A, Wood SJ, Nelson B, Brewer WJ, Spiliotacopoulos D, Bruxner A et al. Neurocognitive predictors of functional outcome two to 13years after identification as ultra-high risk for psychosis. Schizophr Res 2011;132(1):1-7.
- McDonald S, Flanagan S, Rollins J, Kinch J. TASIT: A new clinical tool for assessing social perception after traumatic brain injury. J Head Trauma Rehabil 2003;18(3):219-38.
- Nowicki Jr S, Duke MP. A locus of control scale for noncollege as well as college adults. J Pers Assess 1974;38(2):136-7.
- Özgürdal S, Littmann E, Hauser M, von Reventlow H, Gudlowski Y, Witthaus H, et al. Neurocognitive performances in participants of at-risk mental state for schizophrenia and in first-episode patients. J Clin Exp Neuropsychol 2009;31(4):392-401.
- Özgürdal S, Littmann E, Hauser M, von RH, Gudlowski Y, Witthaus H et al. Neurocognitive performances in participants of at-risk mental state for schizophrenia and in first-episode patients. J Clin Exp Neuropsychol 2009;31(4):392-401.
- Pentaraki AD, Stefanis NC, Stahl D, Theleritis C, Toulopoulou T, Roukas D, et al. Theory of Mind as a potential trait marker of schizophrenia: A family study. Cogn Neuropsychiatry 2012;17(1):64-89.
- Perner J, Wimmer H. "John thinks that Mary thinks that…" attribution of second-order beliefs by 5-to 10-year-old children. J Exp Child Psychol 1985;39(3):437-71.
- Pinkham AE, Penn DL, Perkins DO, Graham KA, Siegel M. Emotion perception and social skill over the course of psychosis: a comparison of individuals "at-risk" for psychosis and individuals with early and chronic schizophrenia spectrum illness. Cogn Neuropsychiatry 2007;12(3):198-212.
- Piskulic D, Barbato M, Liu L, Addington J. Pilot study of cognitive remediation therapy on cognition in young people at clinical high risk of psychosis. Psychiatry Res 2015;225(1):93-8.
- Sanada K, de Azúa SR, Nakajima S, Alberich S, Ugarte A, Zugasti J, et al. Correlates of neurocognitive functions in individuals at ultra-high risk for psychosis - A 6-month follow-up study. Psychiatry Res 2018;268:1-7.
- Sarfati Y, Hardy-Baylé M-C, Besche C, Widlöcher D. Attribution of intentions to others in people with schizophrenia: a non-verbal exploration with comic strips. Schizophr Res 1997;25(3):199-209.

- Sawada K, Kanehara A, Sakakibara E, Eguchi S, Tada M, Satomura Y et al. Identifying neurocognitive markers for outcome prediction of global functioning in individuals with first-episode and ultra-high-risk for psychosis. Psychiatry Clin Neurosci 2017;71(5):318-27.
- Seidman LJ, Giuliano AJ, Meyer EC, Addington J, Cadenhead KS, Cannon TD et al. Neuropsychology of the Prodrome to Psychosis in the NAPLS Consortium: Relationship to Family History and Conversion to Psychosis. Arch Gen Psychiatry 2010;67(6):578-88.
- Seiferth NY, Pauly K, Habel U, Kellermann T, Jon Shah N, Ruhrmann S et al. Increased neural response related to neutral faces in individuals at risk for psychosis. NeuroImage 2008;40(1):289-97.
- Sergi MJ, Rassovsky Y, Widmark C, Reist C, Erhart S, Braff DL et al. Social cognition in schizophrenia: relationships with neurocognition and negative symptoms. Schizophr Res 2007;90(1-3):316-24.
- Simon AE, Cattapan-Ludewig K, Zmilacher S, Arbach D, Gruber K, Dvorsky DN, et al. Cognitive functioning in the schizophrenia prodrome. Schizophr Bull 2007;33(3):761-71.
- Simon AE, Cattapan-Ludewig K, Zmilacher S, Arbach D, Gruber K, Dvorsky DN et al. Cognitive functioning in the schizophrenia prodrome. Schizophr Bull. 2007;33(3):761-71.
- Thompson A, Papas A, Bartholomeusz C, Allott K, Amminger GP, Nelson B, et al. Social cognition in clinical "at risk" for psychosis and first episode psychosis populations. Schizophr Res 2012;141(2):204-9.
- Thompson A, Papas A, Bartholomeusz C, Nelson B, Yung A. Externalized attributional bias in the Ultra High Risk (UHR) for psychosis population. Psychiatry Rese 2013;206(2):200-5.
- Üçok A, Direk N, Koyuncu A, Keskin-Ergen Y, Yüksel Ç, Güler J, et al. Cognitive deficits in clinical and familial high risk groups for psychosis are common as in first episode schizophrenia. Schizophr Res 2013;151(1):265-9.
- Üçok A, Kaya H, Uğurpala C, Çıkrıkçılı U, Ergül C, Yokuşoğlu Ç et al. History of childhood physical trauma is related to cognitive decline in individuals with ultra-high risk for psychosis. Schizophr Res 2015;169(1):199-203.
- van Hooren S, Versmissen D, Janssen I, Myin-Germeys I, à Campo J, Mengelers R et al. Social cognition and neurocognition as independent domains in psychosis. Schizophr Res 2008;103(1):257-65.

- Van Rijn S, Aleman A, de Sonneville L, Sprong M, Ziermans T, Schothorst P et al. Misattribution of facial expressions of emotion in adolescents at increased risk of psychosis: the role of inhibitory control. Psychol Med 2011;41(3):499-508.
- Wimmer H, Perner J. Beliefs about beliefs: Representation and constraining function of wrong beliefs in young children's understanding of deception. Cognition 1983;13(1):103-28.
- Woodberry KA, Seidman LJ, Giuliano AJ, Verdi MB, Cook WL, McFarlane WR. Neuropsychological profiles in individuals at clinical high risk for psychosis: Relationship to psychosis and intelligence. Schizophr Res 2010;123(2):188-98.
- Woolverton CB, Bell EK, Moe AM, Harrison-Monroe P, Breitborde NJ. Social cognition and the course of social functioning in first-episode psychosis. Early Interv Psychiatry 2018;12(6):1151-6.
- Zhang T, Cui H, Tang Y, Xu L, Li H, Wei Y et al. Correlation of social cognition and neurocognition on psychotic outcome: a naturalistic follow-up study of subjects with attenuated psychosis syndrome. Sci Rep 2016;6(1):35017.
- Zheng W, Zhang Q-E, Cai D-B, Ng CH, Ungvari GS, Ning Y-P, et al. Neurocognitive dysfunction in subjects at clinical high risk for psychosis: A meta-analysis. J Psychiatr Res 2018;103:38-45.

CHAPTER 09

정신증 고위험군의 사례

Cases of Clinical High Risk for Psychosis

오상훈_ 의정부을지대학교병원 정신건강의학과
김민아_ 서울대학교병원 정신건강의학과
노경진_ 서울대학교병원 정신건강의학과
문선영_ 서울대학교병원 정신건강의학과
권준수_ 서울대학교병원 정신건강의학과

서론

정신증 고위험군의 개념은 정신병 발병 이전 단계에서 약간의 정신병적 증상을 보이는 대상자들을 미리 치료함으로써 정신병으로의 발병을 막고, 조기 진단과 치료를 통해 예후를 좋게 하고자 하는 시도에서 유래되었다. 정신증 고위험군의 진단을 위하여 사용되는 도구로는 미국의 PRIME 클리닉에서 개발한 Structured Interview for Prodromal Symptoms(SIPS), 호주의 PACE 클리닉에서 개발한 Comprehensive Assessment of At-Risk Mental State(CAARMS) 등이 있다. SIPS의 진단 기준에 의하면 다음 세 군 중 하나에 속하는 경우 정신증 고위험군으로 진단할 수 있다: 1) 약화된 양성증상 증후군 Attenuated Positive Symptoms Syndrome, 2) 단기 간헐성 정신병 증후군Brief Intermittent Psychotic Syndrome(BIPS), 3) 유전적 위험 및 기능저하 증후군Genetic Risk and Deterioration Syndrome(GRDS). 한 개인은 이 중에서 하나 혹은 다수의 군에 속할 수 있다.

정신증 고위험군은 SIPS나 CAARMS 등의 진단 도구를 사용하여 양성증상만을 바탕으로 하여 진단되지만, 실제 정신병리는 음성증상, 우울증상, 불안증상, 인지증상 등 다양한 영역에서 나타난다. 이처럼 미분화된 혹은 약화된 정신증상을 보이고 우울, 불안과 같은 비특이적 증상들이 동반되기 때문에 정신증 고위험군은 조현병보다 임상적으로 훨씬 더 이질적이다. 정신증 고위험군의 임상 경과는 크게 정신병적 장애로 전환된 군과 그렇지 않은 군으로 나누어 볼 수 있다. 고위험군에서 초발 정신증 발병으로 전환되는 비율은 20~40% 정도로 보고된다. 정신증 발병 시 진단은 대부분은 조현병 스펙트럼 장애이며, 정신증을 동반한 기분장애인 경우는 드물다. 초기의 정신증 고위험군 연구 주제는 어느 정도의 고위험군이 정신병으로 발병되며 이런 정신병으로의 전환을 막을 수 있는 방법에 집중되었다. 그러나 이후에는 정신병으로 발병하지 않는 고위험군의 경과에도 관심을 가지게 되었고, 전체 정신증 고위험군에서 정신병적 장애로 진행되지 않은 정신증 고위험군의 비율이 상당함에도 그 임상 경과에 대해서는 아직 확립된 견해가 없는 상태이다. 현재까지 알려진 바로는 이들 중에서 일부는 증상 관해remission나 기능적 회복recovery을 보이지만, 상당한 비율은 정신병적 장애로 진행하지 않더라도 약화된 정신증상이나 기능저하가 지속되는 것으로 알려져 있다.

이처럼 정신증 고위험군은 이질적인 임상양상 및 예후를 보이는 집단이기 때문에 진단 및 치료에 전문성에 기반한 진료 지침이 필요하지만, 현재까지 이에 대한(특히 어떤 사람에게 어떤 치료를 얼마나 오랫동안 제공할 것인가에 대한) 참고할 만한 국내 사례 또는 진료 지침이 부재한 실정이다. 따라서 이 장에서는 정신증 고위험군에 대한 이해 증진을 위해 서울대학교병원의 '서울 청년 클리닉Seoul Youth Clinic'에서 정신증 고위험군으로 진단 및 치료를 받은 다양한 증례를 기술하여, 정신증 고위험군을 진료 현장에서 마주치는 임상의들이나 관련 정신보건전문가들의 실질적인 이해를 돕고자 한다. 이를 통해 정신증 고위험군의 임상 평가와 치료에 관한 필자들의 경험을 공유하고 향후 전문가들의 협의에 의한 정신증 고위험군 진료 지침서 개발의 기틀을 마련하고자 한다. 이 장에 소개된 증례들은 개인 정보를 보호할 목적으로 개인의 신상정보와 관련된 부분을 삭제하거나 각색하였다.

1. 약화된 정신병 증후군 증례

1) 증례

대학교 2학년 학생인 20세 여자가 학내 보건소로부터 의뢰되어 어머니와 함께 상담을 받기 위해 정신건강의학과 외래에 방문하였다. 어머니는 딸의 행동이 최근에 평소와 달리 이상하게 보여 걱정을 하고 있었다.

환자는 원래 내성적이고 차분한 성격으로 학창시절 대인관계는 무난하였으며 꾸준히 어울리는 친구도 몇 명 있었다. 중학교 3학년 때 선생님에게 고자질한 것으로 오해를 받은 사건 후 약간의 따돌림을 받은 적이 있었으나 생활에 지장을 줄 정도는 아니었고, 고등학교에 수석 입학할 정도로 학교 성적도 우수하였다. 가족력상 이모가 산후 우울증으로 약물치료를 받은 적이 있다고 한 것 외에 직계가족 중에는 특별한 정신과적 병력이 있는 사람이 없었다.

환자는 1년 전에 대학교에 입학하였는데 대인관계, 학교생활, 학업 등에 잘 적응하지 못하며 스트레스를 받았다. 내원 10개월 전부터 주로 학교에 있는 동안 **주변이 무언가 변한 것 같고, 자신에게 무슨 일이 일어난 것 같은 혼란스러움을 종종 느꼈다.** 이러한 느낌은 주 2~3회 정도 발생하였고, 6시간 정도 지속되었다. 그녀는 이러한 느낌에 대하여 정확히 설명할 수 없었고, 이상한 일이 실제로 일어났다는 확신이 들면서도, 한편으로는 동시에 아무 일도 일어나지 않았다는 느낌을 받기도 하였다.

이러한 느낌이 들면 환자는 불안을 느끼며 몸이 떨리고 식은땀을 흘리기도 하였다. 혼란스러운 경험에 대하여 친구들에게 이야기하였을 때 친구들은 말도 안 된다는 반응을 보였고, 친구들의 반응을 보고 환자는 이러한 경험이 일반적이지 않다는 것을 알 수 있었지만, 왜 자신에게 이러한 일이 생기는지 이해할 수 없어서 답답하였다. 그녀는 때때로 주변 사람들이 자신이 알고 있는 사람과 다른 사람처럼 느껴졌다. 이로 인해 불안을 느꼈고 마치 자신이 다른 현실 속에 들어가 있는 것처럼 모든 것이 낯설고 다르게 느껴졌다. 위의 증상들은 그녀의 행동에 어느 정도 영향을 주고 있고, 최근까지 그 빈도와 정도가 심해지는 양상이었다.

이러한 일련의 경험들 때문에 학업 수행에 지장이 있었다. 지난 학기 평균 학점은 3점이었으나, 이번 학기에는 2점으로 떨어졌다. 과제와 조별 활동을 하는 데 어려움이 있었고 가끔 과제를 제출하지 못하였다. 그러나 등교와 강의 참석은 꾸준히 하였으며, 비록 학점은 낮았지만 신청한 모든 강좌를 이수하였다.

1개월 전부터는 **귀에서 소곤대는 소리가 들린다고 하였다**. 주로 남자 목소리 같다고 하였고, 대부분은 분명하지 않은 소리들인데 간혹 자신의 이름을 부르는 소리가 들려 주위를 둘러보면 아무도 없어 당혹스럽다고 하였다. 이러한 소리는 주 2회 정도로 수분 미만으로 짧게 들렸다고 한다.

또한 환자는 주변 사람들에게 경계심을 느꼈다. 환자는 때때로 **사람들이 웃고 있는 것을 보았고 혹시 자신을 보고 비웃는 것은 아닌지 의심하였다**. 이러한 느낌은 8개월 전부터 들기 시작하였고, 주 3회 30분 정도 지속되었으며, 현재까지 비슷한 정도로 지속되고 있다. 이로 인해 환자는 다소간 스트레스를 받았다고 한다. 학내 상담소에서 이에 대하여 상담을 하면서 실제로 그런 것은 아니며, 예민할 때 그렇게 느껴질 수 있다는 상담사의 말을 듣고 안심이 되었다고 한다. 환자는 사람들을 쉽게 믿을 수 없고, 최대한 조심하는 것이 좋다고 말하면서 면담자를 불신하는 듯이 보였다. 환자는 이러한 느낌 때문에 사람들과 어울리는 것이 약간은 불편하지만 친한 친구 5명과는 학교에서 같이 강의를 듣고 대화를 나누고 연락도 자주 주고받는다고 하였다. 그러나 자신이 먼저 만남이나 활동을 제안하지는 않으며, 친구들이 제안하면 수동적으로 응하는 편이었다. 환자는 이에 대하여 혼자 있는 것이 편할 때가 있고 특별히 사람들과 어울리고 싶은 관심과 흥미가 생기지 않기 때문이라고 하였다.

환자는 3~4개월 전부터 대화 중에 때때로 자기도 모르게 횡설수설할 때가 있었다고 한다. 주로 길게 대화를 하거나 어려운 주제에 대하여 대화할 때 그랬다. 하지만 면담 중에는 발화가 무질서하지 않았고, 질문을 잘 이해하고 적절하게 대답하였다.

최근의 당혹스러운 변화들로 인해 가끔 불안하고 우울한 기분이 든다고 하였다. 의욕은 이전과 비슷한 수준이라고 하였다. 자살사고는 부인하였으며, 가끔 잠이 안 오기도 하였지만 식욕의 변화는 없었다.

2) 증례에 대한 설명

(1) 진단적 평가

환자는 과거 정신병적 장애의 병력은 없었다.

10개월 전부터 혼란 및 망상적 기분을, 그리고 8개월 전부터는 피해사고를 경험하고 있으며, 이러한 느낌에 대한 믿음도 강한 편이고 기능에도 영향을 미치고 있다. 이 환자처럼 고위험군의 증상은 주변이 무언가 변한 것 같은 느낌 혹은 자기 자신이 과거와 다르게 변한 것 같은 느낌으로 시작하는 경우가 많다. 또한 1개월 전에는 간헐적인 환청이 발생하였고, 이는 그녀의 행동에 약간 영향을 미치는 것으로 보이나 그 심각도나 빈도가 정신증의 역치 이하로 평가된다. 또한 다른 사람이 웃고 있는 것을 자신을 보고 비웃는 것이 아닌지 의심하는 관계사고idea of reference라는 고위험군의 특징적인 증상이 나타나기 시작하였다.

이러한 약화된 정신증상이 적어도 일주일에 한 번의 빈도로 나타나고, 환자에게 불편과 고통을 주고 있다. 일차 친족 중에 정신병적 장애의 가족력은 없었고, DSM-IV의 조현형 성격장애schizotypal personality disorder에 해당하지 않았다. 따라서 SIPS의 진단 기준에 의하여 '약화된 정신병 증후군'으로 진단할 수 있다.

(2) 임상증상 평가 결과

SOPS에 따른 초기 평가 결과, 환자의 전구증상 총점은 23점이었다. 자세한 평가 내용은 아래와 같다.

- 양성증상(12점): 환자는 이상하게 주변이 무언가 변화하는 것 같고 익숙했던 것들이 낯설게 느껴져서 힘들어하고 있다. 이러한 느낌을 믿을 때도 있지만 회의는 가능한 정도였고, 학업 성적이 떨어지는 등 기능저하가 있으므로 PSP1(이상한 사고 내용/망상적 사고)은 5점으로 평정하였다. 자신을 비웃는 것은 아닌지 의심하거나

주변을 경계하는 등의 피해사고가 있으나 행동에 영향을 줄 정도는 아니었으므로 PSP2(의심/피해사고)는 3점으로, 과대성은 관찰되지 않아 PSP3(과대사고)은 0점으로, 자신의 이름을 부르는 순간적인 환청이 있고 이끌림을 느낄 때가 있지만 그녀는 현실이 아닌 것으로 생각하고 있어 PSP4(환청)는 4점으로, 몇 달 전에 횡설수설할 때가 있었다고 보고하나 최근과 면담 시에는 의사소통 문제가 관찰되지 않아 PSP5(와해된 의사소통)는 0점으로 각각 평정하였다.

- 음성증상(6점): 혼자 있는 것이 편하고 주변에 다소 무관심하여, 사회적 상황에 수동적으로 참여하고 있어 PSN1(사회적 무쾌감증 혹은 퇴축)은 3점으로, 학업 수행의 문제로 명백히 학점이 이전보다 떨어졌기 때문에 PSN6(역할 기능의 저하)은 3점으로 평정하였다. 그 외에 다른 음성증상은 관찰되지 않았다.
- 와해증상(1점): 큰 어려움은 없지만 드물게 집중력이 흐트러진다고 하여 PSD3(집중 및 주의력 곤란)은 1점으로 평정하였고, 그 외의 다른 와해증상은 없었다.
- 일반정신병리(4점): 최근에 가끔 약간의 입면 곤란이 있다고 하여 PSG1(수면장해)은 2점으로, 때때로 경미한 수준으로 우울하고 다운되는 기분을 호소하여 PSG2(불쾌한 기분)는 2점으로 평정하였다. 나머지 일반정신병리에서 유의미한 수준으로 평가되는 항목은 없었다.

(3) 신경인지기능 평가 결과

전반적으로 환자의 초기 신경인지기능은 양호한 수준이었다. 단축형 한국판 웩슬러 성인용 지능검사Abbreviated version of the Korean-Wechsler Adult Intelligence Scale(K-WAIS)로 평가한 전체 지능지수는 127로 우수한 수준이었고, 언어 및 시공간 작업 기억력 과제에서도 우수한 수행을 보였다. 선로 잇기 검사 A/B형Trail Making Test(TMT)–A/B 모두에서 보통 상 수준을 보여, 단순한 시각적 탐색 속도가 빠르고 전환 기능이 원활하게 발휘되고 있음을 시사하였다. 언어적 유창성은 보통 수준이었다. 한국판 캘리포니아 언어 학습 검사Korean version of the California Verbal Learning Test(CVLT)로 평가한 언어 기억력은 즉시 회상immediate recall에서는 보통 하 수준으로 언어–청각 정보의 학습 효율성이 다소 저조하였으나, 지연 회상delayed recall에서는 보통 수준으로 언어적 정보의 저장 및 인출에서는 문제가 없는 것으로 평가되었다.

대부분의 고위험군 개인들은 인지기능에서 크게 손상을 보이지 않는 경우가 많다. 이 환자의 경우에도 다소 저조한 인지기능을 보이는 부분이 있지만, 우수한 지능지수로 자

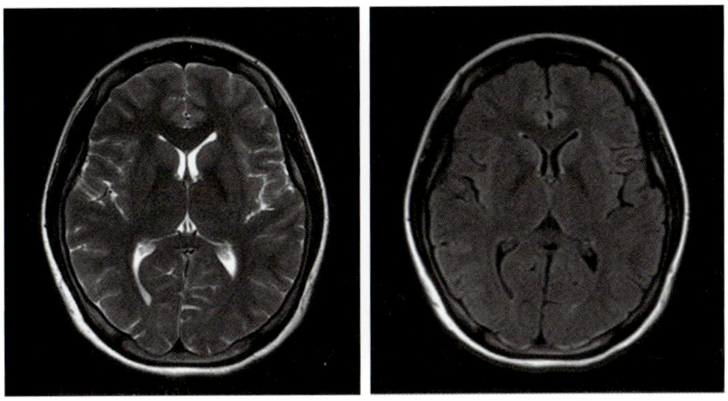

그림 9.1 증례 1 환자의 뇌 자기공명영상 사진. 왼쪽의 T2 강조영상과 오른쪽의 FLAIR 영상에서 뇌의 해부학적 이상 및 뇌 병변이 보이지 않았다.

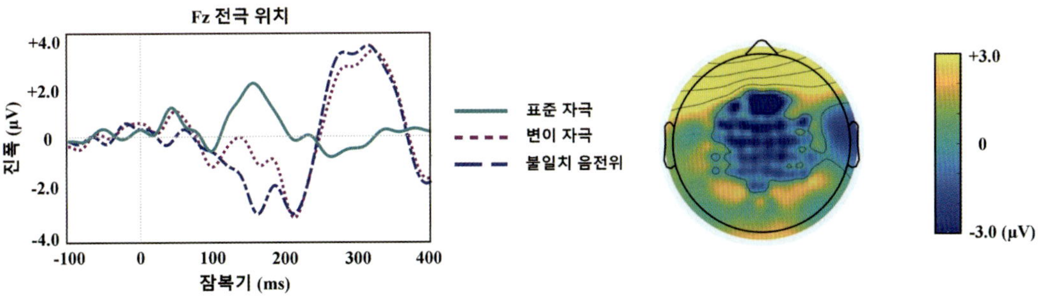

그림 9.2 증례 1 환자의 불일치 음전위. 변이 자극 제시 이후 발생하는 음전위 파형과 표준 자극 제시 이후 발생하는 음전위 파형의 차이를 불일치 음전위라고 하며, 자극 제시 후 130~250ms 사이에 최고 진폭을 보이고 전두–중심 부위에서 가장 큰 파형을 보인다. 증례 1 환자의 불일치 음전위의 최대 진폭이 정상 범위보다 더 낮게 나타났다.

신의 증상을 보상하면서 그런대로 일상생활에 적응해 왔을 것으로 추정된다.

(4) 뇌의 구조적 이상 및 뇌기능의 전기생리학적 평가

뇌 자기공명영상brain Magnetic Resonance Imaging(brain MRI) 검사에서 특이한 소견은 관찰되지 않았다. 한편 사건관련전위Event-Related Potential(ERP) 검사에서는 불일치 음전위Mismatch Negativity(MMN)의 최대 진폭이 정상 범위보다 더 낮게 나타났다. 이는 무의식적 청각 처리 과정의 손상을 시사하는 소견이다.

2. 단기 간헐성 정신병 증후군 증례

1) 증례

21세 남자가 한 달 전에 '정신 나간 행동'을 한 것에 대하여 평가를 받고자 정신건강의학과 외래를 방문하였다.

환자는 대학교 3학년 재학 중으로, 성격은 약간 내성적인 편이지만 친구들 사이에서 문제는 없었다. 공부는 항상 열심히 했지만 노력만큼 성적이 나오지 않아 고등학교 1학년 때까지 성적은 중위권이었고, 고등학교를 졸업할 때는 중상위권으로 꾸준히 성적이 향상되었다. 수능은 잘 보지 못해 실력보다 낮은 대학에 입학했지만, 대학에서는 장학금을 받을 정도로 학점이 양호하였다. 물질 남용을 포함한 과거 정신과적 병력은 없었고, 알레르기 비염 외에 다른 내과적 질환은 없었다. 정신과적 가족력은 부인하였다.

환자는 특별히 스트레스를 받을 만한 일이 없었는데도, 일주일 전 어느 날 학교생활을 하다가 **'설명할 수 없지만 갑자기 무언가 달라진 느낌'을 강하게 받았고, 스마트폰을 사용하다가 누군가에게 해킹을 당하고 있다는 확신이 강하게 들었다고 한다.**

친구들이 환자가 갑자기 달라진 것을 눈치채고 부모에게 연락하였고, 그날 저녁 부모님이 학교로 찾아와 환자를 안심시키려 하였지만 환자는 "모든 사람들이 자신을 쳐다보고 있고, 스마트폰을 통해 자신의 생각을 읽고 있고, 친구들도 모두 자신을 감시하고 있다."며 전혀 설득되지 않고 매우 불안해하였다. 이에 기숙사를 돌아다니며 친구들의 스마트폰을 모두 빼앗아 카메라 렌즈 부분을 테이프로 가리고, 자신의 스마트폰은 건물 밖으로 던져 버리는 행동을 하였다. 이에 부모가 환자를 집으로 데리고 왔으나, 밤새 잠을 못 자고 불안해하는 모습을 보였다.

다음날 낮에는 **갑자기 집에서 옷을 벗어 던지고 집 밖으로 나가서 미용실에 들어가 생선을 달라고 하는 엉뚱한 행동을 보이고, 횡설수설하였으며, 부모가 따라가서 환자에게 집으로 들어가자고 말하였지만 환자는 전혀 이해할 수 없는 말과 행동을 하여 대화가 불가능하였다.** 환자를 집으로 데려왔지만, 다시 환자는 집 밖으로 나가며 '그 사람들'이 자신을 죽이러 올 것이라고 하며 대문을 활짝 열어 놓고, '그 사람들'에게 경고하는 것이라며 과자를 대문 밖에 뿌리고 물을 뿌려 과자를 축축하게 적시는 행동을 보였다. 환자는 불빛을 보면 카메라 같다고 하며 사람들이 자신을 감시하는 것이라고 하고, 사람들이 카메라를 통해 자신에게 말하는 소리가 들린다며 허공에 대고 '그 사람들'과 대화를 하였다. 환자는 자신의 지난 학기 성적이 좋지 않아서 본인이 피해를 보고 있는 것 같다며, 자신이 벌을 받아야 한다고 유리창을 손으로 깨고 벽에 머리를 박으려는 모습을 보였다. 이에 놀란 부모가 119에 신고하여 가까운 병원 응급실에 방문하였고, 병원에서 입원을 권유하였으나 환자와 보호자가 거부하여 신경안정제 처방만 받은 뒤 귀가하였다.

다음날 아침부터 환자는 "정신을 차렸다"고 하며, 부모에게 미안하다고 사과하고 자신이 왜 그렇게 행동했는지 모르겠다며 병원에 가 보자고 하여 정신건강의학과 외래에 내원하였다.

일주일이 지난 현재는 상기 증상들이 모두 없어졌다고 하며, 평소와 다름없는 상태라고 하였다. 면담 중에 눈맞춤은 적절하였다. 기분은 우울하지 않다고 하였으나 지난주에 있었던 일이 다시 발생할지도 모른다는 걱정을 하였다.

2) 증례에 대한 설명

(1) 진단적 평가

과거 정신과적 병력이 없던 환자는 내원 일주일 전 '무언가 달라진 느낌을 강하게 받았다'는 생각이 들었는데, 역시 1번 증례와 비슷한 증상을 처음 보이게 된 것이다. 이에 더하여 관계망상, 피해망상, 환청, 와해된 언어와 행동 등이 증상 심각도 측면에서 정신병적 증상의 역치 이상으로 갑자기 진행되어 나타났다. 하지만 그 증상의 지속기간이 4일 미만이었고, 항정신병약물 등의 외적인 치료 없이도 정신증상이 관해되었다. 환자의 일차 친족 중에 정신병적 장애는 없었고, 환자는 조현형 인격장애의 진단 기준에 부합하지 않았다.

따라서 위 증례는 3개월 이내에 시작되어 한 달에 한 번 이상 그리고 하루에 수분 이상 나타났던 한시적인 정신증상을 보였기에 SIPS의 진단 기준에 의하여 '단기 간헐성 정신병 증후군'으로 진단할 수 있다.

(2) 임상증상 평가 결과

SOPS에 따른 초기 평가 결과, 환자의 전구증상 총점은 52점이었다. 자세한 평가 내용은 아래와 같다.

- 양성증상(24점): 그는 갑자기 뭔가 달라진 것 같은 망상적 기분을 강하게 느꼈고,

모든 사람이 자신을 쳐다보고 있다는 관계망상 등이 회의를 할 수 없는 수준의 확신을 보였으며, 행동에 큰 영향을 주고 있으므로 PSP1(이상한 사고내용/망상적 사고)은 6점으로, 감시망상과 피해망상으로 문제행동을 보였으므로 PSP2(의심/피해사고) 또한 6점으로, 과대성은 전혀 관찰되지 않았고 오히려 심한 죄책감을 호소하였기 때문에 PSP3(과대사고)은 0점으로, 환청과 이에 반응하여 혼잣말하는 모습을 보였으므로 PSP4(환청)는 6점으로, 횡설수설하여 대화가 불가능하였으므로 PSP5(와해된 의사소통)도 6점으로 평정하였다.

- 음성증상(0점): 면담 시 추상적 사고력에 문제가 없어 보였으며, 표정이 양호하였고 의욕도 이전과 크게 다르지 않다고 하였다. 그는 학교에서 이상한 행동을 해서 약간 민망하였지만 예전처럼 친구들과 어울리고 있어 전구적 음성증상 항목들은 모두 0점으로 평정하였다.
- 와해증상(22점): 그는 피해망상에 대한 반응으로 일부 괴이한 행동과 사고를 보였으므로 PSD1(이상한 행동이나 외양)과 PSD2(괴이한 생각)은 6점으로 평정하였다. 보호자 진술에 의하면 당시에 그는 심할 정도로 집중력이 떨어졌었고, 이틀간 씻지도 않고 넋 나간 모습이었다고 하여 PSD3(집중 및 주의력 곤란)과 PSD4(개인 위생 및 사회적 주의의 결함)는 5점으로 평정하였다.
- 일반정신병리(6점): 현재는 수면에 문제가 없지만, 정신증을 보였을 당시에는 이틀간 거의 잠을 못 잤기 때문에 PSG1(수면장해)은 6점으로 평정하였다. 기분 등 다른 일반정신병리에서 유의미한 문제는 없었다.

(3) 신경인지기능 평가 결과

전반적으로 환자의 초기 신경인지기능은 양호한 수준이었다. 전체 지능지수는 127로 우수한 수준이었고, 언어 및 시공간 작업 기억력 과제에서도 우수한 수행을 보였다. TMT-A/B 모두에서 보통 상 수준을 보여, 단순한 시각적 탐색 속도가 빠르고 전환 기능이 원활하게 발휘되고 있음을 시사하였다. 언어적 유창성은 보통 수준이었다. 언어 기억력은 즉시 회상에서는 보통 하 수준으로 언어-청각 정보의 학습 효율성이 다소 저조하였으나, 지연 회상에서는 보통 수준으로 언어적 정보의 저장 및 인출에서는 문제가 없는 것으로 평가되었다. 인지기능 역시 1번 증례와 비슷하게 일부 영역에서 약간의 저하가 있으나 전반적으로 큰 문제가 없는 것으로 나타났다.

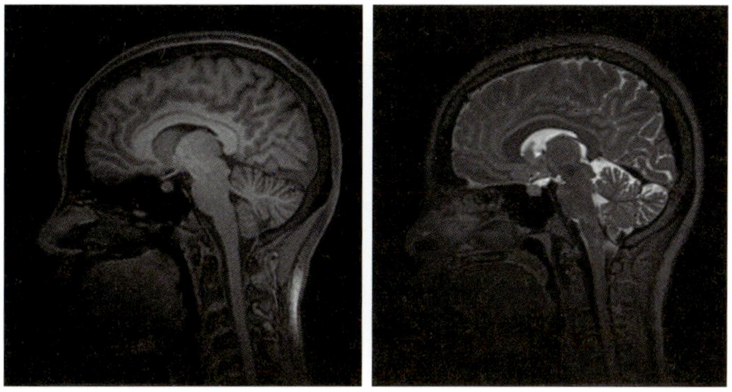

그림 9.3 증례 2 환자의 뇌 자기공명영상 사진. 왼쪽의 T1 강조영상과 오른쪽의 T2 강조영상에서 뇌의 해부학적 이상 및 뇌 병변이 보이지 않았다.

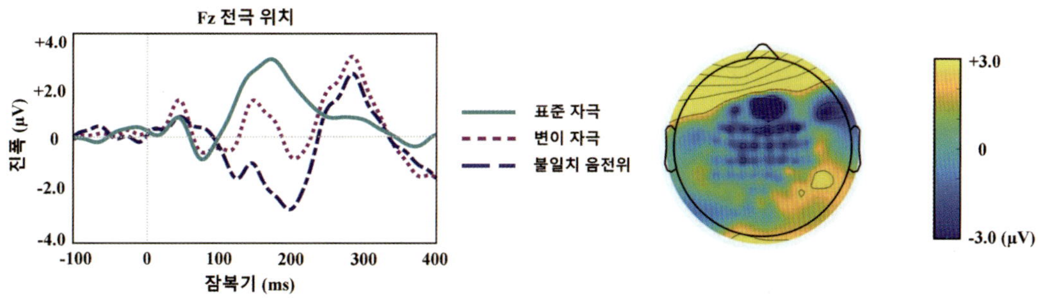

그림 9.4 증례 2 환자의 불일치 음전위. 증례 2 환자의 불일치 음전위의 최대 진폭이 정상 범위보다 더 낮게 나타났다.

(4) 뇌의 구조적 이상 및 뇌기능의 전기생리학적 평가

뇌 자기공명영상 검사에서 특이한 소견은 관찰되지 않았다. 한편 사건관련전위 검사에서는 불일치 음전위의 최대 진폭이 정상 범위보다 더 낮게 나타났다. 이는 무의식적 청각 처리 과정의 손상을 시사하는 소견이다.

3. 유전적 위험 및 기능저하 증후군 증례

1) 증례

20세 남자가 자신의 특이한 성격에 대하여 자세히 알고 싶은 것을 주소로 정신건강의학과 외래를 방문하였다.

출생 시 난산이어서 어머니가 고생했다는 이야기를 듣기는 하였지만, 그 외에 다른 문제는 없었고 과거병력상 특이사항이 없다. 두 살 터울의 누나에 비해 **언어발달과 운동발달이 늦어 소아과 상담을 받은 적이 있으나 정상 범위라고 듣고는 큰 신경을 쓰지 않았다고 한다.** 맞벌이 가정에서 자란 환자는 어린 시절에는 주로 친할머니와 시간을 보냈고, 부모와는 대화가 적은 편이었다고 한다.

어린 시절부터 사람들과 어울리는 것보다는 혼자 있는 것을 좋아하였다. 말수도 적고 감정 표현도 별로 없어서 속을 알 수 없다는 이야기를 자주 들었다. 중학교 때부터 게임을 하면서 친해진 3명의 친구들이 있었는데, 원만한 관계를 유지하다가 최근에는 거의 연락을 하지 않는다. 판타지 소설과 초현실적인 현상을 다룬 책이나 다큐멘터리를 즐겨보는 편이고, 게임 속 세계관을 현실에 대입하여 공상하는 것을 좋아한다고 하였다. 이 때문에 친구들은 그에게 '4차원인 것 같다'는 얘기를 하였다. 공부를 소홀히 한 적은 없었고, 중상위권의 학업 성적을 꾸준히 유지하였다.

환자는 올해 수도권 소재 공과대학에 진학하였다. 1학기 때는 과내 활동이나 동아리에 참여하곤 했는데, 2학기 들어서는 사람들을 대하는 것이 어렵고 어색하게 느껴져서 동아리는 탈퇴하고 혼자서 수업만 들으며 학교를 다녔다. 원래 혼자 지내는 것을 좋아하여 크게 불편하지는 않았다고 한다. 다만 이전과 달리 수업을 들어도 잘 이해되지 않고, 집중력도 떨어져서 공부하려고 책상 앞에 앉으면 멍하게 있는 시간이 많았다. 1학기 때는 평균 학점이 3점대였는데, 2학기에는 2점대 초반의 학점을 받았다고 한다. 이 때문에 최근에는 취직을 할 수 있을지 걱정되기도 하였고, 가끔 불안해서 잠이 안 올 때도 있었다.

면담 중에 환자는 인간의 능력으로는 이해할 수 없는 어떠한 영역에 대하여 믿고 있고, 그러한 세계관 안에서 주변에 무슨 일이 벌어지고 있는 듯한 느낌을 받는다고 하였다. 관계사고에 대한 질문에는 부인하였으나, 주변 일들과 다른 사람들이 이해할 수 없는 방식으로 자신과 연결되어 있을 것이라고 생각한다고 하였다. 이것에 대하여 큰 의미를 두지 않는 편이지만 가끔은 걱정되고 두려울 때가 있다고 하였다. 또한 자신이 사이보그가 아닐까 하는 의구심을 품을 때가 있다고 하였다. 자신의 육체는 자신의 정신을 담기에는 잘 맞지 않는 느낌이 들고, 이로 인해 자신이 말하는 것이나 행동하는 것이 다 어색하다고 하였다. 정신이 100%라면 육체의 존재는 60% 정도밖에 되지 않아서 정신과 행동이 따로 노는 느낌이 드는 등 뭔가 잘 맞지 않다는 생각을 아주 어릴 때부터 해 왔다고 하였다. 하지만 누군가 자신을 통제하거나 조종하고 있는 것은 아니라고 하였다.

환자는 이러한 생각이나 혼란스러울 수 있는 경험이 예전부터 지속적으로 있었다고 하며 최근 1년 사이에 더 심해지거나 현저해진 것은 없다고 하였다. 그리고 과대성과 피해사고에 대한 질문에 모두 부인하였다.

2) 증례에 대한 설명

(1) 진단적 평가

위 증례에서 환자는 어릴 때부터 언어발달과 운동발달이 늦었고, 혼자 있는 것을 좋아하는 등 약간의 발달장애와 자폐적 성향이 있는 것으로 보인다. 일반적인 사회규범에서 약간 벗어나는 독특한 생각들을 가지고 있고, 자신의 지각적인 경험도 이러한 맥락에서 이해하고 있다. 그러나 생각의 내용 자체에 대하여 심각한 의미를 두거나 진지하게 믿는 것은 아니고, 여러 가지 가능성 중의 하나로 염두에 두고 있는 수준이므로 망상으로 보기는 어렵다. 이상한 사고내용 또는 망상적 사고, 신체지각 이상 등의 약화된 양성증상이 있지만 최근에 새롭게 생긴 증상도 아니며 그 심각도가 이전에 비하여 증가한 것도 아니기 때문에 약화된 정신병 증후군으로 진단할 수는 없다.

정신증의 가족력은 없었으나, 평가 결과 환자는 DSM-IV의 조현형 성격장애 진단기준에 해당하였다. 또한 12개월 전에 비하여 최근에 사회적 및 역할 기능의 상당한 저하가 관찰된다. 따라서 SIPS의 진단 기준에 의하여 '유전적 위험 및 기능저하 증후군'으로 진단할 수 있다.

(2) 임상증상 평가 결과

SOPS에 따른 초기 평가 결과, 환자의 전구증상 총점은 38점이었다. 자세한 평가 내용은 아래와 같다.

- 양성증상(11점): 환자는 주변에서 뭔가 진행되는 것 같고 자신이 주변과 연결된 느낌을 받으며, 이것이 걱정을 초래할 때가 있으므로 PSP1(이상한 사고내용/망상적 사고)은 3점으로, 특별히 피해사고나 과대성은 의심되지 않았기 때문에 PSP2(의심/피해사고)와 PSP3(과대사고)은 각각 0점으로, 신체에 대한 지각이상을 호소하고 있으며 이는 행동에도 약간 영향을 미치고 있어 PSP4(환청)는 4점으로, 다른 사람이 그의 말을 잘 이해하지 못할 때가 있고 면담 시에도 우원성circumstantiality이 관찰되어 PSP5(와해된 의사소통)도 4점으로 평정하였다.
- 음성증상(14점): 최근에 대부분의 시간을 혼자서 보내고 있어 PSN1(사회적 무쾌감증 혹은 퇴축)은 5점으로, 면담 시 말이 다소 단조로운 편이었고 눈맞춤이 약간 어색하였으며 본인 또한 최근에 감정이 둔감해지는 느낌이라고 하여 PSN3(감정 표현의 감소)과 PSN4(감정 및 자기 체험의 감소)는 각각 3점으로, 최근 평균 성적의 하락이 있었으므로 PSN6(역할 기능의 저하)도 3점으로 평정하였다. 의욕이나 추상적 사고력에는 특별히 문제가 없었다.
- 와해증상(9점): 환자는 이상한 행동이나 외양을 보이지는 않았지만, 개인 위생에 신경을 덜 쓰는 것처럼 보였다. 이에 PSD4(개인 위생 및 사회적 주의의 결함)는 2점으로 평정하였다. 조현형 성격장애와 관련하여 독특하고 비논리적인 사고 자체가 심한 편이라 PSD2(괴이한 생각)는 4점으로, 이전보다 집중력이 떨어진다고 하여 PSD3(집중 및 주의력 곤란)은 3점으로 각각 평정하였다.
- 일반정신병리(4점): 경미한 입면 어려움을 호소하여 PSG1(수면장해)은 2점으로, 또한 일상적인 스트레스에 대하여 이전에 비해 다소 과장된 불안을 경험하는 것으로 판단하여 PSG4(정상적인 스트레스에 대한 내인성 감소)도 2점으로 평정하였다. 기분 등의 다른 일반정신병리는 관찰되지 않았다.

(3) 전반적 기능 평가

환자는 현재 약간의 음성증상과 발화 내용의 우원성 등이 관찰되며, 친구가 거의 없고 학업 기능의 저하가 상당히 있어 전반적 기능 점수Global Assessment of Functioning(GAF)는 52점으로 평가되었다. 병전 상태의 평균 GAF 점수는 78점이었고, 지난 한 해 동안의 가장 높은 GAF 점수도 76점이었다. 이는 대학교 입학 후 동아리 등 사회 활동에 참여는 하였으나 친구를 사귀는 데 다소간 어려움을 겪는 등 대인관계에서의 경미한 손상을 반영하는 것이다.

이처럼 환자는 지난 12개월 동안 적어도 한 달 이상 GAF 점수가 30% 이상의 저하가 있는 것으로 평가되었다.

(4) 신경인지기능 평가 결과

전체 지능지수는 113으로 보통 상 수준에 해당하였다. 언어적 유창성 과제 수행에서 손상 수준으로 저하된 결과를 보였다. 특히 억제 조절inhibition control에 어려움이 있는 것으로 보였다. 언어 및 시공간 작업 기억력은 양호한 수준이었다. TMT–A 수행에서는 보통 수준으로 기본적인 시각적 추적 속도는 적절하였으나, TMT–B 수행에서는 손상 수준으로 전환 기능에 문제가 시사되었다.

(5) 뇌의 구조적 이상 및 뇌기능의 전기생리학적 평가

자기공명영상을 통한 뇌의 구조적 검사에서 이상 소견은 관찰되지 않았다. 환자는 뇌파 검사를 거부하여 뇌기능의 전기생리학적 평가는 하지 못하였다.

4. 치료 후 관해 상태에서 유지치료 중인 대상자의 증례

1) 증례

재수생인 20세 여자 환자가 최근에 이상한 생각이 들고 환청을 경험하였다고 하여 보호자와 함께 정신건강의학과 외래를 방문하였다.

원래 환자는 내성적이고 차분한 성격으로, 학창시절 대인관계는 적절하였으며 성적도 중위권이었다. 어린 시절 부모가 종종 부부싸움을 하긴 했으나 전반적으로 집안 분위기가 나쁘지 않았다고 한다.

환자는 대입에 실패하고 재수를 하던 중(내원 6개월 전), 평소 친분이 없던 재수학원의 남학생이 자신을 좋아한다는 생각이 들기 시작하였고, 이 때문에 남학생에게 자신을 좋아하는지 물어보았다가 창피를 당하기도 하였다. 이러한 생각으로 공부하는 데 영향을 받았고, 서서히 성적도 중위권에서 중하위권으로 하락하였다. 또한 당황스러운 최근의 일들로 성적이 떨어졌다는 생각에 경미한 죄책감이 들었다고 한다.

내원 2개월 전에는 환청이 발생하였다. 주로 어떤 남자가 자신의 이름을 부르는 소리인데 주위를 둘러보면 아무도 없어 당혹스러웠다고 하였다. 주로 저녁에 집에 혼자 있을 때 소리가 들렸다고 하였으며, 수분 미만이었고 일주일에 두 번 정도의 빈도로 발생하였다. 또한 그녀는 학원 친구들이 자신의 생각을 다 알고 있을 것 같다는 생각과 자신의 외모(쌍꺼풀)에 대하여 험담하는 것 같은 생각이 들어서 수업에 집중하기 어려웠다. 그녀는 이러한 생각의 사실 여부에 대해서는 반신반의하고 있었다.

내원 한 달 전부터는 생각이 끊어지고 단어가 잘 떠오르지 않는다고 호소하였다. 최근의 당혹스러운 변화들로 가끔 우울한 기분이 든다고 하였고, 우울한 것보다 더 힘든 것은 무기력감이라고 하였다. 자살사고는 부인하였으며, 가끔 잠이 안 오기도 하였지만 식욕의 변화는 없었다.

2) 증례에 대한 설명

(1) 진단적 평가

위 증례의 환자는 과거 정신병적 장애의 병력은 없었다.

6개월 전에 시작되어 매일 느껴지는 반신반의의 확신 정도를 가진 망상적 사고(특히 관계사고) 및 피해사고와 2개월 전에 발생하여 주 2회 하루 수분 미만 지속되는 환청이 관찰되나 그 심각도나 빈도가 정신증의 역치 이하로 평가되었다.

이러한 약화된 양성증상은 환자에게 불편과 고통을 주고 기능저하를 유발하고 있으며, 최근 1년 이내에 시작되어 적어도 일주일에 한 번 이상의 빈도로 나타났다. 일차 친족 중에 정신병적 장애의 가족력은 없었고, DSM-IV의 조현형 성격장애에 해당하지 않았다. 따라서 '약화된 정신병 증후군'으로 진단할 수 있다.

(2) 임상증상 평가 결과

SOPS에 따른 초기 평가 결과, 환자의 전구증상 총점은 23점이었다. 자세한 평가 내용은 아래와 같다.

- 양성증상(17점): 비피해적 관계사고 등에 대하여 환자는 반신반의하고 있으나, 회의는 가능한 수준이며 기능에 영향을 받고 있으므로 PSP1(이상한 사고내용/망상적 사고)은 5점으로, 자신을 험담하는 것 같은 피해사고도 비슷한 수준으로 평가

하여 PSP2(의심/피해사고)는 5점으로, 과대성은 관찰되지 않아 PSP3(과대사고)은 0점으로, 환청은 분명히 존재하였으나 회의를 품을 수 있는 정도였으므로 PSP4(지각이상/환청)는 5점으로, 환자는 이전과 달리 간혹 단어가 잘 떠오르지 않을 때가 있다고 하나 면담 시 두드러진 이상은 관찰되지 않아 PSP5(와해된 의사소통)는 2점으로 평정하였다.

- 음성증상(4점): 환자는 무기력하고 의욕이 다소 떨어져 어떤 일을 하는 데 시간이 오래 걸리고, 학업에도 지장이 있다고 하여 PSN2(무의욕)와 PSN6(역할 기능의 저하)은 각각 2점으로 평정하였다. 그 외에 다른 음성증상은 관찰되지 않았다.
- 와해증상(1점): 큰 어려움은 없지만 드물게 집중력이 흐트러진다고 하여 PSD3(집중 및 주의력 곤란)은 1점으로 평정하였고, 그 외에 다른 와해증상은 없었다.
- 일반정신병리(2점): 가끔 경미한 수준의 우울하고 다운되는 기분을 호소하여 PSG2(불쾌한 기분)는 2점으로 평정하였다. 나머지 일반정신병리에서 유의미한 수준으로 평가되는 항목은 없었다.

(3) 신경인지기능 평가 결과

전반적으로 환자의 초기 신경인지기능에는 문제가 없었다. 전체 지능지수는 105로 평균 수준이었고, 언어 및 시공간 작업 기억력 과제에서는 우수한 수행을 보였다. 그 외에 TMT-A/B, 언어 기억력, 언어적 유창성 검사에서 모두 보통 수준으로 평가되었다.

(4) 뇌의 구조적 이상 및 뇌기능의 전기생리학적 평가

뇌 자기공명영상 검사와 사건관련전위 검사에서 특이 소견은 관찰되지 않았다.

(5) 치료 및 경과

❶ 환자는 수능을 치른 직후 내원하였으며, 당시 환청과 관계사고는 감소하는 양상이었다. 이에 항정신병제 약물은 처방하지 않았고, 전구증상에 대하여 인지행동치료를 계획하였다. 환자는 최근의 변화에 대한 약간의 불안, 간헐적인 우울감과 무기력감으로 힘들다고 하여 항우울제인 서트랄린sertraline 50mg을 처방하였다. 통원 치료하면서 서트랄린 200mg까지 서서히 증량하였다.

❷ 인지행동치료는 총 8회기에 걸쳐 시행되었다. 1회기는 인지행동치료 프로그램의 소개와 상황보다는 해석이 중요하다는 인지치료의 기본 사항에 대한 교육이 이루

어졌다. 2회기에서 문제의 우선순위를 정하였고, 환자는 '주변의 친구들이 나를 비난할 것 같은 느낌과 생각'에 대한 치료를 목표로 삼았다. 3회기에서는 환자가 호소하는 막연한 피해사고와 관련하여 '문제의 집짓기' 기법을 통해 문제를 조직적으로 설계하는 방법을 적용하였다. 4회기에서는 동일한 경험에서 다른 해석방법을 찾는 연습을 하였다. 5회기에서 환자는 많은 사람들이 있는 장소에서 안전행동 실험을 진행하였고, 이는 기존의 믿음(관계사고)에 대한 신뢰도를 감소시키는 데 효과가 있었다. 6회기에서는 초인지에 대하여 교육하였고, '생각의 색안경' 기법을 적용하여 초인지 찾기를 하였다. 7회기에서 핵심 신념을 찾고, 치료자와 함께 그것에 대하여 탐구하였다. 8회기에서는 환자의 숨겨진 장점을 찾으면서 자신감을 회복하도록 하였다. 환자는 모든 회기에 출석하였으며, 지각하지 않았다. 환자는 인지행동치료에 대하여 이해도가 높은 편이었고, 전 과정을 통해 관계사고와 피해사고에 대한 해결책을 찾아가는 모습이었다. 인지행동치료 시작 시점에서 평가한 SOPS에 따른 전구증상 총점은 15점(양성증상 10점, 음성증상 3점, 와해증상 1점, 일반정신병리 1점)이었고, 마지막 시점에서는 11점(양성증상 7점, 음성증상 2점, 와해증상 1점, 일반정신병리 1점)으로 감소하였다.

❸ 환자는 이후 대학교에 입학하여 18학점을 수강하였고, 종종 수업에 늦거나 간헐적으로 집중 어려움을 호소하였으나 전반적으로 학교에 잘 다니는 모습이었다. 간혹 내원 전에 있었던 일을 떠올리면 우울하고 불안할 때가 있었지만 생활에 영향을 미치지는 않았다. 대학교에서 새로 사귄 친구 2명과 수업을 같이 듣는 등 대인관계에서도 특별한 문제가 없었다.

❹ 치료 시작 후 1년 6개월이 지나서는 잠이 약간 많아진 것 외에는 특별한 어려움을 호소하지 않았다. 이에 서트랄린 50mg으로 용량을 감량하여 유지하였다. 2년 추적 관찰 평가를 시행한 시점에서, 환청 및 관계사고 등은 관해 상태였으며 기타 약화된 양성증상도 없었다. 기능 또한 병전 상태의 90% 정도로 회복되었다. 신경인지기능 검사에서는 초기 보통 수준이었던 언어 기억력이 2년 추적 관찰 결과에서는 보통 상 수준으로, 언어 유창성은 우수 수준으로 향상된 결과를 보였다.

❺ 2년간의 임상증상 및 신경인지기능의 추적 관찰 결과를 표로 요약하였다(표 9.1).

표 9.1 증례 4 환자의 임상증상과 전반적 기능 및 신경인지기능 평가의 추적 관찰 결과

	내원 당시	6개월 후	1년 후	1년 6개월 후	2년 후
임상 척도					
전구기 증상(SOPS)	23 (P17/N4/D1/G1)	7 (P3/N1/D1/G2)	6 (P1/N2/D1/G2)	5 (P1/N1/D1/G2)	4 (P1/N1/D1/G1)
우울/불안(HAMD/A)	7/6	5/5	6/5	3/1	3/2
임상증상 심각도 (CGI–S)	3	3	3	3	2
전반적 기능(GAF)	61 (병전기능: 90)	72	75	78	82
인지기능 검사					
지능지수(IQ)	105		109		114
언어 작업 기억력	매우 우수		우수		매우 우수
시공간 작업 기억력	우수		우수		우수
언어 기억력 (즉시 회상)	보통		보통		보통 상
언어 기억력 (지연 회상)	보통		보통		보통
처리속도(TMT–A)	보통		보통		보통
처리속도 및 실행기능(TMT–B)	보통		보통		보통
언어 유창성	보통		보통		우수

SOPS=Scale of Prodromal Symptoms; HAMD=Hamilton Rating Scale for Depression; HAMA=Hamilton Anxiety Rating Scale; CGI-S=Clinical Global Impression-Severity; GAF=Global Assessment of Functioning

(6) 논의

1. 위 증례는 정신병적 역치 이하 수준의 피해사고와 환청을 보였던 비교적 전형적인 '약화된 정신병 증후군' 사례이다. 초기 평가에서 전구기 증상이 심하지 않았고 전반적으로 인지기능이 양호하였으며, 정신질환의 가족력이 없었고 환자의 치

료 순응도treatment adherence가 좋았다. 이에 집중적인 인지행동치료를 적용하였고 성공적으로 증상의 관해와 기능의 회복을 도모할 수 있었다. 이처럼 병전기능과 신경인지기능이 우수하고 정신증 전환의 위험도가 높지 않은 것으로 평가되며 치료에 협조적인 경우에는 항정신병제 약물치료를 하지 않고 인지행동치료, 지지적 면담, 생활습관 교정 등의 정신사회적 치료만으로도 좋은 예후를 이끌어 낼 수 있을 것이다.

❷ 따라서 초기에 환자의 증상과 기능수준, 신경인지기능, 가족력, 치료 순응도 등을 면밀하게 평가하고, 이를 바탕으로 적절한 치료를 적용하는 것이 중요하다. 약물치료 외에 질병에 대한 환자 및 보호자 교육, 생활습관 교정, 인지행동치료, 정기적인 경과 관찰 및 지지적 면담 등의 비약물적 치료에 대해서도 숙지하고 포괄적으로 적용할 수 있어야 한다.

❸ 이 증례에서 향후 가장 중요한 것은 약물의 중단 시점을 결정하는 것이다. 보통 초발 조현병에서 적어도 3~5년간의 약물치료 이후 기능이 아주 좋을 경우 약물 중단을 고려해 볼 수도 있다. 하지만 정신증 고위험군에서 약물을 사용하고 난 다음 증상이 호전되고 기능이 회복될 경우, 과연 언제까지 약물을 사용해야 하느냐에 대해서는 아직도 자료가 매우 부족하다. 현재 이 증례에서는 치료 시작 후 2년 정도 된 현 시점에서 서트랄린 50mg을 사용하고 있는데, 더 유지해야 할 것인지 아니면 조만간 중단을 고려해야 할 것인지가 임상의로서 가장 크게 고민되는 점이다.

5. 관해 상태에서 약물치료 중단 후 증상이 악화된 대상자의 증례

1) 증례

27세 여자 환자가 약 4개월 전부터 발생한 관계사고, 불안감, **무언가 변한 것 같은 느낌**을 주소로 정신건강의학과 외래를 방문하였다. 조현병 등의 정신질환 가족력은 부인하였다.

초등학교 시절 밝은 성격이었으며, 중학교 때에도 중상위권 정도의 성적으로 친한 친구 3~4명과 어울려 지냈다고 한다. 고등학교 1학년 때까지 무난하게 학교생활을 지속하였으나, 고등학교 2학년이 되며 공부에 집중하기 어려워지고 성적이 점차 하락하였다. 대학입시에서도 기대에 미치지 못하는 성적을 받으며 원하지 않던 대학교에 입학하게 되어 실망감이 컸다. 재수를 준비했지만 재수 후에도 입시 결과는 크게 달라지지 않아 원래 입학했던 학교로 돌아가게 되었다. 그러나 학교에 대한 불만족감으로 첫 학기부터 휴학을 하고 아르바이트를 하며 보냈고, 1학년 2학기부터는 학교생활을 시작했지만 적응하는 데 어려움을 겪었다. 총 4차례 휴학을 했는데, 이때에는 주로 단기 아르바이트나 학창시절 친구들을 만나며 지냈다.

3년 전에는 누적된 휴학으로 학교에서 재적되었으며, 이후에는 외부 활동이 거의 없이 주로 집에서 혼자 지냈다. 이 시기부터는 가족들이 느끼기에 이전과 다르게 말수가 줄고 감정적 교류가 덜해지는 듯했다고 하였다. 환자는 약 2년간 주로 편입을 위한 영어 공부를 하거나 쉬는 시간에는 인터넷을 하며 시간을 보냈다.

그러던 중 약 4개월 전부터는 **무언가 변화된 것 같은 미묘한 느낌**과 함께, 인터넷 댓글이 **자신과 연관되는 것 같은 느낌**이 들어 이상하다고 생각하게 되었다. 더불어 TV에서 자신의 이야기를 하는 것 같은 느낌도 들었으며, 이로 인해 불안해지며 인터넷을 하거나 TV를 보는 것이 어려워졌다. 누군가가 지켜보고 있는 느낌이 들어 집에 감시 카메라가 있지는 않은지 걱정이 되기도 하였다.

환자는 이러한 변화에 대하여 도움을 얻고자 정신건강의학과 외래에 방문하였고, 관계사고와 불안감 등에 대하여 항정신병제 약물치료를 하였다. 리스페리돈risperidone 0.5mg으로 시작하여 2mg까지 증량하였으며, 관계사고가 점차 호전되면서 치료 3개월째부터는 관계사고, 불안감, 피해사고 등의 증상은 거의 없어졌다.

약물치료를 시작한 지 약 4개월이 되는 시점에 환자는 리스페리돈 2mg 투약을 유지하며 관계사고는 관해 상태로, 약물 중단 및 향후 치료에 대하여 상의하기 위해 서울대학교병원 정신증 고위험군 클리닉에 방문하였다.

2) 증례에 대한 설명

(1) 진단적 평가

과거 정신과적 병력이 없던 환자는 내원 3년 전부터 사회적 위축이 있었으며, 8개월 전부터는 관계사고, 피해사고, 무언가 변한 것 같은 느낌이 발생하였고, 이로 인한 불안감이 동반되었다. 관계사고 및 피해사고는 주 3~4회, 하루 수분 정도 있었으며, 이러한 증상은 환자에게 불편감을 초래하였다. 하지만 가장 심할 때에도 이에 대하여 반신반의하는 수준으로 심각도 및 빈도에서 정신병적 역치 이하로 판단되었다.

환자의 일차 친족 중에 정신병적 장애는 없었고, 환자는 조현형 인격장애의 진단 기준에 부합하지 않았다.

따라서 이 증례는 1년 이내에 시작되어 적어도 주 1회 이상 정신병적 역치 이하의 피해사고, 관계사고를 보였으며, 이로 인해 환자가 불편감을 느끼고 있어 SIPS 진단 기준에 의하여 '약화된 정신병 증후군'으로 진단할 수 있겠다.

(2) 임상증상 평가 결과

SOPS에 따른 초기 평가 결과, 환자의 전구증상 총점은 14점이었다. 자세한 평가 내용은 아래와 같다.

- 양성증상(0점): 치료 전 환자의 양성증상 점수는 11점으로 추정되었다(망상적 기분과 관계사고, 피해사고가 기능에 영향을 줄 정도였으므로 PSP1=PSP2=5점, 과대성이나 환청은 없었으므로 PSP3=PSP4=0점, 앞뒤가 맞지 않는 말을 할 때가 있어 PSP5=1점). 하지만 평가 당시에는 약물치료를 시작한 이후에 증상이 모두 호전된 상태로, PSP1(이상한 사고 내용/망상적 사고) 및 PSP2(의심/피해사고), PSP5(와해된 의사소통) 모두 0점으로 평정하였다.
- 음성증상(9점): 환자는 3년 전부터 주로 집에서 지내며 대인관계에 대한 욕구가 줄고 현재도 사회적으로 다소 무관심한 상태이므로 PSN1(사회적 무쾌감증 또는 퇴축)은 3점으로, 전반적으로 즐거움을 주는 활동에 대한 흥미가 떨어지고 공부 능률이 저하되어 PSN2(무의욕)는 2점으로 평정하였다. 잘 지낼 때와 비교하여 다소 단조로운 감정의 경험과 표현을 보여 PSN3(감정 표현의 감소)과 PSN4(감정 및 자기 체험의 감소)는 모두 1점으로 평정하였다. 또한 면담 시 대화의 풍부함이 감소하고 가족 보고상 언어 표현이 다소 줄어 PSN5(사고의 풍부함의 감소)는 1점, 이전에 비해 공부를 시작하고 유지하는 데 어려움이 있어 PSN6(역할 기능의 저하)은 1점으로 평정하였다.
- 와해증상(1점): 이전에 비해 압박을 받는 상황에서 주의력이 흐트러지는 경향에 대하여 PSD3(집중 및 주의력 곤란)은 1점으로 평정하였고, 그 외의 다른 외해증상은

없었다.

- 일반정신병리(4점): 입면 어려움과 수면 도중 깰 때 다시 잠들기 어려운 것에 대하여 PSG1(수면장해)은 2점으로, 이전과 비교하여 때때로 신경이 날카로워지는 경우가 있어 PSG2(불쾌한 기분)는 1점으로, 대수롭지 않았던 가족의 잔소리가 최근 들어 더 심한 스트레스로 다가온다고 하여 PSG4(정상적인 스트레스에 대한 내인성 감소)는 1점으로 평정하였다.

(3) 신경인지기능 평가 결과

초기 평가에서 여러 인지기능 영역들에 걸쳐 전반적으로 보통에서 보통 하 수준의 수행을 보였다. 지능지수는 92로 역시 평균 수준에 해당하였다.

(4) 뇌의 구조적 이상

초기에 시행한 뇌 자기공명영상 소견상 특이 소견은 발견되지 않았다.

(5) 치료 및 경과

1. 클리닉 방문 당시 환자는 리스페리돈을 2mg 유지 중이었으며, 약물치료를 시작한 지 한 달 만에 관계사고, 피해사고, 불안감 등은 모두 호전되어 유지되고 있는 상태였다. 환자 및 보호자는 치료 이후 증상의 빠른 호전에 만족하고 있었으며, 가능하면 조기에 약물을 중단하고 싶다고 하였다. 정신증 고위험군에 대한 진단, 치료 및 예후에 대한 정보를 제공하고자 환자와 보호자로 하여금 1시간씩 총 2회에 걸친 질병교육 프로그램에 참여하도록 하였고, 질의 응답 및 외래에서의 추가적인 교육 제공을 통해 환자와 보호자가 고위험군 상태에 대하여 올바르게 인식할 수 있도록 돕고자 하였다.
2. 치료 후에 증상 호전이 뚜렷하여 약물 감량을 원하는 환자 및 보호자와 상의하여 3개월에 걸쳐 리스페리돈을 서서히 감량하였다. 추적 관찰 3개월 시점에도 증상의 악화는 없었고, 초기 평가와 유사하게 약화된 정신병적 증상은 모두 관해가 된 상태로 평가하였다. 하지만 초기 평가 당시 정신증 전환 위험도를 고위험으로 평가한 것에 비하여 치료 기간이 짧기도 하고, 주로 집에서 지내며 사회적으로 위축된 모습이 잔존하여 약 1년 이상은 투약을 유지할 것을 권유하였다. 그러나 환자와 보호자 모두 서둘러 약물치료를 중단하기를 강력하게 원하여, 추적 관찰

을 지속하며 증상 재발 시 치료를 개시하는 조건으로 클리닉 방문 4개월 시점부터는 사용하고 있던 소량의 리스페리돈 0.5mg을 모두 중단하였다. 이후 매달 외래 방문을 통해 증상 재발 등의 추이를 경과 관찰하고 유산소 운동과 규칙적인 생활 등 생활습관 개선을 격려하기로 하였다.

❸ 6개월 추적 관찰 시점, 즉 약물치료를 중단한 지 2개월이 지난 시점에 환자는 사무직 아르바이트를 막 시작하여 2주 정도 지속 중이었는데, 새로운 업무에 대한 어려움과 스트레스를 호소하였다. 투약을 최근 중단하였고 아르바이트를 하며 주변 환경 변화도 있는 점을 고려하여 소량의 약물(항불안제 또는 항정신병제) 처방을 권유하였지만 환자와 보호자는 거부하였다. 이후 한 달이 지났을 때, 환자는 사람들을 대하기 어렵고 두려운 느낌이 발생하였으며, 처음 증상이 발생했을 때와 유사하게 말로 표현하기는 힘들지만 무언가 이상해진 느낌이 생겼다고 하였다. 이러한 변화로 아르바이트는 그만두게 되었으며, 일을 그만두고 집에서 지내면서도 여전히 증상이 지속되어 가족들에게 '두렵다'고 하며 힘들어하는 모습을 보이기도 하였다. 이에 대하여 약화된 양성증상의 재발로 판단하였고(PSP1=3점, PSP2=3점), 다시 리스페리돈 0.5mg 투약을 시작하였다.

❹ 서서히 리스페리돈 용량을 증량하여 추적 관찰 1년 시점에는 리스페리돈 3mg으로 치료 중이었다. 당시 약물치료를 재개한 지 약 5개월이 지났음에도 피해사고와 불안감 등은 지속되었고, 이전과는 다르게 '말이 연결되지 않는 느낌'이 들고 이에 대한 불편감으로 때때로 죽고 싶은 마음이 들기도 하였다. 가족이 보기에도 이전보다 많이 예민해진 채로 쉽게 화를 내는 모습을 보였고, 생각이 잘 정리되지 않는 느낌에 우는 모습을 보일 때도 있었다. 증상이 어느 정도 안정될 때까지 입원치료도 권유하였지만, 환자가 입원치료에는 거부적이었고 가족들도 우선은 외래치료를 원한다고 하였다. 환자의 우울감은 주로 약화된 정신병적 증상과 관련되는 것으로 보였으며, 우울감이나 자살사고가 심각한 수준은 아닌 것으로 판단하여 우선 2주 간격의 외래 집중치료 및 지지적 정신치료를 병행하기로 하였다. 리스페리돈을 추가 증량하였으며, 감정 조절 어려움에 대해서는 항우울제인 에스시탈로프람escitalopram 치료를 시작하였다. 유산소 운동과 규칙적인 생활 등 생활습관 개선 격려도 지속하였다.

❺ 1년 6개월 추적 관찰 시점까지 2~3주 간격의 외래 집중치료를 지속하였다. 리스페리돈 4mg, 에스시탈로프람 10mg으로 치료하였고, 수개월 전에 비해서는 혼란

한 느낌, 피해사고 및 관계사고는 호전을 보이나 여전히 관해되지는 않은 채 경도로 지속되고 있었다(PSP1=1점, PSP2=1점). 항우울제인 에스시탈로프람 투약을 시작하며 잠들기 어려움, 때때로 눈물을 터뜨리거나 가족에게 예민하게 반응하며 화를 내는 모습은 많이 호전된 상태였다. 또한 주 2회 유산소 운동을 시작하였고, 규칙적인 생활도 실천해 나갔다. 관계사고 등의 약화된 양성증상에 대하여 인지행동치료를 계획하였지만, 자신의 증상에 대하여 언어로 표현하고 조직적인 접근을 하는 것에 어려움을 보여 총 8회기 중 3회기 만에 중단하게 되었다.

6 환자는 인지행동치료에서 어려움을 겪었지만, 추적 관찰 2년 시점에서 하루 3시간씩 아르바이트를 할 정도로 기능이 다소 회복된 상태를 보였다. 주로 혼자 하는 업무였기 때문에 대인관계 스트레스가 적어 아르바이트 지속에는 어려움이 없다고 하였다. 경도의 관계사고가 지속되었지만 피해사고나 불안감, 우울감은 호전된 상태로 평가하였다. 그러나 여전히 대인관계는 적은 편이었고 미래에 대한 막연한 불안감, 공무원 시험 준비를 빨리 시작하지 못하고 있는 상태에 대한 답답함을 호소하였다.

7 3년 추적 관찰에서 환자는 아르바이트 시간을 늘려 하루 5시간씩 주 5회 일하고 있었으며, 함께 일하는 직원들과 식사를 함께 하는 등 대인관계가 이전보다 호전된 상태였다. 리스페리돈은 4mg에서 서서히 감량하여 2mg을 복용하고 있었고, 에스시탈로프람은 10mg으로 유지하였다. 당시 관계사고나 피해사고, 불안은 호전되어 관해 상태로 평가하였다.

8 3년 동안 시행한 임상증상 및 신경인지기능의 추적 관찰 결과를 표로 요약하였다(표 9.2).

(6) 논의

1 위 증례는 '약화된 정신병 증후군'의 사례로, 환자는 약물치료 시작 후 1개월 만에 관계사고 등의 증상이 관해되어 초기 치료 반응이 좋은 편이었다. 그러나 관해된 지 약 5개월 후 환자와 보호자의 요청에 의해 소량의 항정신병제를 이용한 약물치료가 중단되었는데, 정기적인 임상면담 및 운동, 규칙적인 생활 격려에도 불구하고 약물 중단 이후 3개월 여 만에 피해사고, 관계사고가 재발하여 다시 항정신병제 치료를 재개하였다. 이후에는 초기 치료 반응만큼 빠르고 큰 호전은 보이지 않았으며, 동반된 우울, 불안감으로 항우울제 치료를 병행하였다. 증상 악화

표 9.2 증례 5 환자의 임상증상과 전반적 기능 및 신경인지기능 평가의 추적 관찰 결과

	내원 당시	6개월 후	7개월 후	1년 후	1년 6개월 후	2년 후	3년 후
임상 척도							
전구기 증상 (SOPS)	14 (P0/N9/D1/G4)	16 (P0/N8/D1/G7)	24 (P6/N11/D1/G6)	28 (P6/N12/D3/G7)	17 (P2/N10/D2/G3)	12 (P1/N8/D2/G1)	9 (P0/N7/D2/G2)
정신병적 증상 (PANSS)	38 (P7/N13/G18)	41 (P7/N14/G20)	45 (P9/N14/G22)	47 (P9/N16/G21)	41 (P8/N13/G20)	39 (P7/N13/G19)	30 (P7/N12/G18)
우울/불안 (HAMD/A)	7/5	10/11	12/14	12/11	5/4	1/3	0/3
임상증상 심각도 (CGI-S)	2	2	4	4	3	3	2
전반적 기능 (GAF)	70 (병전기능: 80)	70	57	50	58	70	72
인지기능 검사							
지능지수(IQ)	92			90		92	96
언어 작업 기억력	보통			보통 하		보통 하	보통
시공간 작업 기억력	보통 하			보통 하		보통 하	보통 하
언어 기억력 (즉시 회상)	보통			보통		보통	보통
언어 기억력 (지연 회상)	보통 하			보통		보통 하	보통
처리속도 (TMT-A)	보통 하			보통 하		보통	보통
처리속도 및 실행기능(TMT-B)	보통 하			경계선		보통 하	보통 하
언어 유창성	보통			보통		보통	보통 상

SOPS=Scale of Prodromal Symptoms; PANSS=Positive and Negative Syndrome Scale; HAMD=Hamilton Rating Scale for Depression; HAMA=Hamilton Anxiety Rating Scale; CGI-S=Clinical Global Impression-Severity; GAF=Global Assessment of Functioning

로 치료를 재개하고 약 1년 반이 지난 시점에서 증상의 호전과 기능의 회복이 두드러졌으며, 이후에도 유지치료를 하면서 추가적인 기능 회복을 얻을 수 있었다.

❷ 이 증례를 통해 우리는 약물치료의 반응이 양호하여 빠르게 관해 상태에 도달하더라도 충분한 기간의 유지 약물치료가 정신증 전구증상의 재발 예방에 중요하다는 것을 알 수 있었다. 특히 이 증례의 경우처럼 약물치료 전 증상 심각도가 중등도 이상이고 인지기능의 전반적 영역에 걸쳐 경미한 손상이 발견되는 경우, 약화된 정신병적 증상이 관해된 이후에도 최소 1년 이상의 약물치료 유지기간을 가지는 것이 고위험군의 치료 경과에 도움이 될 것으로 보인다. 또한 이 증례의 환자에게는 전구증상과 함께 우울증상이 동반되었는데, 이에 대한 적극적인 개입으로 환자가 느끼는 불편감을 감소시키고 기능의 회복을 도울 수 있었다. 따라서 정신증 고위험군에서 우울장애나 불안장애 등의 공존 질환에 대한 적절한 평가와 개입도 중요하겠다. 또한 환자와 보호자의 치료 순응도를 증진하기 위하여 정신증 고위험군 상태와 치료, 약물의 역할과 부작용, 임상 경과에 대한 이해를 돕는 반복적인 질환교육이 필요하며, 정기적인 정신과적 진찰 및 면담을 제공하고 유산소 운동과 규칙적인 생활 등의 생활습관 개선을 격려하는 통합적 접근이 필수적이다.

❸ 이 증례에서 가장 두드러지는 것은 보호자와 환자의 치료 순응도 정도가 매우 불량하다는 것이다. 물론 정신증에 대하여 처음 경험하는 가족과 본인에게는 매우 당황스러운 상황이지만, 보호자 교육이나 감정적 도움을 통해 이 과정을 잘 넘기도록 해야 한다. 현재 이 보호자는 정신병적 증상을 부정denial하는 듯이 보인다. 도저히 받아들일 수 없는 상황이라 가능하면 빨리 약을 먹지 않음으로써 정신병이 아닐 것이라는 자신의 희망을 증명하려는 무의식적 의도가 엿보이기도 한다. 정신증 고위험군 역시 정신병적 증상이 시작된 것이므로 증상이 호전되더라도 어느 정도의 약물치료는 불가피한 상황이다.

6. 관해 상태에서 성공적으로 약물치료를 중단한 대상자의 증례

1) 증례

고등학생인 18세 여자 환자가 약 3주 전에 발생한 관계사고와 환청을 주소로 정신건강의학과 외래를 방문하였다. 가족력상에는 환자 고모의 사촌 언니가 이전에 정신병원에 입원한 적이 있었으나 정확한 병명은 알지 못하였으며, 기타 가족력에 대해서는 부인하였다. 환자는 평소 차분하고 무던한 성격이었으며, 중학생 시절까지는 교내 상위권의 성적을 유지하였다.

특별한 이유 없이 고등학교 진학 후 성적이 점차 떨어졌으며, 성적 저하에 대한 부모의 걱정 등으로 학업 성적에 대하여 부담감을 많이 느꼈다고 한다. 그러나 성적 저하 이외에는 우울감이나 불안, 불면 등의 증상은 없었고 대인관계도 무난하였다.

환자는 고등학교 3학년이 되면서 학업에 대한 부담감이 더 심해졌고, 증상이 발생하기 직전 시기인 여름방학에는 혼자 학교에서 자율학습을 하며 다소 외로운 시기를 보냈다. 내원 3주 전 환자는 **집에서 공부하던 중에 친구들이 자신에게 하는 욕설을 듣게 되었다.** 이러한 **환청은 수분 내에 사라졌지만, 실제로 친구들이 자신을 험담하고 있다고 믿었다.** 다음날 등교하였는데 같은 반 학우들이 모두 자신을 욕하고 있는 소리가 들렸고, 자신을 째려보는 듯한 시선이 불편하여 바로 조퇴를 하였다. 그러나 집에 혼자 있음에도 불구하고 여전히 불안하고 친구들이 웅성거리는 목소리가 수차례, 하루 총 10여 분간 들렸다.

증상 발생 3일째에 환자는 부모와 함께 인근 정신건강의학과 의원을 방문하였으며, 항정신병제인 리스페리돈risperidone 1mg을 처방받아 이틀간 복용하였다. 투약을 시작하면서부터 친구들의 욕하는 소리는 더 이상 들리지 않게 되었으며, 친구들이 모두 자신의 이야기를 하고 있다는 느낌의 관계사고에 대해서도 '그렇지 않을 수도 있다'는 의구심이 들기 시작하였다.

최근의 경험들에 대하여 우려하던 환자는 적절한 평가와 향후 치료를 위해 서울대학교병원 정신증 고위험군 클리닉을 방문하였다.

2) 증례에 대한 설명

(1) 진단적 평가

과거 정신과적 병력이 없던 환자는 내원 3주 전에 발생한 환청과 피해사고가 그 증상의 심각도 측면에서 정신병적 수준 이상으로 나타났다. 하지만 환청의 지속기간은 4일 미만이었고, 하루 1시간을 넘지 않았다. 또한 심각하게 와해되거나 위험한 증상은 아니었기 때문에 정신병적 장애로 진단할 수 없다.

환청은 3~4일 만에 관해되었으나, 관계사고는 약화된 형태로 유지되고 있었다. 환자는 친구들이 모여 있으면 자신에 대하여 험담하고 있지는 않을지 걱정된다고 하였고, 이로 인해 등교에 대한 약간의 불안감을 표현하였다. 관계사고는 주 4회 정도의 빈도, 하루에 수분 정도 나타나지만 그 심각도와 빈도는 정신병적 역치 이하로 평가된다.

환자의 일차 친족 중에 정신병적 장애는 없었고, 환자는 조현형 인격장애의 진단 기준에 부합하지 않았다.

따라서 이 증례는 3개월 이내에 시작되어 한 달에 한 번 이상 그리고 하루에 수분 이상 나타나는 한시적인 환청을 보였기에 SIPS의 진단 기준에 의하여 '단기 간헐성 정신병 증후군'으로 진단할 수 있으며, 약화된 관계사고가 적어도 일주일에 한 번의 빈도로 나타나고 환자에게 불편을 주고 있어 '약화된 정신병 증후군'도 진단할 수 있다.

(2) 임상증상 평가 결과

SOPS에 따른 초기 평가 결과, 환자의 전구증상 총점은 29점이었다. 자세한 평가 내용은 아래와 같다.

- 양성증상(11점): 경미한 관계사고가 있으나 친구들이 자신을 나쁘게 언급하고 욕할 것 같은 피해적인 내용이기 때문에 PSP1(이상한 사고내용/망상적 사고)은 0점으로, PSP2(의심/피해사고)는 3점으로, 과대적인 면은 관찰되지 않아 PSP3(과대사고)은 0점으로, 평가 당시에는 환청이 없었지만 3주 전에는 뚜렷한 환청으로 행동에 영향을 미치는 수준이었으므로 PSP4(지각이상/환청)는 6점으로, 면담 시 간헐적으로 맥락을 벗어나는 의사소통을 보여 PSP5(와해된 의사소통)는 2점으로 평정하였다.
- 음성증상(10점): 이전과 비교하여 친구들과 연락하는 빈도가 줄어 PSN1(사회적 무

쾌감증 혹은 퇴축)은 3점으로, 무기력하고 공부를 시작하기 힘든 느낌을 호소하여 PSN2(무의욕)는 3점으로, 최근에도 불안하여 가끔 조퇴를 한 적이 있어 PSN6(역할 기능의 저하)은 4점으로 평정하였다.

- 와해증상(2점): 개인 위생 및 복장은 양호하였고, 괴이한 생각은 관찰되지 않았다. 다만 집중력이 떨어진 것 같다고 하여 PSD3(집중 및 주의력 곤란)은 2점으로 평정하였다.
- 일반정신병리(6점): 최근에 입면 어려움과 낮에 졸린 증상이 있다고 하여 PSG1(수면장해)은 3점으로, 사소한 일에 예민해지거나 스트레스를 받는다고 호소하여 PSG4(정상적인 스트레스에 대한 내인성 감소)는 3점으로 평정하였다. 기분은 안정적이었고, 이외에 다른 문제는 없었다.

(3) 신경인지기능 평가 결과

초기 평가에서 전반적으로 양호한 신경인지기능을 보였다. 지능지수는 128로 우수하였다. 언어 및 시공간 작업 기억력은 보통 상 수준이었고, 선로 잇기 검사로 확인한 처리속도와 실행기능 또한 보통 상 수준이었다.

(4) 뇌의 구조적 이상 및 뇌기능의 전기생리학적 평가

초기에 시행한 뇌 자기공명영상 검사와 사건관련전위 검사에서 특이 소견은 관찰되지 않았다.

(5) 치료 및 경과

❶ 내원 당시 환자는 리스페리돈 1mg과 로라제팜lorazepam 0.5mg을 복용하고 있었다. 환청은 사라진 상태였지만, 사람들이 자신의 험담을 할지도 모른다는 생각 등의 피해사고와 관계사고가 경미하게 남아 있었기 때문에 우선 약물은 유지하였다. 내원 1개월 후부터는 피해사고와 관계사고의 빈도가 주 1회 미만으로 감소하였고, 환자가 느끼는 주관적 불편감이 거의 없었다.

❷ 소량의 약물치료 외에도 정신사회적 치료를 함께 시행하였다. 가장 먼저 정신증 고위험군 질병교육 프로그램을 진행하였다. 환자에게 정신증 고위험군, 약물의 작용과 부작용, 일반 정신건강 등에 대한 교육을 통해 고위험 상태에 대한 이해와 관리의 중요성을 강조하였다. 또한 규칙적인 생활, 주 5회 유산소 운동 등의

생활습관 교정을 권유하였고 매달 외래 추적 관찰 시 이를 확인하였다.

❸ 환자는 수능을 치른 후 방학기간을 이용하여 클리닉에서 제공하는 스트레스 관리 프로그램에 참여하였다. 이 프로그램은 주 2회, 총 8회기로 구성되었으며 인지행동요법(스트레스와 나의 반응 알기, 스트레스를 기꺼이 경험하기, 스트레스 바라보기, 스트레스와 소통하기 등)의 적용과 바이오피드백bio-feedback, 명상 등의 실습을 통하여 스스로 스트레스를 관리하는 법을 익히게 된다. 환자는 결석하지 않고 모든 회기에 성실히 참여하였고, 흥미를 가지고 집중하는 모습이었다. 스트레스 관리 프로그램 종료 시점에서 자가설문지로 측정한 우울 및 불안 척도, 자존감 척도, 회복탄력성 척도 등에서 프로그램 전보다 향상된 결과를 보였다.

❹ 6개월 추적 관찰에서, 환자는 대학교에 입학하여 학교생활과 대인관계에서 양호한 기능을 보여 병전과 거의 유사한 정도로 평가되었다. 이에 항불안제는 중단하였고, 리스페리돈은 0.5mg으로 감량하였다. 가끔 컨디션이 좋지 않을 때 '누군가 내 말을 할 것 같다'는 경미한 관계사고가 들 때도 있었으나, 이러한 생각에 대하여 확신하는 정도는 20~30%라고 하였다. 일상생활에 지장을 주는 경우는 전혀 없다고 하였다.

❺ 1년 추적 관찰 시점에서 리스페리돈 0.5mg은 유지하였다. 기분은 안정적이고 수면은 양호하였다. 관계사고나 불안은 부인하였다. 기말고사를 앞두고 스트레스가 있었으나 별다른 문제 없이 일상생활을 할 수 있었다고 하며, 부모가 보기에도 증상이나 특이사항은 없다고 하였다. 이러한 관해 상태가 유지되어 1년 6개월 무렵에 외래에서 리스페리돈은 0.25mg으로 감량하였다.

❻ 2년 추적 관찰에서 환자는 학교생활을 잘 하였고, 평점은 4점대 초반으로 우수한 성적을 유지하였다. 대인관계에서 소소하게 스트레스를 받을 때도 있었지만 병적 수준이 아닌 정상적 반응으로 이해할 수 있는 정도였다. 기능의 회복과 증상의 관해 상태가 1년 이상 유지되고 있어 환자와 상의하에 항정신병제(리스페리돈)를 중단하였다. 모든 약물의 중단 후에 정신건강의학과 외래 경과 관찰은 지속하였다. 외래의 방문 빈도는 2개월, 3개월, 6개월에 한 번씩으로 점차 늘려 갔다.

❼ 3년 추적 관찰 시점에서 환자는 대학교 3학년을 마치고 방학 기간이었으며 주말에는 카페에서 아르바이트를 하고 있었다. 주 3~4회 정도 친구들과 만나서 어울리며 일상생활에서 느끼는 어려움은 없는 상태로 SOPS 0점을 포함하여, 해밀턴 우울증 평가 척도Hamilton Rating Scale for Depression(HAM-D) 0점, 해밀턴 불안 척도

Hamilton Anxiety Rating Scale(HAM-A) 0점으로 평가되었다. 아래 표는 3년 동안 시행한 임상증상 및 신경인지기능의 추적 관찰 결과를 요약한 것이다.

표 9.3 증례 6 환자의 임상증상과 전반적 기능 및 신경인지기능 평가의 추적 관찰 결과

	내원 당시	6개월 후	1년 후	2년 후	3년 후
임상 척도					
전구기 증상 (SOPS)	23 (P5/N10/ D2/G6)	3 (P2/N0/ D1/G0)	3 (P2/N0/ D1/G0)	1 (P0/N1/ D0/G0)	0 (P0/N0/ D0/G0)
우울/불안 (HAMD/A)	10/13	1/1	1/1	0/1	0/0
임상증상 심각도(CGI-S)	4	1	1	1	1
전반적 기능 (GAF)	43 (병전기능: 80)	78	78	78	80
인지기능 검사					
지능지수(IQ)	128		128	130	128
언어 작업 기억력	보통 상		우수	우수	보통 상
시공간 작업 기억력	보통 상		보통 상	보통 상	보통 상
언어 기억력 (즉시 회상)	우수		우수	우수	우수
언어 기억력 (지연 회상)	보통		보통	보통	보통 하
처리속도 (TMT-1)	보통 상		보통 상	우수	우수
처리속도 및 실행기능(TMT-B)	보통 상		보통 상	보통 상	우수
언어 유창성	보통		보통	보통	보통

SOPS=Scale of Prodromal Symptoms; HAMD=Hamilton Rating Scale for Depression; HAMA=Hamilton Anxiety Rating Scale; CGI-S=Clinical Global Impression-Severity; GAF=Global Assessment of Functioning

(6) 논의

1. 위 증례는 '단기 간헐성 정신병 증후군'과 '약화된 정신병 증후군'에 모두 해당한다. 특히 단기 간헐성 정신병 증후군의 경우 다른 정신증 고위험군보다 초발 정신증으로 전환되는 비율이 더 높은 것으로 알려져 있다. 또한 환자는 정신질환의 가족력(4차 친족에서 미상의 정신병)이 있었다. 이러한 점들을 고려하여 환자의 정신병적 장애에 대한 위험도가 높은 것으로 평가하였고, 초기부터 약물치료를 포함한 적극적인 개입을 하였다.
2. 환청은 4일 내에 사라졌지만, 경미한 피해사고와 관계사고가 있었기 때문에 소량의 항정신병제(리스페리돈 1mg)를 유지하였다. 치료 6개월에서 1년 사이에 모든 증상이 관해되었음에도 항정신병제는 감량하여 약 1년 이상 유지치료를 하였다. 비약물적 치료로는 질병교육, 생활습관 교정, 스트레스 관리 프로그램을 시행하였다. 이러한 집중적인 정신사회적 개입을 병행하며 2년이라는 충분한 기간 동안 소량의 항정신병제 약물치료를 시행한 결과, 기능의 회복을 동반한 관해 상태가 유지되어 환자와 상의하에 치료를 중단하였다. 약물 중단 이후 약 3년간의 경과 관찰 중에도 안정적으로 관해 및 기능 회복 상태가 유지되었다.
3. 이 증례처럼 심한 전구기 증상 심각도 및 정신병의 가족력 등 정신병적 장애에 대한 높은 위험도가 예상되는 경우, 초기부터 적극적인 약물치료 및 정신사회적 개입이 좋은 예후를 이끌어 내는 데 필수적이다. 특히 약화된 정신병적 증상이 관해된 이후에도 최소 1년 이상의 약물치료 유지기간을 가진 것이 장기적으로 좋은 예후에 도움이 되었을 것이라 생각한다. 또한 이 증례의 환자는 본인의 치료 순응도가 좋은 편이기도 하였지만, 이에 더해 약물치료를 비롯한 정신과적 면담, 질환교육, 스트레스 클리닉, 생활습관 개선 격려 등의 통합적 치료 프로그램을 제공하여 장기적으로 안정적 관해 및 기능 회복 상태를 유지할 수 있었다.

7. 초발 정신증 발병으로 전환된 유전적 고위험군 대상자의 증례

1) 증례

환자는 양 부모가 모두 조현병 진단을 받은 가계의 외동딸로 태어났다. 어린 시절부터 학업이나 대인관계에 뚜렷한 관심이 없었다. 중고등학교 시절에도 공부에 큰 관심이 없었고 학업 성적은 하위권이었다. 2년제 대학에 진학하였으나, 알고 지내는 친구는 소수였고 사회적 모임에 참여하지 않았다. 취업에 대한 걱정과 정신질환을 가진 어머니의 간병에 대한 부담 외에 특별한 문제는 없었다. 환자가 23세경, 조현병을 앓고 있는 어머니의 보호자로 정신건강의학과 외래에 방문하였다가 유전적 고위험군genetic high risk에 해당하여 서울대학교병원 정신증 고위험군 클리닉에 등록하고 임상 추적 관찰에 참여하였다.

등록 당시 SIPS에 따른 평가 결과, 환자의 전구증상 총점은 6점(양성증상 2점, 음성증상 3점, 와해증상 1점)이었다. 부모의 정신과적 문제에 대하여 알고 있는 주변 사람들이 간혹 자신을 부정적으로 생각할 수 있다는 피해사고가 있으나 바로 생각을 전환할 수 있었다(PSP2=1점). 면담 시 간혹 맥락에서 벗어난 다소 모호한 비유를 사용하였지만 의사소통에는 문제가 없었다(PSP5=1점). 환자는 어린 시절부터 대인관계 욕구가 크

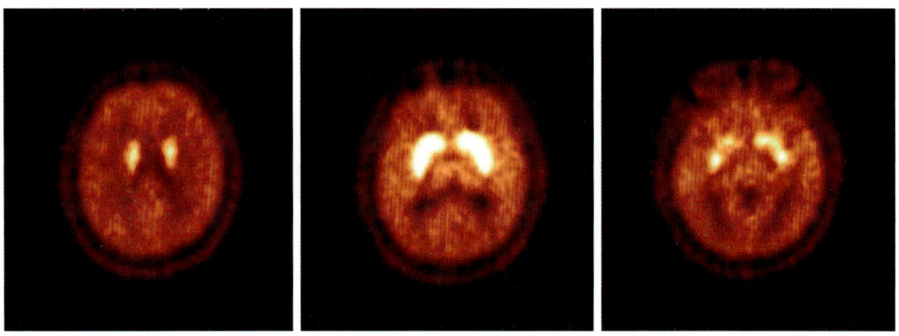

그림 9.5 증례 7 환자의 C-11 라클로프라이드 양전자방출단층촬영 사진. C-11 라클로프라이드는 도파민과 경쟁적으로 도파민 2 수용체에 결합하는 방사성 동위원소로, 도파민 분비 지표로 사용된다. 이 동위원소표지자가 정상적으로 검출된다는 것은 그만큼 도파민 2 수용체에 흡수가 잘 되었다는 것이고, 이는 곧 도파민 2 수용체에 결합한 도파민이 많지 않았다는 것이며, 궁극적으로는 도파민의 분비가 정상적이라고 (과분비가 없다고) 해석할 수 있는 것이다.

지 않았고, 평소 혼자 지내는 것을 좋아하며 사교활동에 소극적인 모습을 보이는 등 사회적 위축이 다소간 있었다(PSN1=3점). 그 외의 다른 전구적 음성증상은 없었다. 환자는 여러 가지 일이 있을 때 이전에 비하여 집중력이 떨어진다고 호소하였으나, 면담 시에는 그러한 모습이 특별히 관찰되지는 않았다(PSD3=1점). 그 외에 수면, 기분 등은 양호한 편으로 일반정신병리에서 유의미한 수준으로 평가되는 항목은 없었다.

초기 신경인지기능 평가에서 크게 저하된 소견은 없었다. 지능지수는 105로 평균 수준이었고, 언어 및 시공간 작업 기억력은 보통 상 수준이었다. 선로 잇기 검사에서는 모두 보통 수준을 보여 단순한 시각적 탐색 속도와 전환 기능이 평균 수준으로 발휘되고 있음을 알 수 있었다. 언어적 유창성 과제에서는 우수한 수행을 보였다. 언어 기억력은 즉시 회상 수행에서 경계선 수준을 보여 언어-청각 정보의 학습 효율성이 저조한 것을 시사하였다. 뇌 자기공명영상 검사에서 특이한 소견은 관찰되지 않았고, C-11 라클로프라이드 양전자방출단층촬영C-11 raclopride PET 영상에서도 양측 기저핵basal ganglia의 섭취uptake는 대칭적이고 정상적임을 확인하였다.

환자는 첫 평가 이후 2년 동안 클리닉에는 두 차례 방문하였다. 어머니의 간병과 취업에 대한 걱정 등으로 자신이 처한 상황에 대하여 좌절감을 느끼고 있었는데, 스트레스에 따른 경미한 우울감으로 평가되었고 기능도 비교적 양호하게 유지되었다. 이 기간 동안에 특별한 치료는 받지 않았다. 이후부터 약 3년간 환자는 평가 및 면담을 거부하였다.

첫 평가 후 7년이 지난 시점에서 우울, 의사소통 어려움을 호소하며 클리닉을 방문하였다. 당시 전구증상 평가에서 환자는 타인에 대한 경계심을 보였고(PSP2=2점), 면담 시 이해하기 어려운 비유적인 말을 쓰지만 명료화하기 위하여 추가 질문을 하면 적절하게 대답하는 모습이었다(PSP5=3점). 이러한 와해된 의사소통은 최근 1년간 악화된 것이 아니라 최소 2년 이상 유지된 것으로 파악되었다. 다소 부적절한 정동과 단조로운 억양의 사용, 사교활동의 부족 및 대인관계 욕구의 부재는 크게 악화되지 않고 유지되는 상태였다. 첫 방문 평가에서 75점이었던 전반적 기능 점수는 당시 69점으로 다소 저하된 것으로 평가하였다. SIPS 평가 결과 환자는 '약화된 정신병 증후군'이나 '유전적 위험 및 기능저하 증후군' 상태는 아닌 것으로 판단하였다. 이에 환자는 상황에 따른 우울감에 대하여 지지적 면담치료를 받았다. 향후 증상 악화 가능성을 염두에 두고 사례관리를 적용하며 경과 관찰을 하기로 하였다.

초기 평가 후 8년 경과 시점에서 환자는 피해사고 및 관계사고를 호소하였으며, 의사소통 어려움의 악화 및 이전에 비하여 저하된 사회적 기능 수준을 주소로 클리닉에 다시 내원하였다.

2) 증례에 대한 설명

(1) 진단적 평가

위 증례는 정신증의 유전적 고위험군에 해당하는 대상자가 '약화된 정신병 증후군'과 '유전적 위험 및 기능저하 증후군'으로 진행한 사례이다. 형제자매나 부모 1인을 포함하여 사촌 이내 중 두 명 이상의 정신병적 장애를 앓는 경우에 정신증의 발병 확률이 10% 전후로 높아지는데, 이러한 대상자들을 정신증의 유전적 고위험군이라고 한다. 이 환자의 경우, 조현병을 앓고 있는 어머니의 보호자로서 내원하였을 때는 일반인들이 느끼는 걱정과 불안감 외에는 증상을 경험하고 있지 않고, 전문대학을 다니는 등의 사회적 기능을 유지하고 있었다.

첫 평가 후 약 2년 동안 특별히 전구증상의 경험 없이 안정적으로 지냈다. 7년 추적 관찰 때 SOPS에 따른 파과적 의사소통 항목이 3점으로 평정되면서 전구증상을 경험하고 있는 것으로 평가되었으나, SIPS 진단 기준상 1년 이내에 악화된 것이 아니었기 때문에 약화된 정신병 증후군 상태는 아닌 것으로 판단하였다. 그러나 추적 관찰 8년째가 되었을 때 1년 이내에 발생한 피해사고 및 관계사고 등의 전구증상이 심각도나 빈도 측면에서 약화된 정신병적 증후군의 진단에 합당하였고, 최근 1년간 전반적 기능 점수가 30% 이상 감소하여 유전적 위험 및 기능저하 증후군의 기준에도 부합하였다.

(2) 임상증상 평가 결과

SOPS에 따른 초기 평가 결과, 그녀의 전구증상 총점은 38점이었다. 자세한 평가 내용은 아래와 같다.

- 양성증상(11점): 환자가 이전에 비하여 다소 철학적인 신념에 새롭게 몰두하는 등의 모습이 있으나, 기능에 영향을 미치지는 않아서 PSP1(이상한 사고내용/망상적 사고)은 3점으로, 누군가가 자신을 감시하고 있고 쫓아와서 해를 입히려는 느낌이 동반되어 PSP2(의심/피해사고)는 4점으로, 과대성은 관찰되지 않아 PSP3(과대사고)은 0점으로, 지각 왜곡이나 환각 등은 전혀 경험하지 않아 PSP4(지각이상/환청)

는 0점으로, 면담 시 질문에 대하여 우원적으로 말하는 모습이 있으나 추가 질문을 하면 명료화 가능한 정도여서 PSP5(파과적 의사소통)는 4점으로 평정하였다.

- 음성증상(13점): 어린 시절부터 대인관계는 거의 없었던 상황으로 최근에는 가족들 외에는 접촉하는 사람이 거의 없었다. 이에 PSN1(사회적 무쾌감증 또는 퇴축)은 4점으로 평정하였다. 이전에 비하여 일에 대한 흥미가 감소하고, 일을 시작하는 데 많은 자극이 필요한 상태로 PSN2(무의욕)는 3점으로, 대화에 생생함이 없고 딱딱한 느낌이 들어 PSN3(감정 표현의 감소)은 2점으로, 일상적인 감정적 체험이 감소하나 강렬한 감정은 잘 느낄 수 있어 PSN4(감정 및 자기 체험의 감소)는 1점으로, 면담 시 이전과 다르게 추상적인 언급을 부분적으로 이해하지 못하는 모습이 있어 PSN5(사고의 풍부함의 감소)는 3점으로 평정하였다.
- 와해증상(8점): 최근 철학적 생각이나 신념에 몰두하는 양상으로 PSD2(괴이한 생각)는 3점으로, 주의력이 떨어지고 소음에 의하여 주의가 쉽게 분산되는 양상으로 PSP3(집중 및 주의력 곤란)은 4점으로, 이전에 비하여 개인 위생은 덜 신경 쓰지만 옷을 입는 등에 대하여 관심이 유지되는 상황으로 PSD4(개인 위생 및 사회적 주의의 결함)는 1점으로 평정하였다.
- 일반정신병리(6점): 환자는 최근 수면 어려움이나 운동장해는 없으나, 간혹 기분이 좋지 않거나 우울한 기분이 들 때가 있어 PSG2(불쾌한 기분)는 2점으로, 과거 쉽게 다룰 수 있었던 일상적인 상황들이 점차 힘들게 느껴져 PSG3(정상적인 스트레스에 대한 내인성 감소)은 4점으로 평정하였다.

(3) 신경인지기능 평가 결과

8년 추적 관찰 시점에 시행한 신경인지기능 평가에서 크게 저하된 소견은 없었다. 다만 첫 평가와 비교하여 언어 기능과 관련하여 언어 작업 기억력이 보통 상에서 보통으로, 언어적 유창성이 우수에서 보통 수준으로 다소 저하된 것으로 평가되었다.

(4) 뇌의 구조적 이상

뇌 자기공명영상의 추적 검사에서 특이 소견은 관찰되지 않았다.

(5) 치료 및 경과

1. 정신증의 전구증상에 대하여 약물치료를 시작하였다. 초기에는 항정신병제 약물

인 팔리페리돈paliperidone 3mg을 처방하였다. 이후 정신건강의학과 외래에서 2~3주 간격으로 경과 관찰하면서 팔리페리돈 9mg까지 증량하였다. 하지만 환자 자의로 약물을 간헐적으로만 복용하며 중단과 재사용을 반복하였고, 집중적인 인지행동치료와 지지적 면담을 시도하였으나 치료에 대한 순응도가 좋지 않았다.

❷ 추적 관찰 9년이 되었을 때, 환자는 생활 사건으로 인한 스트레스에 지속적으로 노출되는 상태였다. 이 당시부터 환자는 강한 확신을 가지는 피해망상이 시작되면서 와해된 언어와 음성증상이 동반되었다. SIPS 평가 결과, 이러한 증상의 심각도가 정신병적 수준이고 적어도 하루에 한 시간 이상씩, 최소한 일주일에 평균 4일의 빈도로, 한 달 넘게 지속되어 정신병적 장애로 진단하였다.

❸ 고위험군에서 초발 정신증 발병으로 전환되었기 때문에, 이에 준하는 치료를 시행하였다. 팔리페리돈의 효과가 충분하지 않은 것으로 판단하여 입원하여 집중적인 약물치료를 하였다. 다른 항정신병제 약물인 올란자핀olanzapine을 추가하고 증량하였으며, 팔리페리돈은 다소 감량하였다. 팔리페리돈 3mg과 올란자핀 20mg을 병합하여 복용하면서 피해망상이 다소 호전되는 양상을 보여 퇴원하였다. 환자는 치료 순응도 문제가 있었기 때문에 질병교육을 통하여 병식의 호전을 도모하였다. 퇴원 후에는 외래 통원치료를 지속하였고, 동반된 우울증상에 대해서는 플루옥세틴fluoxetine을 추가하여 치료하였다.

❹ 9년 동안 시행한 임상증상 및 신경인지기능의 추적 관찰 결과를 표에 요약하였다(표 9.4). 조현병 발병 이후 언어 기억력(즉시 회상 및 지연 회상)에서 이전에 비하여 특히 저하된 소견을 보였다.

(6) 논의

❶ 위 증례는 유전적 위험은 있지만 정신증 전구기 증상은 없었던 조현병 유전적 고위험군 대상자가, 추적 관찰 도중 임상적 고위험군에 해당하는 정신증 전구기 증상이 나타나 임상적 고위험군으로 진단하였고, 결국 조현병으로 이행한 사례이다. 다만 고위험군 상태일 때부터 사례관리를 해 온 경우이므로, 조현병 발병 이후에 빠른 치료 개입을 함으로써 치료받지 않은 정신병 기간Duration of Untreated Psychosis(DUP)을 줄일 수 있었다.

❷ 특별한 증상이나 기능저하가 없더라도 유전적 고위험군 대상자에 대한 장기간에 걸친 지속적인 관리가 중요하다. 특히 증례의 환자처럼 상대적으로 큰 유전적 부

표 9.4 증례 7 환자의 임상증상과 전반적 기능 및 신경인지기능 평가의 추적 관찰 결과

	내원 당시	1년 후	2년 후	7년 후	8년 후	9년 후
임상 척도						
전구기 증상 (SOPS)	6 (P2/N3/D1/G0)	8 (P3/N5/D0/G0)	9 (P3/N6/D0/G0)	25 (P6/N10/D6/G3)	38 (P11/N13/D8/G6)	41 (P12/N14/D8/G7)
정신병적 증상 (PANSS)	35 (P8/N10/G17)	34 (P8/N10/G16)	33 (P8/N9/G16)	47 (P11/N11/G25)	67 (P17/N18/G32)	75 (P22/N21/G32)
우울/불안 (HAMD/A)	0/0	0/0	1/1	4/4	8/9	11/7
임상증상 심각도(CGI-S)	1	1	1	2	3	4
전반적 기능 (GAF)	75 (병전기능: 75)	75	75	69	48	45
인지기능 검사						
지능지수(IQ)	105	108	108	–	105	103
언어 작업 기억력	보통 상	보통	보통	보통	보통	보통
시공간 작업 기억력	보통 상	보통 상	우수	보통 상	보통 상	보통
언어 기억력 (즉시 회상)	경계선	보통 하	경계선	저하	경계선	매우 저하
언어 기억력 (지연 회상)	보통	보통	보통	경계선	보통	매우 저하
처리속도 (TMT-A)	보통	보통 상	보통	보통	보통	보통
처리속도 및 실행기능 (TMT-B)	보통	보통	보통	보통	보통	보통
언어 유창성	우수	보통	보통 상	보통 하	보통	보통 하

SOPS=Scale of Prodromal Symptoms; PANSS=Positive and Negative Syndrome Scale; HAMD=Hamilton Rating Scale for Depression; HAMA=Hamilton Anxiety Rating Scale; CGI-S=Clinical Global Impression-Severity; GAF=Global Assessment of Functioning

하genetic loading를 가진 경우 더욱 그러한데, 조현병 발병의 호발 연령 이후에도 유전적 취약성과 환경적 스트레스의 영향을 받아 정신병적 증상이 발현하고 조현병으로 진행할 수 있기 때문이다. 따라서 정신증 발병의 위험신호, 즉 전구기 증상을 조기에 발견하고 진행을 예방하기 위하여 매년 혹은 2년 간격으로 정신건강상태에 대한 정기적인 검사가 이루어져야 할 것이다.

❸ 두 개 이상의 정신증 고위험군에 속하는 경우에 조현병으로 진행할 확률이 높은 것으로 알려져 있다. 그에 맞춰 좀 더 적극적인 개입이 요구된다. 이 증례에서도 환자는 약화된 정신병 증후군과 유전적 위험 및 기능저하 증후군에 해당하였다. 적극적인 치료 계획에도 불구하고 치료 순응도 문제로 인해 집중적인 개입이 여의치 않았다. 조현병의 치료와 마찬가지로 고위험군 대상자들의 경우에도 약물치료를 포함한 전반적인 치료에 대한 순응도가 예후에 중요함을 알 수 있었다. 따라서 조현병의 유전적 취약성이 있는 임상적 고위험군 대상자는 그렇지 않은 고위험군보다 특별히 더 많은 임상적 주의를 기울일 필요가 있으며, 적극적인 치료적 개입은 물론 환자를 대상으로 하는 질병교육 및 함께하는 의사결정shared decision making을 통해 치료 순응도를 향상시키는 것이 필수적이다.

결론

이 장에서는 서울대학교병원 정신증 고위험군 클리닉에 내원하였던 다양한 정신증 임상적 고위험군의 사례들을 고찰하여, 정신증 임상적 고위험군의 진단, 치료, 예후와 관련된 필자들의 경험을 공유하고자 하였다.

약화된 정신증상이나 기능저하를 호소하며 도움을 요청하는 개인에게 정신증 발병 위험성에 대한 명확한 진단적 평가를 제공하는 것은 매우 중요한 일이다. 하지만 이 과정에서 불필요한 낙인과 심리적 상처, 과잉치료 및 치료 순응도 저하를 유발할 수 있기 때문에 신중하고 세밀한 평가가 이루어져야 한다. 정신증 고위험군의 진단 및 임상증상 등의 전문적 평가를 위하여 SIPS나 CAARMS 등의 구조화된 도구를 사용한다. 구조화된 면담뿐만 아니라 신경인지기능 검사, 뇌 자기공명영상 및 뇌신경생리 검사 등의 뇌기능 평가 결과를 종합적으로 고려하여 초기 평가 결과를 해석하고 진단 및 정신증 발병 위험도를 산정해야 한다.

정신증 고위험군 대상자들은 시간 경과에 따라 정신병적 장애로의 전환 비율이 증가하므로, 정신증 발병을 판단하는 기준을 숙지하고 매 추적 관찰 시마다 충분한 시간을 들여 정확하게 평가해야 한다. 이를 통하여 우리는 정신증 고위험군에서 초발 정신증으로의 진행을 막을 기회를 얻을 수 있으며, 정신증으로 전환된 경우에도 치료받지 않은 정신병 기간을 줄여 예후를 향상시킬 수 있다.

정신증 고위험군의 진단 평가 결과로부터 예상되는 정신증 발병 위험도를 바탕으로, 초기부터 위험도에 따른 적극적인 개인별 개입이 필요하다. 정신과적 면담, 인지행동치료, 스트레스 관리, 규칙적 생활 및 유산소 운동의 격려 등 비약물적 치료가 반드시 필요하며, 환자와 보호자의 질환에 대한 이해를 돕고 치료 순응도를 향상시키기 위한 질환교육을 시행해야 한다. 약물치료의 경우 증상 심각도와 정신증 발병 위험도에 따라 선택적으로 적용할 수 있으나, 일단 약물치료가 필요하다고 결정하여 시행한 뒤에는, 증상 관해 이후에도 적어도 1년 이상의 충분한 기간 동안 소량의 약물을 사용하는 유지치료를 시행하는 것이 예후 증진에 도움이 된다.

이 장에서 살펴본 증례들을 통해 필자들의 정신증 고위험군의 진단 및 치료 경험을 공유하였으나, 아직까지 정신증 고위험군의 치료 경과 중에 발생하는 치료 반응, 관해, 회복, 악화, 정신증 전환에 관한 확립된 국내용 진료 지침은 없다. 따라서 임상가들은 다양한 증례의 진단과 치료 경험을 공유하고, 여러 평가 도구를 활용한 객관적인 임상 정보를 바탕으로, 전문가들의 협의에 의한 정신증 고위험군 진료 지침서 개발을 실행해야 한다. 이 장에서 제시한 증례와 경험이 국내용 정신증 고위험군 진료 지침서 개발의 기틀이 되기를 기대한다.

참고문헌

- Fusar-Poli P, Cappucciati M, Borgwardt S, Woods SW, Addington J, Nelson B, et al. Heterogeneity of psychosis risk within individuals at clinical high risk: a meta-analytical stratification. JAMA Psychiatry 2016;73:113-120.
- Fusar-Poli P, Nelson B, Valmaggia L, Yung AR, McGuire PK. Comorbid depressive and anxiety

disorders in 509 individuals with an at-risk mental state: impact on psychopathology and transition to psychosis. Schizophr Bull 2014;40(1):120-131.

- Kim KR, Song YY, Park JY, Lee EH, Lee M, Lee SY, et al. The relationship between psychosocial functioning and resilience and negative symptoms in individuals at ultra-high risk for psychosis. Aust N Z J Psychiatry 2013;47:762-771.
- Lee TY, Kim M, Kim SN, Kwon JS. Reconsidering clinical staging model: A case of genetic high risk for schizophrenia. Psychiatry Investig 2017;14(1):107-109.
- Miller TJ, McGlashan TH, Rosen JL, Cadenhead K, Cannon T, Ventura J, et al. Prodromal assessment with the structured interview for prodromal syndromes and the scale of prodromal symptoms: predictive validity, interrater reliability, and training to reliability. Schizophr Bull 2003;29(4):703-715.
- Yung AR, Yung AR, Pan Yuen H, Mcgorry PD, Phillips LJ, Kelly D, et al. Mapping the onset of psychosis: the comprehensive assessment of at-risk mental states. Aust N Z J Psychiatry 2005;39(11-12):964-971.

CHAPTER 10

정신증 고위험군의 구조적 뇌영상 특성

The Structural Brain Imaging of Clinical High Risk

곽유빈_ 서울대학교 뇌인지과학과

조강익_ Brigham and Women's Hospital, Harvard Medical School, USA

서론

조현병의 신경발달 가설은 임상증상이 나타나기 이전부터 뇌에서 병태생리적 변화가 시작된다고 기술한다. 뇌영상 기법들의 출현은 이 질병의 기저 신경생물학적 이상을 연구하는 데 중요한 역할을 하지만 정신증 및 만성 조현병 환자군을 대상으로 하는 뇌영상 연구에는 약물과 만성화와 같은 교란변수confounder들이 포함될 수밖에 없다. 이 질병의 병태생리를 더 직접적으로 추론하기 위해 정신증 발병 전 단계에서 임상적 증상을 보이는 정신증 고위험군에서 뇌영상을 이용한 연구의 중요성이 강조되고 있다.

정신증에 대한 뇌영상 연구가 만성 조현병 환자에서 관찰된 뇌실의 확장 연구 결과를 비롯한 구조적 뇌영상에서부터 시작되었듯이, 정신증 고위험군의 뇌영상 연구에서도 뇌의 구조적 변화를 살펴보는 연구들이 중요하다. 뇌영상 기법 중 대표적인 자기공명영상Magnetic Resonance Imaging(MRI)을 이용하는 구조적 뇌영상 연구는 크게 회백질과 백질 연구로 분류할 수 있다. 회백질 연구는 회백질과 백질 사이의 구분이 용이하여 해부학적 정보를 얻는 데 유용한 T1강조영상을 사용하여 형태계측morphometry 등의 정량적 해부학 분석quantitative anatomic analysis을 실행한다. 백질 연구는 뇌 조직의 확산성diffusivity에 기반하여 신경세포 축색돌기axon의 방향성을 표시하는 확산강조영상을 사용하여 백질 미세구조의 완전성integrity이나 재구성된 신경로를 조사한다. T1영상에 기반한 회백질 분석과 확산영상에 기반한 백질 분석은 둘 다 높은 해상도의 자기공명 대조 기전들로부터 파생되는 뇌 구조의 정량적, 계산적computational 분석이라는 점에서 본질적으로 유사한 방법론이다.

피질과 피질하 영역들로 이루어진 회로는 뇌 기능을 가능하게 하고 백질은 뇌 영역들 사이의 신호 전달을 가능하게 한다. 조현병의 병태생리를 규명하고자 한 초기 자기공명영상 연구들은 주로 대뇌 피질 및 피질하 구조들의 회백질에 중점을 두었지만 최근에는 뇌 연결성의 물리적 기반인 백질의 구조 및 기능을 이해하려는 노력이 증가하고 있는 추세이다. 이 장에서는 자기공명영상을 사용하는 구조적 뇌영상 연구 방법론들을 소개하고, 이를 이용한 정신증 고위험군에 대한 연구 결과들을 살펴보며, 조현병의 병태생리 및 취약성의 맥락에서 회백질과 백질 이상을 어떻게 이해할 수 있는지를 알아보고자 한다.

1. 회백질

1) 회백질 분석

신경학적 기능을 담당하는 피질은 신경세포체로 이루어진 회백질의 표층으로 구성되고, 피질 및 피질하 영역들의 구조적 이상을 연구하는 회백질gray matter 분석에는 주로 T1강조영상을 사용한다. 분석 과정은 T1영상과 같은 3차원 영상의 기본 단위인 복셀(화소) 내에 신호 강도signal intensity의 차이를 이용하여 뇌 조직 유형을 회백질, 백질, 뇌척수액Cerebrospinal Fluid(CSF)으로 분할segmentation하는 것으로 시작된다. T1영상에서 가장 낮은 신호 강도를 갖는 뇌척수액은 가장 어둡게 검은색에 가깝게 나타나고, 가장 높은 신호 강도를 갖는 백질은 가장 밝게 옅은 회색/흰색에 가깝게, 그리고 중간 정도의 신호 강도를 갖는 회백질은 어두운 회색으로 보인다. 분할을 더 정교하게 하기 위해 정규화된 표준 공간 또는 지도atlas에 영상을 정합registration하는 과정이 뒤따르는데, 이는 특정 뇌 영역에 해부학적 정의를 부여하는 과정 또한 가능하게 하여 관심 영역Region Of Interest(ROI) 분석에는 필수적인 작업이다.

이러한 전처리 과정을 거친 후 실행되는 회백질의 정량 분석은 크게 복셀기반 분석Voxel-Based Analysis(VBA) 또는 표면기반 분석Surface-Based Analysis(SBA) 기법으로 분류할 수 있다. VBA가 구조적 뇌영상 연구에 더 오랫동안 더 널리 사용되었고, 복셀기반 형태계측Voxel-Based Morphometry(VBM)은 VBA 중에서도 가장 보편적인 기법으로 자동화된 과정을 거쳐 회백질 부피 또는 밀도와 같은 뇌 조직 구성의 국소적 차이들을 복셀 단위에서 식별할 수 있게 한다.

더 근래에 개발된 SBA는 편평화flattening와 뒤틀림warping을 거쳐 피질을 표면으로 나타내어 피질의 복잡한 기하학적 구조와 2차원적인 기능 조직을 단순화하고 두께, 표면적, 피질 주름gyrification으로 분리 가능한 피질의 구성요소들을 더 정교하게 경계식별delineate 가능하게 한다. 피질 부피는 피질 두께와 표면적의 곱으로, 두께와 표면적이 신경발달학적 및 유전적으로 서로 다른 선행물질antecedent을 갖고 부피에 독립적인 영향을 끼친다는 점에서 SBA는 조현병의 생물학적 기반을 이해하는 데 필요한 중요한 단서들을 제공한다.

SBA 지표들은 조현병 환자군의 뇌에서 관찰되는 구조적 이상에 국소적으로는 가변적이지만 고유한 기여를 하는 것으로 보고된 바 있다. 이는 피질을 구성하는 대조적인 지표들이 회백질 부피의 차이를 부분적으로 조율함을 시사하고, SBA 기법들이 VBA 기법들보다 특정 유전적 작용에 더 근접한 정신증의 지표들을 더 정교하게 반영할 수 있음을 시사한다.

2) 회백질 연구 분류 및 결과

회백질의 정량 분석에서 산출된 지표들의 연구는 접근방법에 있어 크게 관심 영역 또는 전뇌whole-brain로 분류할 수 있고, 연구 설계에 있어 횡단적 연구와 종적 연구로 구분할 수 있다. 이 장에서 종적 연구는 추적 임상 자료뿐만 아니라 영상도 포함하는 연구로 분류한다.

(1) 관심 영역 접근방법

관심 영역은 수기구획manual tracing 또는 자동화된 분할이나 구획화parcellation 기법으로 설정할 수 있는데, 초기 연구에 주로 사용된 수기구획은 연구자가 해부학적 지식에 근거하여 판단하는 주관적 견해에 따라 결정되므로 시간 소모가 클 뿐만 아니라, 평정자 간inter-rater 및 평정자 내intra-rater의 변동성variability 문제가 발생하고, 같은 뇌 영역에 관심 영역 분석을 실행하는 연구들 간의 결과가 일관되지 않은 경우가 빈번한 것은 신경해부학적 영역을 선택하고 정의하는 과정의 다양성에 기인할 수 있다. 결과 간 비교의 어려움은 수기구획뿐만 아니라 특정 지도를 선택하는 과정이 따르는 자동화된 구획화 기법을 적용한 연구들도 마찬가지이다. 관심 영역 연구의 가장 중요한 문제는 초기에 관심 영역들을 지정해야 하는 필수 조건 때문에 이 질병에 관여하는 다른 영역들의 평가가 불가능해질 수도 있다는 것이다.

정신증 고위험군의 뇌 구조에 대한 초기 연구들은 조현병 환자군에서 이상이 꾸준히 보고된 뇌 영역들을 관심 영역으로 지정하여 부피 또는 두께를 측정하였다(그림 10.1).

해마는 고위험군의 구조적 뇌영상 연구의 관심 영역으로 가장 많이 조사되었다. 이 영역에 부피감소가 보인다는 연구들도 있지만 보고하지 않는 연구들도 있고, 정신증 고위험군을 정신병적 장애로 이환되는 군과 미이환군으로 세분화한 연구 결과들 또한 상이하다. 조현병 환자군에서 해마와 함께 내측 측두엽medial temporal lobe 영역의 이상으로 편도amygdala의 부피감소도 보고되어 왔지만, 정신증 고위험군에서는 이후 이환 여부에 관계없이 변화가 관찰되지 않았다. 반면, 정신병적 장애로 이환하는 군은 미이환군뿐만 아니라 정상대조군에 비해 뇌하수체pituitary 부피증가를 보이는데, 이는 스트레스에 대

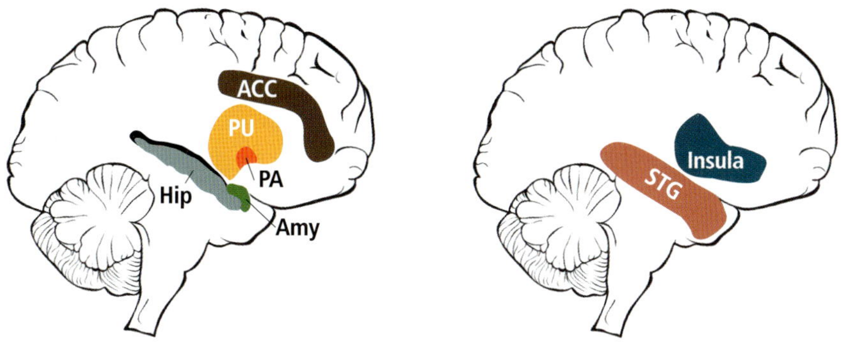

그림 10.1 고위험군의 구조적 뇌영상 연구의 주요 관심 영역. Amy=Amygdala(편도); Hip=Hippocampus(해마); PU=Putamen(조가비핵), ACC=Anterior Cingulate Cortex(전대상피질); STG=Superior Temporal Gyrus(상측두회); Insula=뇌섬엽

한 시상하부-뇌하수체-부신축hypothalamic-pituitary-adrenal axis의 증대된 반응의 지표로 시사되기도 한다.

조현병 환자군의 상측두회superior temporal gyrus와 뇌섬엽insula에서는 진행성 회백질 감소가 보고되었고 정신증 고위험군의 종적 연구를 통해 이러한 변화들이 정신증 발병 이전에 시작되는지 아니면 질병의 과정을 통해 점진적으로 일어나는지가 조사되었다. 기저 시점 두 영역 모두 고위험군에서 부피감소가 보고되었다. 이환 여부에 따라 세분화한 분석 결과 기저 시점 상측두회 부피감소는 이환 여부의 영향을 받지 않지만 추적 시점에서는 정신병적 장애로 이환되는 고위험군에서 더 현저한 감소가 나타나는 것으로 보고되었다. 반면 뇌섬엽의 부피감소는 기저 시점과 추적 시점 모두에서 이환군에서 더 두드러지게 나타났다. 뇌섬엽의 부피감소는 음성증상과 상관관계를 보였는데, 음성증상은 고위험군에 전대상피질anterior cingulate cortex의 두께감소와도 연관성이 보고된 바 있다.

조현병이 뇌 연결성 상 장애disorder of connectivity라는 가설에 따라 조현병의 기저 병태생리가 시냅스 효율성efficacy 또는 가소성plasticity의 기제와 연관이 있다면, 이는 구조적 및 기능적 단절disconnections뿐만 아니라 높은 소성 포텐셜plastic potential을 보이는 영역들에서 관찰되는 국소의 이상들 또한 설명할 수 있다. 이 맥락에서 고위험군의 관심 영역 연구들이 시냅스의 구조변화remodeling와 neuromodulatory gain control에 관여하는 영역들과 밀접하다는 점이 흥미롭다. 하지만 이 연구들은 매우 국한된 영역의 변화에만 초점을 두기 때문에 정신증 고위험군 뇌에서 일어나는 변화의 실제 범위를 포착하지 못할 수도 있다.

(2) 전뇌 접근방법

조현병 병태생리에는 여러 뇌 영역들이 관여한다. 초기 관심 영역 연구 단계를 거쳐 정신증 고위험군 뇌영상 연구들은 사전 예측에 따른 해부학적 경계 및 관심 영역의 선정 없이 전뇌에 걸친 변화를 편향 없이 조사하는 전뇌 접근으로 점진적으로 이동하였다. 또한 대부분의 전뇌 분석 기법은 자동화된 알고리즘을 사용하여 재현성reproducibility과 호환성이 보장되는 장점도 있다.

횡단적 연구

전뇌 형태계측을 실행한 고위험군 연구 대다수는 횡단적 VBM 연구이다. 이러한 연구들은 대체적으로 조현병 환자군에서 일관되게 보고되어 온 뇌 구조적 변화와 유사하지만 그 정도가 덜한 양상으로 보고하며, 전전두엽prefrontal lobe, 측두두정엽tempoparietal lobe, 변연limbic 영역에 걸친 광범위하지만 미묘한 회백질 감소를 보고하고, 정신병적 장애로 이환되는 고위험군에서 미이환군보다 감소가 더 현저하게 나타나는 것으로 보고하였다. 하지만 연구마다 차이를 보고하는 구체적인 영역들이 상이할 뿐만 아니라 집단 간 차이가 없다는 결과들도 있어 이환 예후 지표와 관련된 뇌 영역들을 명확하게 특정 지을 수는 없다.

연구 결과들이 일관되지 않은데, 이에 대한 가능한 설명으로는 작은 표본 크기, 영상과 분석 기법의 차이와 같은 방법론적 요소, 고위험군 집단의 이질성을 고려하지 않은 채로 집단 전체에 걸쳐 체적을 평균화하여 나타나는 희석 효과dilution effect, 그리고 나이, 진단 전략ascertainment strategy, 단기 비정형 항정신병약물 치료 등과 같은 요소가 있다.

다기관 연구는 연구 결과들의 이질성에 대한 해결책으로 제시되는 방안 중 하나이다. 이 방법은 환자 모집이 어려운 타 중추신경계 장애들에서도 성공적으로 적용되어 왔는데, 데이터 풀링data pooling으로 대규모 표본 확보를 가능하게 하여 작은 표본 크기가 초래하는 문제점을 극복하는 데 특히 적합하다. 작은 표본 크기는 이후 정신병적 장애로 이환되는 여부에 따라 고위험군을 더 세분화하여 실행하는 이환군과 미이환군의 주요 비교에서 특히 문제가 될 수 있는데, Outreach and Support in South London(OASIS),

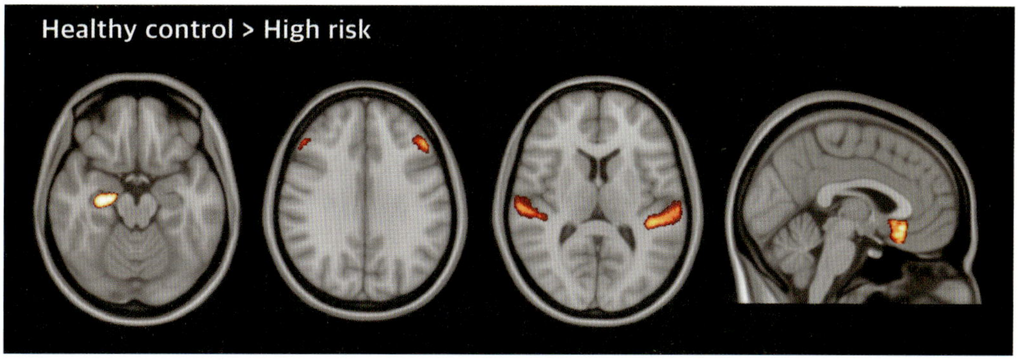

그림 10.2 고위험군에서 꾸준히 보고되는 전두엽, 상측두회, 해마방회, 해마, 전대상피질 영역의 회백질 감소를 항정신병약물 복용력이 없는 고위험군에서도 보고한 메타분석 결과

Early Detection of Psychosis(FEPSY), Personal and Crisis Evaluation(PACE) 등의 대규모 고위험군 기관들의 협업으로 이루어진 다기관 연구는 고위험군에서 VBM을 실행한 현존 연구 중 가장 큰 표본을 사용하여 전두엽과 해마방회parahippocampal gyrus에 해당하는 영역들에서 관찰되는 부피감소가 정신증으로 발병하는 고위험군을 특징 짓는다고 보고하였다.

해결책으로 메타분석도 제시되는데, 기존 문헌에 보고된 통계 결과들을 계량적으로 종합하는 전형적인 후향적retrospective 메타분석은 현존 연구 결과들의 현황을 요약하고 이질성을 야기할 수 있는 원인을 식별하는 데 특히 유용하다. 고위험군 VBM 연구들을 대상으로 시행한 메타분석 연구들에서 가장 일관되게 보고되는 결과는 전두엽 영역의 회백질 감소이다. 전두엽, 상측두회, 해마방회, 해마, 전대상피질 영역은 항정신병약물 복용력이 없는 고위험군에서도 회백질 감소가 보고되었다(그림 10.2). 하지만 가장 최근에 수행된 메타분석은 정신증 고위험군에 상측두회와 해마방회 영역의 회백질 증가를 보고하기도 하였다.

정신증 고위험군 연구에서 전뇌 SBA를 적용한 연구들은 상당히 제한적이고 그 결과들은 더 상이하다. 자동화된 기법으로 전뇌에 걸쳐 정신증 고위험군과 정상대조군의 피질 두께를 횡단적으로 분석한 네 편의 연구 중 두 편은 전두엽과 두정엽을 포함하는 영역에서 군 간 차이를 보고하지만 다른 두 편은 차이를 찾지 못했다.

종적 연구

정신증 고위험군에서 관찰되는 뇌 구조적 이상들은 질병 단계, 주어진 뇌 구조의 발달 궤적, 질병/증상acuity 사이의 상호작용과 밀접하게 관련되어 있는 것으로 사료된다. 이는 횡단적 연구 결과들 간의 이질성을 야기하는 요인일 뿐만 아니라 종적 연구의 중요성을 강조한다.

전 임상 단계부터 이환 시점까지의 기간에 걸쳐 고위험군에 신경해부학적 지표들을 추적한 연구는 몇 편 되지 않지만, 이러한 전향적 종적 연구들은 모두 정신병적 장애로 이환되는 고위험군에서 미이환군과 정상대조군에 비해 더 가파른 회백질 부피 또는 두께의 감소율을 보고하였다. 회백질 감소율의 유의미한 차이를 보고하는 영역은 연구마다 다소 다르지만, 전전두엽에 속하는 부위들이 가장 일관되고 측두엽과 소뇌에 해당하는 영역들의 이상도 보고된 바 있다. 결과의 차이에 대해서는 대부분의 연구가 상대적으로 작은 표본, 상이한 추적 간격과 분석 및 통계 방법을 사용한다는 것을 고려해야 한다.

정신증 고위험군 피질 두께를 추적 분석한 연구들은 기저 시점 고위험군과 정상대조군 간, 그리고 이환군과 미이환군 간의 유의미한 차이를 관찰하지 못했는데, 이는 횡단적 두께의 감소 자체보다 종적 감소율이 더 중요할 수 있음을 제시하였다. 정신증 고위험군의 회백질 변화에 비정상적인 발달 궤적이 연관되는지는 아직 분명하지 않은데, 고위험군의 이환뿐만 아니라 정상인을 대상으로 하는 뇌 발달 연구에서도 종적 추적 연구가 부족한 상황이다.

3) 최근 동향

(1) 다변량 분석

지금까지 소개된 연구들이 보고해 온 정신증 고위험군에 회백질 이상 양상으로는 진단과 예후에 관련된 결정을 도출하기 어려운데, 이는 뇌 구조적 이상의 발현이 개인의 신경생물학적 취약성과 강한 상관성을 보이고, 집단 차이를 분석하는 뇌영상 연구에서 결과하는 신경해부학적 매개변수들이 집단 간에 상당한 중첩을 보이기 때문이다.

최근 다양한 생의학 응용 분야들에서 강력한 도구로 부상한 다변량 기계학습 기법들은 복잡한 고차원 훈련 데이터training data의 분류를 학습하고 학습된 분류 규칙들을 새로운 데이터에 일반화할 수 있어 예후의 확실성을 증가시킬 수 있는 객관적인 방법으로 제시되었고, 여러 신경정신과적 질환 개별 진단의 도구로 각광받고 있다.

T1영상에 기계학습 분야에서 분류를 위한 대표적인 알고리즘인 Support Vector Machine(SVM)을 적용하여 뇌 구조적 영상에 기반한 정신증 고위험군의 조기 발견과 질병 예측 타당성feasibility을 평가한 연구는 집단 간의 뇌 구조적 차이만을 이용하여 매우 높은 정확도로 고위험군과 정상대조군을 분류할 수 있었고, 고위험군에 속하는 사람들 중에서 정신병적 장애로 이환될 사람과 이환되지 않을 사람도 분류할 수 있음을 보여 주었다. 이 판별에는 전두엽, 두정엽, 측두엽, 시상과 소뇌를 포함하는 광범위한 영역들이 관련되었다.

정신증 고위험군 표본의 작은 크기와 임상적, 신경생물학적, 그리고 자기공명영상 획득 및 분석에 관련된 이질성 때문에 위와 같은 단일 신경해부학적 특징에 기반한 개별 질병 예측을 여러 독립 표본에 걸쳐 시연하는 반복과 검증 과정이 어려울 수도 있다. 하지만 이 결과는 독립된 단일 기관 연구에서뿐만 아니라 다기관 연구에서도 재현되어 고위험군의 조기 발견과 예측에 구조적 뇌영상의 유용성을 입증한 바 있다.

(2) 미이환군의 경과

정신증 고위험군을 추적한 결과 상당수가 정신병적 장애로 이환되지 않지만, 이환되지 않는 경우에도 고위험 상태가 지속하거나 약화된 정신병 증후군attenuated psychotic symptoms이 나타나는 경우가 꽤 있었을 뿐만 아니라, 공존 정신장애가 지속/재발되거나 새롭게 나타나는 경우가 대부분이었고, 정신사회적 기능저하 또한 지속되는 경우가 빈번하였다. 따라서 정신증 고위험군의 뇌에서 관찰되는 신경해부학적 변화는 정신증 취약성뿐만 아니라 그 이외의 비정신병적 장애와도 관련된 임상 결과clinical outcome를 반영하는 지표일 수도 있다.

추적 시점에서 약화된 정신병 증후군이 나타나는 정신증 고위험군은 그렇지 않은 고위험군에 비해 진단 시점에 전두엽, 측두엽, 대상 영역에서 회백질 감소를 보였다. 또한 추적 시점에 사회기능 및 직업기능 저하를 보이는 정신증 고위험군에서는 저하를 보이지 않는 군보다 진단 시점에 감소된 전두엽, 변연계와 소뇌 영역의 회백질이 관찰되었고, 이는 이환과 고위험 상태의 지속 여부와 관계가 없었다.

2. 백질

1) 백질 분석

확산강조영상Diffusion-Weighted Imaging(DWI) 기법의 발전은 살아있는 뇌에서 비침습적으로 백질 구조를 연구 가능하게 하여 조현병 병태생리에 대한 이해를 증진하는 데 기여해 왔다. DWI는 기존 MRI의 변형variant 추가적인 장비, 화학 추적자 또는 조영제의 도입 없이 조직내 물 분자의 확산 정도를 영상화한다. DWI 영상 신호는 각 복셀에서 물 분자의 확산에 의한 자기공명신호 감소를 반영하고 처리과정을 거쳐 신경섬유 미세구조의 국소적 특성을 나타내거나 신경섬유 경로와 같은 뇌 구조의 거시적인 특성들을 식별하는 데 사용될 수 있다.

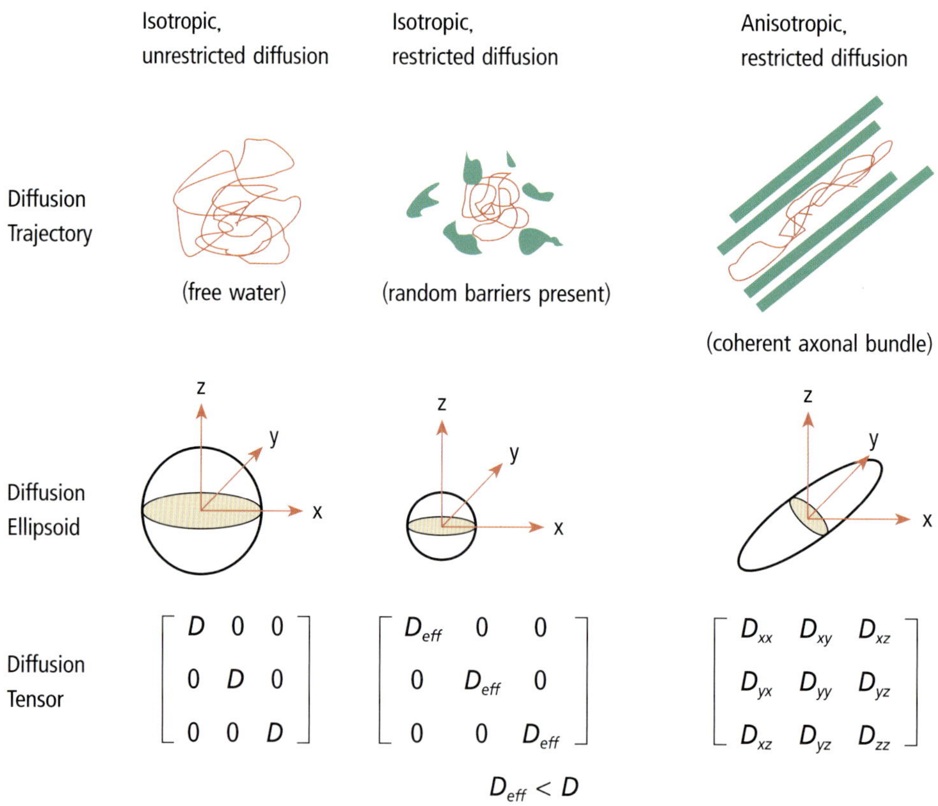

그림 10.3 조직내 물 분자 확산의 등방성과 비등방성 확산을 나타내는 확산텐서 모델과 타원체

출처: Diffusion Tensor MR Imaging and Fiber Tractography: Theoretic Underpinnings P. Mukherjee, J.I. Berman, S.W. Chung, C.P. Hess and R.G. Henry, American Journal of Neuroradiology April 2008, 29(4) 632-641; DOI: https://doi.org/10.3174/ajnr.A1051

확산강조영상은 획득한 영상의 대조도를 지칭하고, 확산텐서영상Diffusion Tensor Imaging(DTI)은 가장 기본적인 확산 분석의 이론적 구성인 확산텐서 모델을 적용하여 조직에서 물 분자 확산의 비등방성anisotropy 정도를 계산하여 얻는 정략적 지도를 지칭한다(그림 10.3).

축삭돌기로 구성된 백질 안에서는 신경섬유에 대하여 수직인 방향으로 신경내막에 의해 확산 운동에 제한이 가해지고 신경섬유에 평행한 방향으로 확산이 이루어져 제한된 확산restricted diffusion과 방향성이 나타나게 되는데, 이러한 특성을 비등방성 확산anisotropic diffusion이라고 한다. 반면, 신경세포내소체와 이를 포함하는 회백질에서는 물의 확산이 등방성isotropy을 나타낸다. 조직 속에서 물 분자의 비등방성 확산은 본질적으로 텐서의 물리적 성상을 갖는데, 뇌 백질 내의 비등방성 확산텐서는 타원체ellipsoid로 도식화할 수 있다. 각 복셀 내 확산텐서 타원체 모양은 확산의 주방향principal direction과 크기magnitude를 나타내고 여러 매개변수들을 계산하는 데 사용된다.

방향 확산성Axial Diffusivity(AD)은 확산이 가장 큰 방향(신경섬유 방향)으로의 확산성을 나타내고 축삭돌기의 완전성integrity과 관련되어 축삭돌기의 손상은 AD를 증가시킨다. 방사 확산성Radial Diffusivity(RD)은 가장 큰 방향을 제외한 나머지 방향(신경섬유에 직교)으로의 확산성을 나타내고 축삭돌기의 수초화 정도와 연관되어 수초 손상 시 증가를 보인다. 분할 비등방성Fractional Anisotropy(FA)은 확산텐서영상에서 파생된 지표들 중 가장 많이 쓰이는 지표이다. 전체 확산텐서와 비등방성을 가지는 확산텐서의 비율로 0에서 1 사이 값을 갖고(0은 등방성 확산을 의미하고 확산의 비등방성 정도가 커질수록 1에 가까워진다), FA 값이 높을수록(타원체가 더 길고 얇을수록) 더 높은 백질 완전성을 나타낸다고 여겨진다. FA는 신경섬유의 직경, 수초 형성 정도나 국부적 밀도와 같은 미세구조적 특성과도 관련이 있는 것으로 보고되고 있어서 여러 요인들을 반영할 수도 있다는 단점이 있다. 물 분자의 전체 이동 정도에 대한 정보를 제공하는 평균 확산성Mean Diffusivity(MD)은 FA와 함께 가장 보편적으로 쓰이는 지표이고 이 둘은 백질 미세구조 완전성에 대한 보완적인 정보를 제공한다.

텐서는 단 하나의 우세적 섬유 방향이 있는 영역들에 적용하기가 용이한 수학적 표현이지만, 섬유가 교차하고 분기되는 더 복잡한 구조에 적용하기에는 제한적이다. 때문에 High Angular Resolution DWI(HARDI), Q-ball, Diffusion Kurtosis Imaging(DKI), Diffusion Spectrum Imaging(DSI) 등과 같이 한 복셀 내에서 많은 방향이 표현 가능한 영상 획득 기법들과 모델들이 개발되고 있다. 이러한 기법들은 영상을 획득하는 시간이 더 길고 더 정교한 모델의 이해를 요구한다.

2) 백질 연구 분류 및 결과

고위험군 백질 연구는 회백질 연구에 비하여 문헌이 한정적이다. 대부분이 확산텐서영상으로 백질 신경로tract의 구조를 관찰하였고, 연구들은 회백질에서처럼 관심 영역과 전뇌 접근방법으로 분류될 수 있다. 하지만 회백질 분석에서 사용하는 기존 정합 기법들은 확산텐서영상에 고유한 특징들을 고려하여 설계되지 않았기 때문에, 더 최근 연구들에서는 대상간across-subjects 평균 FA 골격FA skeleton을 추정하여 각 대상에 투영하는 과정을 거쳐 확산텐서영상에 특화된 정합을 실행한다(그림 10.4).

VBA를 확산텐서영상 분석에 적용할 때는 정합뿐만 아니라 공간 평편화spatial smoothing의 자의성arbitrariness과 관찰되는 이상을 특정 섬유신경로에 부여하는 과정의 어려움도 보완해야 한다. 트랙기반 공간통계 분석Tract-Based Spatial Statistics(TBSS)은 이를 위해 개발된 확산텐서영상 분석에 특화된 VBA이다.

신경섬유로추적기법tractography은 확산영상으로 관심 영역 또는 전뇌 연구를 진행할 때 적용이 가능한 백질 분석에 고유한 기법으로, 비침습적으로 백질 신경로를 재구성하여 신경회로의 해부학적인 연결성을 구조화하거나 특정 신경로의 미세구조를 정량적으로 평가하는 데 사용될 수 있다. 이 기법은 뇌 전반에서 측정된 확산 성질에 수학적 모

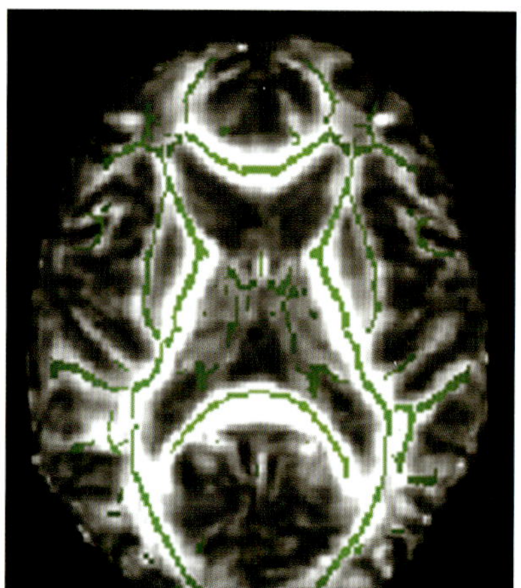

그림 10.4 평균 FA 골격

델을 적용하고 각 복셀의 방향 정보를 통합하여 경로를 연결시킨다. 결과하는 신경로에는 FA와 같은 확산 측량 지도가 본질적으로 정합된다.

신경섬유로추적기법은 먼저 신경섬유로가 지나가는 복셀에 기초하여 3D 관심 영역을 구성한 후 알고리즘을 통해 해당 국부적 경로 영역을 잇는 경로를 추적하는 작업이 뒤따르고, 영역 간의 연결 강도는 유선streamline의 수나 밀도를 이용하여 정의한다. 신경섬유로추적기법들은 영역들 사이의 연결성을 추적하는 알고리즘에 기반하여 크게 결정적 기법과 확률적 기법으로 분류된다.

결정적 신경섬유로추적기법deterministic tractography는 주확산방향을 연결하여 단일 신경섬유 경로를 결정하는데, 섬유가 교차하고 분기되는 영역에서 한 복셀 내에 2개 이상의 방향성을 가지는 확산텐서가 존재하는 경우 방향성을 상실하여 잘못된 경로를 재구성하는 문제를 갖고 있다. 대안으로 개발된 확률적 신경섬유로추적기법probabilistic tractography은 모든 복셀 쌍의 연결 확률을 추정하여 신경섬유가 갖고 있는 모든 방향에 대한 불확정도를 측정한다. 하지만 이와 같은 추론을 위해서는 많은 수의 경사장이 필요하고 영상 재구성 및 분석 시간이 길어지며, 이 방법에도 분기되는 영역에서 해부학적으로 가능하지 않은 부위가 서로 연결될 수 있다는 문제점이 있다.

하지만 재현성과 정확성이 검증된 신경섬유로추적기법은 수기구획보다 평정자 내 신뢰도가 높을 뿐만 아니라, 수기구획으로 설정 가능한 관심 신경로의 영역보다 더 큰 부분을 경계식별해 낼 수 있는 주요 장점이 있다.

가설 검증은 신경섬유로추적기법으로 진행하는 것이 선호되고 VBA 연구는 신경섬유로추적기법을 수반하여 관찰된 이상을 확인할 때 최적화된다.

(1) 관심 영역 접근방법

백질 연구에서 관심 영역 설정은 상당한 해부학적 지식이 요구되고, 수기구획이나 신경섬유로추적기법을 사용할 경우 시간 소모도 크지만, FA 골격을 추정하고 투영한 후 정규화된 공간에 정합하면 자동화된 구획기법으로 관심 신경 섬유다발을 설정할 수도 있다. 관심 영역은 주요 섬유다발에서 확산 매개변수들의 요약을 축출하는 데 적용 가능하다.

조현병과 관련이 있는 뇌 네트워크network에 대한 이론들로 연합섬유association fibers의 해부학적 파열, 뇌량corpus callosum을 통한 좌우 대뇌반구 사이의 이상 연결성, 피질-시상소뇌 회로cortico-thalamocerebellar circuitry의 기능장애dysfunction, 전두측두엽frontotemporal 연

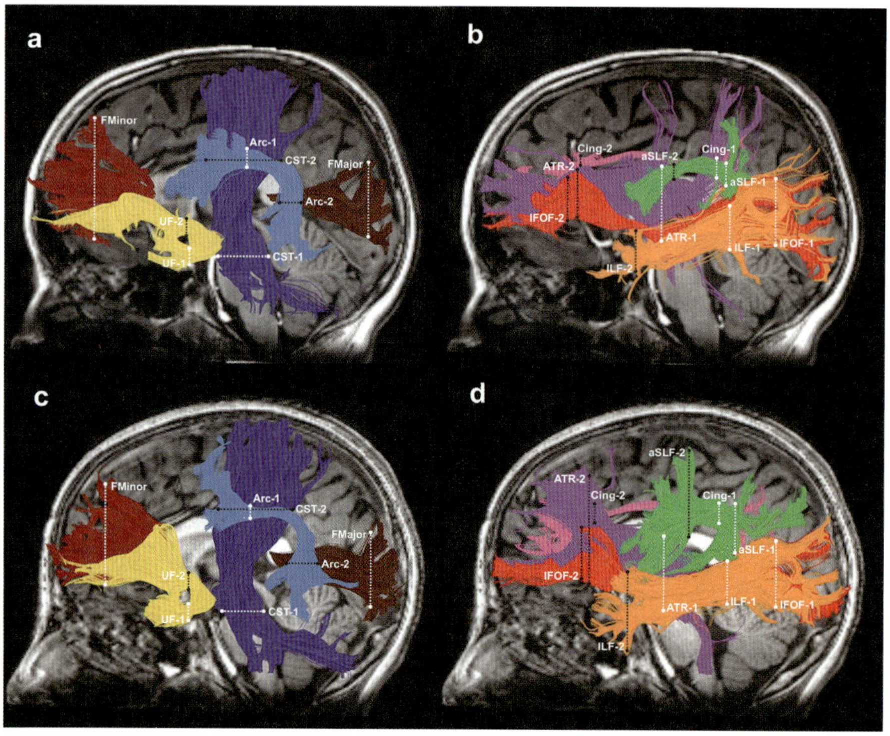

그림 10.5 신경섬유로추적기법으로 재구성한 백질 신경로 관심 영역

출처: Travis KE, Adams JN, Ben-Shachar M, Feldman HM (2015) Decreased and Increased Anisotropy along Major Cerebral White Matter Tracts in Preterm Children and Adolescents. PLoS ONE 10(11): e0142860. https://doi.org/10.1371/journal.pone.0142860

결성장애dysconnectivity 등이 있다. 고위험군에서 백질 신경다발 이상을 연구한 초기 연구들은 조현병 환자군에서 이상이 꾸준히 보고되어 온 백질 신경로를 관심 영역으로 지정하였다(그림 10.5).

정상대조군에 비해 고위험군에서 뇌량과 연합섬유인 상종단다발superior longitudinal fasciculus에서 FA 감소가 보고되었고, 뇌량에서는 더 구체적으로 전두엽과 연결되는 뇌량슬genu과 두정측두엽과 연결되는 뇌량간trunk에 감소된 FA가 관찰되었다. 하지만 상 · 하종단다발, 갈고리다발uncinate fasciculus, 활모양 다발arcuate fasciculus, 대상다발cingulum 등의 연합섬유와 전시상방사anterior thalamic radiation와 방사관corona radiata 등의 투사섬유projection fibers에서 고위험군과 정상대조군 간의 차이와 이환군과 미이환군 간의 차이를 발견하지 못한 연구들도 있다.

피질-시상-소뇌 회로 이상은 조현병의 인지적 조절이상cognitive dysmetria 가설의 핵심을 구성한다. 서울대학교병원의 서울 청년 클리닉Seoul Youth Clinic은 백질 연결성에 기반한 구획화 기법을 피질-시상 회로에 적용하여 초발 정신증뿐만 아니라 고위험군에서 감소된 시상-전전두 연결성을 보고하였고, 확산첨도영상diffusion kurtosis imaging 분석을 시상에 최초로 적용하여 전전두엽과 연결성을 갖는 시상 부위의 미세구조 이상 또한 보고하였다.

정신증 고위험군에서 소뇌와 시상을 연결하는 상소뇌각superior cerebellar peduncle을 종적 추적한 연구는 진단 시점에서 군 간 차이를 찾지 못했지만 추적 시점에서 정상대조군은 FA가 증가되었지만 고위험군은 감소된 것으로 보고하였다. 이러한 증가와 감소의 양상은 시상과 해마 두 영역 사이의 백질 신경로를 신경섬유로추적기법으로 재구성한 종적 추적 연구에서도 보고되며 정신증 고위험군의 비정상적인 백질 발달을 시사하였다.

(2) 전뇌 접근방법

전뇌에 VBA 또는 TBSS 기법을 적용하여 정신증 고위험군의 백질 이상을 분석한 연구 중 고위험군에서 정상대조군에 비해 FA 감소가 보이는 영역으로는 상측과 중앙 전두엽, 뇌량이 있다. 뇌량과 상종단다발, 후방사관posterior corona radiate에서는 MD 증가도 발표된 바 있다. 전두엽 영역의 FA 감소를 보고한 연구와 같은 표본에서 연합섬유를 관심 영역으로 지정하여 분석한 선행 연구는 군 간 차이를 보고하지 않았는데, 이는 VBA를 적용하는 탐색적 분석exploratory analyses의 강점과 이 과정에서 이상이 보고되는 뇌 영역을 가설 검증을 위한 관심 영역 또는 신경섬유로추적기법 연구에 목표로 제공할 수 있다고 제시하였다.

정신병적 장애로 이환되는 고위험군은 정상대조군에 비해 조가비핵putamen과 상측두엽 부위에서 감소된 FA, 미이환군에 비해서 내측 측두엽 영역에서 증가된 FA를 보였다. 현존하는 한 편의 종적 연구는 연구 개시 시점에서는 군 간 차이를 관찰하지 못했지만, 추적 결과 이환군에서 미이환군에 비해 전두엽 부위에서 더 두드러진 FA 감소가 관찰된다고 보고하였다. 하지만 최근 한 연구는 정신증 고위험군의 전시상방사, 하후두전두다발inferior occipitofrontal fasciculus, 상종단다발과 갈고리다발에서 FA 증가와 상 · 하종단다발과 하후두전두다발에서 MD 감소를 보고하기도 하였다. 연구 결과들의 이질성은 고위험군 표본의 이질성과 작은 크기와 분석 및 통계 기법의 차이 때문일 수 있다. 정신증 고위험군에서 FA 증가와 MD 감소를 보고한 이 연구는 나이, 성별, 약물의 효과를 공변량으로 처리한 것을 상반되는 결과의 설명 일부로 제시하였다.

연구마다 보고하는 백질 이상 양상이 다르지만, 정신증 고위험군에서 가장 꾸준히 보고되는 상종단다발을 포함하여 갈고리다발, 대상다발, 뇌량 등의 전두, 전두측두 그리고 전두변연 연결성의 이상이 고위험군의 백질 이상에 관여하는 것으로 보인다. 정신증 고위험군에 백질 변형이 어느 정도로 임상증상과 또는 기능수준과 연관이 있는지는 고위험군뿐만 아니라 조현병 연구에서도 불분명하다.

정신증 고위험군 연구 결과들은 백질 이상이 정신병적 장애의 발달에 중요한 역할을 할 수도 있음을 시사하지만, 정신증으로의 진행과 함께 FA의 변화를 조사하는 종적 연구가 추후 필요하다. 또한 메타분석 수행은 정신증 고위험군에 백질 이상의 정확한 위치와 본질을 명확하게 하는 데 도움이 될 수 있다.

3) 최근 동향

(1) 다변량 분석

조직 미세구조를 변화시키는 복잡한 병리적 현상은 여러 확산 매개변수에 영향을 끼칠 것으로 사료될 수 있지만, 기존 정신증 고위험군에 백질 미세구조 연구들은 일변량 분석을 사용하여 각 확산 매개변수를 따로 조사하였다. 통상적인 일변량 분석보다 상관적 interrelated 지표들을 더 잘 다룰 뿐만 아니라 작은 표본 크기에도 적합한 다변량 통계 분석법인 Partial Least-Square Correlation(PLSC)를 정신증 고위험군 확산텐서영상 연구에 적용한 결과, 정상대조군에 비해 광범위한 영역에서 FA, AD, MO의 감소가 RD의 증가와 함께 보고되었다. 반대로, 갈고리다발 부분의 작은 영역에서는 증가된 FA, AD, MO와 감소된 RD가 관찰되었다.

하지만 PLSC는 전체 복셀을 하나의 다변량 표현으로 사용하기 때문에 공간적 국소화 spatial localization의 해석에 신중해야 하므로 추가적인 일변량 분석을 통해 각 확산 매개변수의 군 간 차이를 복셀 단위에서 실행할 필요가 있다. 추가 분석 결과 고위험군에서 상종단다발, 하후두전두다발, 전시상방사 관련 영역들에서 FA 감소가 관찰되었고 AD, MO와 RD는 군 간 차이를 보이지 않았다.

초발정신증, 정신증 고위험군과 정상대조군의 T1영상과 확산텐서영상뿐만 아니라 기능적 자기공명영상, 유전체, 신경심리 지표를 이용한 SVM 연구는 뇌의 회백질과 백질 이상을 반영하는 T1영상과 확산텐서영상의 특성을 이용하여 고위험군과 정상대조군을 분류할 수 있다고 보고하였다. 반면, 백질 구조는 초발정신증과 고위험군을 구분하는 데는 관련이 없었고 회백질 구조는 초발정신증과 정상대조군을 구분하는 데 관련이 없는 것으로 보고되었다.

(2) Advanced 확산 척도

DTI 지표들의 추론적인 본질은 현존 연구의 제한점이다. 그 중에서도 FA가 수초화 이외에도 축삭돌기의 직경, 세포외 부피율extracellular volume fraction, 축삭돌기 섬유의 조직 등 다양한 요인들의 지표일 수도 있다는 점에서 FA는 백질 완전성에 특정하지 않은 최적이 아닌 추정치를 제공하고, FA의 변화와 특정 기저 병리의 연관성을 어렵게 한다.

방법론의 발전은 백질 변화의 근원과 질병 진행과의 관계를 확인하는 데 중요하게 기여할 수 있다. FA의 특이성specificity을 높일 수 있는 한 방법은 세포외 수분extracellular

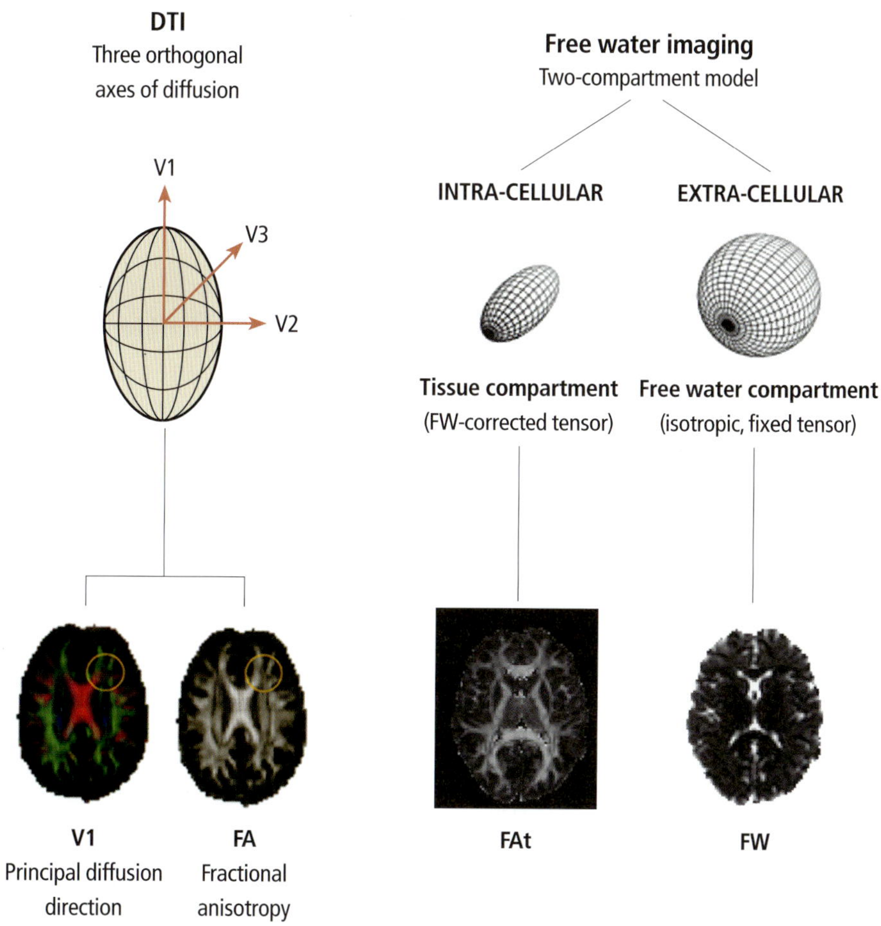

그림 10.6 자유수 영상 분석 모델

출처: Rae CL, Davies G, Garfinkel SN, Gabel MC, Dowell NG, Cercignani M, et al. Deficits in neurite density underlie white matter structure abnormalities in first-episode psychosis. Biol Psychiatry (2017) 82:716–25. 10.1016/j.biopsych.2017.02.008. Pasternak, O., Koerte, I. K., Bouix, S., Fredman, E., Sasaki, T., et al. (2014). Microstructural white matter alterations in acutely concussed ice hockey players: a longitudinal free-water MRI study. Journal of Neurosurgery, 120(4), 873–881. https://doi.org/10.3171/2013.12.JNS132090

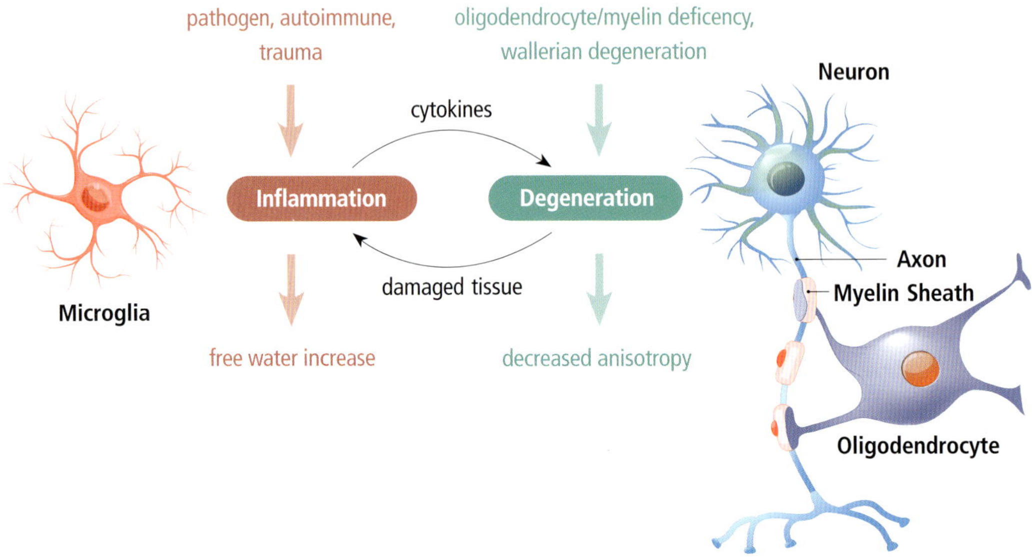

그림 10.7 자유수의 증가로 반영되는 백질 세포 외 변화와 비등방성의 감소로 반영되는 백질 세포 내 변화와 관련된 기제들의 도표

water으로 부분용적효과partial volume effects를 정정하는 것인데, 자유수free water(FW) 영상 분석은 물의 확산 성질을 모델링할 때 2개의 구획compartment을 사용하여 제한되지 않은 세포외 수분의 확산 성질과 세포 구조와 조직막에 의해 움직임이 제한된 물의 확산 성질을 따로 모델링한다(그림 10.6).

자유수 분석 지표 중 FW 세포 외 지표는 위축atrophy과 염증inflammation과 같이 세포 외에서 일어나는 변화를 추정한다. 자유수의 기여를 제거한 후 조직 구획tissue compartment에서 파생되는 세포 조직의 FA(FAT) 지표는 수초 차이와 같은 세포 내의 변화를 추정하고, 이는 기존 FA보다 백질 세포의 변화에 더 구체적이다. 세포 내와 세포 외 요인들의 변화는 각각 다른 기저 기제와 관련될 것이고, 따라서 각각 잠재적으로 다른 치료 경로와도 관련될 수 있다는 점은 고위험군 연구의 맥락에서 특히 흥미롭다(그림 10.7).

정신증 고위험군의 자유수 영상 연구는 정상대조군에 비해 FAT의 감소를 보고하였지만 FW는 유의미한 차이가 없음을 관찰하였고, 고위험군의 특성으로 세포 외가 아닌 세포 내의 변화임을 제안하였다. 반면, 선행 연구에서 초발정신증군은 정상대조군에 비해 광범위한 FW 증가를 보였지만 FAT 감소는 전두엽 영역에서 국소적으로 나타나는 양상을 보였고, 만성 조현병 환자군에서는 FAT 감소가 더 넓은 범위에서 관찰되고 FW 증가는 덜 광범위한 것으로 보고되었다. 이 연구들은 조현병의inflammatory hypotheses와 관련하여 자유수 영상으로 측정 가능한 지표들이 특정 병인과 관련된 특정 조직 변화를 반영한다고 제안한다. 고위험군에서도 관찰되는 FAT 감소가 반영하는 세포 내 변화는 약화된 정신병 증후군 위험 요인을 반영할 수 있는 조기 결핍early deficit으로 수초 손상과 같은 이미 존재하던 신경발달학적 이상에서 발생될 수 있다고 시사하였다. 고위험군에서는 관찰되지 않고 환자군에서 FW 증가로 나타나는 세포 외 변화는 정신증 발병 시점 가까이에 더 중대한 역할을 할 수 있고 정신증에 대한 급성 뇌 반응을 반영할 수 있다고 제시하였다.

결론

뇌영상 기법의 급속한 발전에도 불구하고 아직까지 정신증 고위험군의 구조적 뇌 특성에 대해서는 결정적인 결과를 내리기 어렵다. 대체로 조현병 환자군에서 보이는 뇌 구조적 변화와 유사하지만 그 정도가 덜한 양상의 회백질과 백질 이상이 정신증 고위험군에서 관찰되는 것으로 설명하지만, 고위험군 표본 자체의 이질성, 다양한 방법론과 여러 잠재적 교란 요인 등이 여전히 문제로 남아 있다.

추후 종적 추적 연구는 신경발달 가설에 기반한 병태생리를 더 잘 이해하는 데 도움이 될 것이며, 다기관 연구를 통해 표본 크기를 확보하고 여러 독립 표본에 걸쳐 반복과 검증 과정을 통해 정신증 고위험군의 구조적 뇌 특성을 포괄적으로 이해하려는 노력이 필요하다. 이러한 연구들을 통해 정신증 고위험군의 뇌 구조적 변화가 조기 진단 및 예측을 위한 유용한 지표로 사용되어 정밀의료 실현에 기여할 수 있기를 기대해 본다.

참고문헌

- Brent BK, Thermenos HW, Keshavan MS, Seidman LJ. Gray matter alterations in schizophrenia high-risk youth and early-onset schizophrenia: a review of structural MRI findings. Child Adolesc Psychiatrc Clin N Am 2013;22:689-714.

- Cannon TD. Brain biomarkers of vulnerability and progression to psychosis. Schizophrenia Bulletin 2016;42(suppl 1):S127-S132
- Cho KIK, Shenton ME, Kubicki M, Jung WH, Lee TY, Yun JY, Kim SN, et al. Altered thalamo-cortical white matter connectivity: probabilistic tractography study in clinical-high risk for psychosis and first-episode psychosis. Schizophrenia Bulletin 2016;42(no 3):723-731.
- Han HJ, Jung WH, Jang JH, Hwang JY, Kim SN, Byun MS, et al. Reduced volume in the anterior internal capsule but its maintained correlation with the frontal gray matter in subjects at ultra-high-risk for psychosis. Psychiatry Research: Neuroimaging 2012;204:82-90.
- Koutsouleris N, Riecher-Rössler A, Meisenzahl EM, Smieskova R, Studerus E, Kambeitz-Ilankovic L, et al. Detecting the psychosis prodrome across high-risk populations using neuroanatomical biomarkers. Schizophrenia Bulletin 2015;41(no 2):471-482.
- Krakauer K, Ebdrup BH, Glenthøj BY, Raghava JM, Nordholm D, Randers L, et al. Patterns of white matter microstructure in individuals at ultra-high-risk for psychosis: associations to level of functioning and clinical symptoms. Psychological Medicine 2017;47:2689-2707.
- Kwak YB, Kim M, Cho KIK, Lee J, Lee TY, Kwon JS. Reduced cortical thickness in subjects at clinical high risk for psychosis and clinical attributes. Australian & New Zealand Journal of Psychiatry 2018;00:1-9
- Larvie M, Fischl B. Volumetric and fiber-tracing MRI methods for gray and white matter. Handbook of Clinical Neurology 2016;135:39-57
- Mechelli A, Riecher-Rössler A, Meisenzahl EM, Tognin S, Wood SJ, Borgwardt SJ, et al. Neuroanatomical abnormalities that predate the onset of psychosis: a multicenter study. Arch Gen Psychiatry 2011;68(No 5):489-495
- Pettersson-Yeo W, Benetti S, Marquand AF, Dell'Acqua F, Williams SCR, Allen P, et al. Using genetic, cognitive and multi-modal neuroimaging data to identify ultra-high-risk and first-episode psychosis at the individual level. Psychological Medicine 2013;43:2547-2562.
- Reniers RLEP, Lin A, Yung AR, Koutsouleris N, Nelson B, Cropley VL, et al. Neuroanatomical predictors of functional outcome in individuals at ultra-high-risk for psychosis. Schizophrenia Bulletin 2017;43(no 2):449-458.
- Sun D, Phillips L, Velakoulis D, Yung A, McGorry PD, Wood SJ, et al. Progressive brain structural changes mapped as psychosis develops in 'at risk' individuals. Schizophrenia Research

2009;108:85-92.

- Tang Y, Pasternak O, Kubicki M, Rathi Y, Zhang T, Wang J, et al. Altered cellular white matter but not extracellular free water on diffusion MRI in individuals at clinical high risk for psychosis. Am J Psychiatry 2019;176:10:820-828.
- Vijayakumar N, Bartholomeusz C, Whitford T, Hermens DF, Nelson B, Rice S, et al. White matter integrity in individuals at ultra-high-risk for psychosis: a systematic review and discussion of the role of polyunsaturated fatty acids. BMC Psychiatry 2016;16:287.
- Yousaf T, Dervenoulas G, Politis M. Advances in MRI methodology. International Review of Neurobiology 2018;141:31-75.

CHAPTER 11

정신증 고위험군의 기능적 뇌영상 특성

Functional Brain Imaging of Clinical High Risk

김서영_ 분당서울대학교병원 정신건강의학과
정위훈_ 대구대학교 심리학과
김의태_ 서울대학교 의과대학 정신과학교실

서론

정신증에 대한 뇌영상 연구는 만성 조현병 환자에서 관찰된 뇌실질의 위축과 이와 연관된 뇌실의 확장 연구 결과를 비롯한 구조적 뇌영상에서부터 시작되었다. 하지만 최근 모든 의학 분야에서 보이고 있는 질병의 조기 발견 및 치료로의 의학 패러다임 변화에 따라 정신의학 분야에서도 고위험군에 대한 연구가 활성화되면서 구조적 뇌영상뿐만 아니라 기능적 뇌영상을 이용한 연구가 활발해지고 있다.

특히 정신증의 발병 전 단계인 정신증 고위험군에 대한 진단과 연구에서는 기능적 뇌영상을 이용한 연구가 중요한데, 이는 정신증 고위험군이 가지는 질병의 전구기prodromal phase로서의 특징과 고위험군 집단의 이질성heterogeneity 때문이다. 이론적으로 정신증에서 관찰되는 뇌의 구조적 변화는 선행된 기능적 변화가 만성화된 결과로서, 질병 초기 단계에 해당되는 정신증 고위험군에서는 구조적 변화를 관찰하기 어렵다. 따라서 전구증상을 초래하는 기능적 변화의 관찰이 정신증 고위험군의 진단을 위해 필수적이다. 뿐만 아니라 정신증 고위험군은 정신증의 특징적pathognomic 증상보다 약화된 상태의 임상적 증상을 토대로 정의하므로 필연적으로 여러 질환군이 모인 이질적 집단이 될 가능성이 높다. 이에 따라 비슷한 증상을 보일지라도 여러 가지 다른 원인에 의해 증상이 발생할 가능성이 다른 질환에 비해 높으므로 발병 원인에 따른 조기 개입을 위해 신경화학적 측면에서의 기능적 변화 관찰의 중요성이 더욱 크다고 하겠다.

따라서 이 장에서는 기능적 뇌영상 연구의 대표적인 연구 방법인 기능적 자기공명영상과 양전자 단층 촬영에 대한 원리와 그 의미를 살펴보고 이를 이용한 정신증 고위험군에 대한 연구 결과를 검토하여 정신증 고위험군의 진단과 조기 개입을 위한 활용 방법, 그리고 앞으로의 연구 방향에 대해 살펴보고자 한다.

1. 기능적 자기공명영상

1) 기능적 자기공명영상의 의미

기능적 자기공명영상functional Magnetic Resonance Imaging(functional MRI) 또는 fMRI는 살아있는 인간 뇌의 기능적 특성의 변화를 측정하는 데 사용되는 대표적인 영상 기법이다. 기능적 자기공명영상 기법은 국소 뇌 혈류량의 변화에 기반하여 신경활성 정도를 측정한다. 인체를 통제하는 중추인 뇌에는 수백억 개의 신경세포가 존재한다. 이들이 정상적으로 활동하기 위한 에너지를 생성하기 위해서는 다량의 산소가 필요한데, 혈액은 인체의 각 부분에 영양소와 산소를 운반하는 역할을 한다. 그러므로 특정 뇌 영역이 활성화되면 그 영역으로 가는 혈류의 양도 증가하게 된다는 사실에 기반을 둔 영상 기법이 기능적 자기공명영상 기법이다.

좀 더 구체적으로 설명하면, 기능적 자기공명영상 신호는 혈류내 탈산소헤모글로빈deoxyhemoglobin(deoxyHb) 수치의 변화를 이용한 혈액-산소 준위 의존성Blood-Oxygen Level Dependent(BOLD)에 기초한다. 특정 뇌 부위의 활동성이 증가하면 그 주변의 혈액 내 헤모글로빈으로부터 산소를 탈취해 헤모글로빈이 탈산소헤모글로빈(또는 환원헤모글로빈이라 불림)으로 전환된다. 탈산소헤모글로빈은 내재적 상자성 물질intrinsic paramagnetic agent로서 자기장의 균일성을 저하시키고 자기공명 촬영 시 국소적인 자기공명신호(T2*신호라 불림)를 감소시킨다.

정리하면 신경세포가 활동성이 증가되었을 때 그 주위 국소부위의 혈류량이 증가하게 되는데, 이때 신경세포의 산소 소모 증가량(즉 헤모글로빈이 탈산소헤모글로빈으로 환원된 양)은 혈류량의 변화에 비해 미미하여 결과적으론 휴식 때보다 탈산소헤모글로빈의 비율이 감소하게 되므로 T2*신호를 반대로 증가시킨다. 이처럼 국소부위 뇌혈류량의 변화에 의해 이차적으로 유발되는 혈중 산소 수준에 따른 자기공명신호의 변화를 BOLD 신호라고 하며 이 같은 신호를 이용한 뇌영상 촬영 기법이 기능적 자기공명영상 기법이다. 즉 기능적 자기공명영상은 신경세포의 활동 증가에 수반되는 생리적 현상을 측정하는 기법으로 대단히 안전하고 비침습적이기에 언제라도 반복 측정할 수 있는 장점이 있다.

2) 기능적 자기공명영상을 이용한 뇌 연구 분류

인간을 대상으로 한 기능적 뇌영상 연구는 연구에 참여하는 실험참가자의 정신적 활동 상태에 따라 크게 2가지로 분류할 수 있다. 첫째, 특정한 정신적 활동을 하는 동안의 뇌의 기능을 측정하는 연구이다. 이 같은 연구에서 실험참가자들은 운동, 감각, 지각 및 기억력, 주의력, 또는 언어 처리와 같은 특정한 인지 과제를 수행하거나 정서를 유발하는 자극에 반응하도록 요구를 받게 되며, 이 같은 특정한 정신적 활동을 하는 동안 그들의 뇌 반응을 측정하게 된다. 이러한 연구들은 특정 정신활동과 연합된 뇌 영역과 신경 네트워크neural network를 규명하는 데 목적이 있다.

둘째, 휴지기 상태resting state에서의 뇌의 기능을 측정하는 연구이다. 심각한 정신장애를 지닌 환자들은 기억력 및 주의력에도 손상을 보이기 때문에 실험자가 요구하는 과제를 제대로 이해하지 못하는 경우도 있고 또는 오랜 시간 지속하기 어려워하는 경우도 있다. 예를 들어, 100부터 3씩 빼는 계산 문제 과제를 수행하는 동안 사람들의 뇌를 촬영했다고 가정해 보자. 이때 어떤 사람이 게임의 규칙을 구어口語, spoken language로 이해하는 데 어려움이 있거나 장시간 게임을 하는 것 자체를 힘들어한다면, 이 사람의 과제 수행 점수는 저조할 것이다. 또 낮은 과제 점수를 받은 이 사람이 반드시 계산 능력에 손상이 있다고 말하기도 어렵다. 이 사람의 낮은 수행 점수는 언어 처리 또는 주의력 문제로 야기된 것일 수 있기 때문이다. 그러므로 이때 얻어진 기능적 뇌영상 자료는 실제로 실험자가 원하는 계산 능력에 대한 뇌의 반응에 대한 자료가 아닐 수 있다.

정신장애에 대한 신경 메커니즘을 온전히 알기 위해선 경미한 증상부터 심각한 증상까지 모든 스펙트럼상의 환자들을 총체적으로 조사해야 함에도 불구하고, 위 예시는 특정 인지 기능과 관련된 과제를 수행하는 동안 뇌의 기능적 반응을 관찰하는 연구가 모든 환자에게 적용되기는 어렵다는 것을 시사한다. 이 같은 인지 과제 연구의 한계를 극복한 연구가 휴지기 상태에서의 기능적 뇌영상 연구이다.

휴지기 상태에서의 기능적 뇌영상 연구는 실험참가자가 아무 생각에도 집중하지 않고 편안히 쉬고 있는 상태의 뇌의 반응을 측정하는 연구이다. 일반적으로 인지 과제를 수행하는 동안의 뇌영상 연구가 20~40분 정도의 시간을 요구한다면, 휴지기 상태의 기능적 뇌영상 연구는 5~10분 정도의 시간이면 충분하다. 기능적 자기공명영상의 품질이 머리 움직임에 취약하며 뇌영상 촬영 시간이 길수록 실험참가자의 머리 움직임이 심해질 수 있다는 점을 고려했을 때, 환자 연구에 있어 짧은 촬영 시간은 휴지기 상태의 기능적 뇌영상 연구의 큰 장점이라 하겠다.

(1) 과제 수행 상태의 기능적 자기공명영상 연구

학자들은 인간의 사고思考, thought가 정서의 영향을 크게 받는다는 사실에 기반해 인간의 인지처리과정을 '뜨거운 인지hot cognition'와 '차가운 인지cool cognition'로 분류할 것을 제안하였다. 뜨거운 인지는 개인의 동기 및 정서의 영향을 받고 자극을 빠르게 처리하는 데 반해, 차가운 인지는 정서의 영향으로부터 독립적이며 자극을 느리지만 냉철히 인지적으로 처리하는 과정을 말한다. 많은 뇌생리학적 연구 결과들이 이 제안을 지지하고 있다. 예를 들면, 뇌의 전두엽 영역의 경우 뜨거운 인지와 차가운 인지에 있어 복내측 전전두피질ventromedial prefrontal cortex과 배외측 전전두피질dorsolateral prefrontal cortex이 각각 관여한다는 연구 결과들이 일관적으로 보고되고 있다.

뜨거운 인지를 연구하기 위해 사용되는 대표적인 실험 과제로는 아이오와 갬블 과제Iowa gambling task와 만족 지연 과제delay of gratification task 등이 있으며, 반대로 차가운 인지에 대한 대표적인 실험 과제로는 작업기억 과제working memory task와 인지적 유연성cognitive flexibility을 평가하는 위스콘신 카드분류 과제Wisconsin Card Sort Task(WCST) 등이 있다. 그러므로 정신증 환자의 과제 수행과 관련된 기능적 자기공명영상 연구들도 크게 정서 처리에 대한 뇌 반응brain response 연구와 정서의 영향에 독립적인 차가운 인지 과제에 대한 뇌 반응 연구로 나눠 볼 수 있다.

조현병 환자를 대상으로 한 정서 처리에 대한 행동 연구들은 특히 환자들이 얼굴표정 정서 처리 과제, 마음이론 과제theory of mind task 또는 공감 과제empathy task와 같이 사회적 맥락에서의 정서 처리에 심각한 문제가 있으며, 이 같은 손상이 환자들의 사회적 기능에 악영향을 미치는 것으로 보고하고 있다. 조현병 환자에 대한 얼굴표정 정서 처리 과제, 마음이론 과제, 공감 과제에 대한 기능적 자기공명영상 연구들은 환자들의 뇌에서 정신화 네트워크mentalizing network에 속하는 뇌 영역들의 활성이 감소되어 있다는 일관된 결과를 보고하고 있다.

정신화mentalization란 마음속으로 구성하기, 상상하기, 또는 정신적으로 개념을 부여한다는 사전적 의미가 있으며, 자기self와 타인의 정신상태(즉 내적 상태)에 주목하고 이에 따라 행동을 해석하게 하는 정신활동을 말한다. 정신화에 관여하는 뇌 영역으로는 내측전두피질medial prefrontal cortex, 상측두피질superior temporal cortex, 측두극temporal pole, 뇌섬엽insula, 전대상피질anterior cingulate cortex 등이 있다. 이 영역들로 구성된 네트워크를 '정신화 네트워크'라 한다.

또한 정서정보 처리에 있어 중추적 역할을 하는 편도체amygdala의 기능 손상도 일관되게 보고되고 있다. 정신증 고위험군의 정서 처리에 대한 행동 연구들은 조현병 환자보다는 심각하지 않지만 고위험군이 이미 발병 이전부터 정서적 정보를 담고 있는 자극을 처리하는 데 미세한 문제가 있다는 것을 규명하였다. 또한 기능적 자기공명영상 연구들을 통해 조현병 환자보다는 심각하지 않지만 정서적 정보의 처리에 대한 고위험군의 뇌의 반응이 정상대조군에 비하여 감소되어 있다는 것을 확인하였다.

예를 들면, 최근 암시적 얼굴 정서 처리implicit facial emotion processing 과제를 사용한 연구에서 고위험군은 특별히 공포를 느끼는 얼굴 표정에 대해 시각연합피질과 편도체의 활성이 정상대조군에 비해 감소되어 있었다. 비록 연구마다 유의미한 그룹 차이가 관찰되는 얼굴 표정 자극의 종류가 다소 상이하더라도, 조현병 환자에서 관찰되는 얼굴 표정에 대한 편도체 반응의 감소와 일관되게, 유전적 고위험군과 임상적 고위험군 두 그룹 모두에서 편도체 활성 반응의 감소가 관찰된다는 점을 기반으로, 학자들은 정서 처리에 있어 편도체 활성의 감소가 정신증의 조기 진단에 도움을 줄 수 있는 신경마커로 활용될 가능성을 제안하고 있다.

정서 및 사회적 정보를 지닌 자극을 처리하는 데 중요한 역할을 하는 화학물질 중 한 가지는 옥시토신이다. 이 같은 사실에 기반하여 조현병 환자를 대상으로 암시적 얼굴 표정 정서 처리에 있어 옥시토신의 효과를 규명하는 이중맹검 약물 연구가 진행되었다. 이 연구 결과에 따르면 플라시보placebo 약물보다 옥시토신을 주입했을 때 조현병 환자군은 공포 얼굴표정에 대한 편도체의 활성 반응이 감소되는 데 반해 정상대조군은 편도체의 활성 반응이 증가된다고 하였다. 비록 관찰된 그룹 간 뇌 활성 반응의 차이에 대한 명확한 이유를 밝히기 위해서는 추가적인 연구가 필요하겠지만, 선행 연구의 결과는 정신증을 지닌 사람들이 옥시토신과 관련된 유전자의 문제가 있다는 것을 시사한다.

이 같은 주장을 지지하는 유전자 연구가 최근 발표되었다. 이 연구 결과에 따르면 최근 발병한 조현병 환자와 임상적 고위험군은 옥시토신 수용체 유전자OXTR 염기서열의 메틸화 정도가 정상대조군에 비해 감소되어 있었다. 앞으로 정신증의 조기 진단 및 발병에 있어 옥시토신과 사회적/정서적 정보 처리 및 뇌의 반응 간의 관계를 명확히 밝히기 위한 추가적인 다양한 연구들이 진행되어야 할 것이다.

비록 연구 결과들이 일관되지는 않더라도, 조현병 환자를 대상으로 한 차가운 인지 과제에 대한 기능적 자기공명영상 연구들 역시 환자들의 뇌의 활성 반응이 정상대조군에 비해 감소되어 있다고 보고한다. 예를 들면 정상대조군과 비교할 때 조현병 환자들은 작업기억이 현저히 저하되어 있으며 특별히 전두엽과 두정엽의 활성 정도가 작업기억을 수행하는 동안 두드러지게 감소되어 있다고 알려져 있다. 조현병 환자의 결과와 일관되게 고위험군을 대상으로 한 일부 연구들에서도 정상대조군에 비해 고험군의 작업기억 능력의 저하 및 전두엽과 두정엽의 활성의 감소가 관찰되었다. 그러나 다른 일부 연구들에서는 작업기억 과제를 하는 동안 정상대조군에 비해 고위험군에서 전전두피질영역의 증가된 활성이 관찰되기도 하였다.

학자들은 이와 같이 특정한 인지 과제를 수행하는 동안 고위험군에서 관찰되는 증가된 뇌의 활성 반응을 보상적 활성화compensatory activation라고 해석하곤 한다. 보상적 활성화는 특정한 인지 과제에 관여하는 뇌 영역의 기능적 문제를 보완 및 보상해 주기 위해 그 영역의 활성이 정상 수준보다 더 증가되거나 또는 과제 수행을 돕고자 다른 뇌 영역이 활성화되는 현상을 말한다. 즉 고위험군의 뇌는 보상적 활성화를 통해 특정한 인지 과제를 조현병 환자보다 더 우수하며 정상대조군과 비슷한 수준으로 수행할 수 있다는 것이다.

여러 기능적 자기공명영상 연구들이 이 같은 가설을 지지하는 신경 반응 결과를 보고하고 있다. 예를 들면, 최근 서울대학교병원 서울 청년 클리닉Seoul Youth Clinic의 연구는 사물의 공간적 위치를 기억해야 하는 공간적 작업기억 과제spatial working memory task에 대한 신경 반응을 조현병 환자, 유전적 고위험군, 임상적 고위험군, 정상대조군의 네 그룹을 대상으로 관찰하고 비교하였다. 이전 연구들과 마찬가지로, 이 연구에서도 조현병

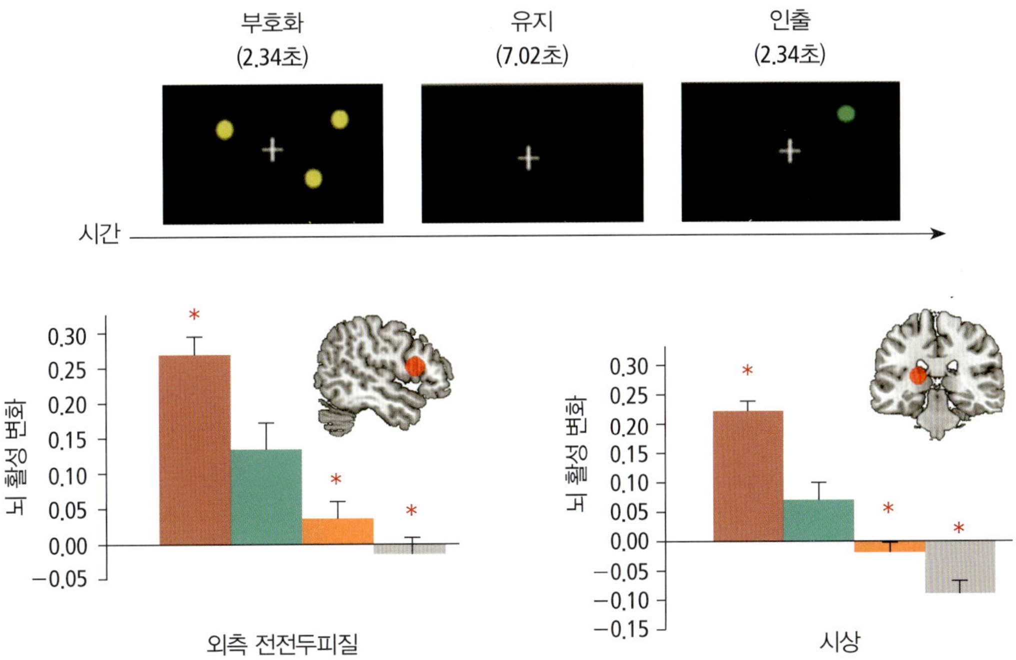

그림 11.1 공간기억 과제 동안 기능적 자기공명영상 연구 결과. 본문에 기술되어 있듯이 특별히 부호화를 하는 동안 네 그룹 사이에 뇌 활성 반응에 유의미한 차이가 관찰되었다. 외측 전전두피질과 시상의 활성이 유전적 고위험군(붉은색 막대), 정상대조군(푸른색 막대), 임상적 고위험군(노란색 막대), 조현병 환자(연회색 막대) 순으로 감소되었다.

출처: Choi JS et al., 2012

환자는 정상대조군에 비해 작업기억 능력이 현저히 저하되어 있었으며, 유전적 고위험군과 임상적 고위험군의 작업기억 능력은 조현병 환자와 정상대조군의 중간에 위치하였다.

특별히 이 연구에서 흥미로운 것은 기능적 자기공명영상 분석 결과였는데, 공간적 자극을 기억으로 부호화encoding하는 동안 외측 전전두피질영역들lateral prefrontal cortices과 시상thalamus의 활성 정도가 유전적 고위험군, 정상대조군, 임상적 고위험군, 조현병 환자 순으로 감소되는 패턴을 보였다(그림 11.1). 즉 정상대조군, 임상적 고위험군, 조현병 환자 세 그룹에 대해 관찰된 작업기억 능력 및 임상증상 심각도 수준에 비례하게 뇌의 활성 반응이 감소되는 순서도 동일하였다. 그러나 유전적 고위험군은 정상대조군보다 더 증가된 활성을 보였는데, 연구자는 이를 보상적 활성화로 해석하였다.

유전적 고위험군은 조현병에 대한 가족력의 유전적 하중loading에 따라 태아 때부터 뇌의 기능 및 구조적 변화가 있을 수 있다. 이 같은 변화는 특정 인지 과제를 수행하는 뇌의 기능에 문제를 일으킬 수 있지만 유전적 고위험군은 보상적 활성화를 통해 조현병 환자보다 더 우수하며 정상대조군에 근접한 수준으로 인지 과제를 수행할 수 있다는 것이다. 네 그룹을 직접 비교한 이 연구는 유전적 고위험군과 임상적 고위험군의 인지 능력이 서로 비슷하더라도 이에 대한 신경기제는 확연히 다르다는 새로운 지식을 제공해 주었다.

(2) 휴지기 상태의 기능적 자기공명영상 연구

최근 학자들은 정신장애 환자 및 고위험군에 대한 휴지기 상태에서의 뇌의 반응에 많은 관심을 가지고 있다. 이는 인지 과제에 기초한 뇌영상 연구에 비해 상대적으로 짧은 시간 동안 얻은 휴지기 상태의 뇌 영상 자료로도 인지 과제에 기초한 뇌영상 자료에서 관찰되는 다양한 신경 네트워크들의 공간적 패턴을 관찰할 수 있기 때문이다. 학자들은 그동안 축적된 연구 결과들을 통해 특정한 인지기능들과 연합되어 있는 특정한 신경 네트워크들이 이미 휴지기 상태의 뇌 안에 내재되어 있다는 사실을 알게 되었다.

우리가 고위인지기능higher cognitive function과 관련된 정신활동을 하는 동안에는 특별히 '실행 주의 네트워크executive attention network'가 주로 기능하며, 반면에 사회적 정보를 처리하거나 아무것도 하지 않고 쉬고 있는 동안에는 '디폴트 모드 네트워크default mode network'가 주로 활성화된다. 두 네트워크 이외에도 다양한 기능적 네트워크들이 뇌 안에 내재되어 있으나, 디폴트 모드 네트워크에 대한 연구가 가장 많은 관심을 받고 있다.

디폴트 모드 네트워크는 공상이나 잡생각과 같은 주의attention의 감소 또는 특별히 외부 환경의 정보를 자기와 관련지어 처리하는 '자기참조처리self-referential process'에 관여한다. 디폴트 모드 네트워크에 속하는 뇌 영역으로는 내측전전두피질, 후대상피질posterior cingulate cortex, 두정엽피질, 내측측두엽이 있다. 연구에 따르면 실행 주의 네트워크와 디폴트 모드 네트워크는 서로 부적 상관관계negative correlation를 지닌다. 그러므로 인지 과제를 수행하는 동안 디폴트 모드 네트워크의 활성이 증가되면 과제를 수행하는 데 어려움이 있다. 실제로 조현병 환자에 대한 연구에서 인지 과제를 수행하는 동안 디폴트 모드 네트워크의 활성이 증가된 사람일수록 과제 수행 점수가 저조하였다.

휴지기 상태에 대한 초기 연구들은 고위험군에서 특정 인지기능과 연합된 신경 네트워크의 손상이 있는지를 규명하고자 하였다. 휴지기 상태에서의 신경 네트워크를 조사하는 가장 기본적인 방법은 하나의 관심 뇌 영역과 나머지 영역들 간의 시간에 따른 신호 변화의 연관성을 정량화하는 기능적 연결성functional connectivity 분석법이다. 그러므로 디폴트 모드 네트워크를 연구하기 위해서는 내측전전두피질 또는 후대상피질을 관심 영역으로 선정하고 기능적 연결성 분석을 수행하면 된다.

비록 연구 결과들이 일관되지 않더라도, 이 같은 분석을 통해 임상적 고위험군과 유전적 고위험군의 디폴트 모드 네트워크가 정상대조군과 차이가 있음이 확인되었다. 예를 들면, 정상대조군과 비교하였을 때 임상적 고위험군은 디폴트 모드 네트워크에 속하는 영역들 간의 증가된 기능적 연결성이 있었다. 또한 임상적 고위험군에서 디폴트 모드 네트워크와 실행 주의 네트워크 사이의 부적인 기능적 연결성이 감소되어 있었다. 유전적 고위험군에 대한 연구에서는 디폴트 모드 네트워크의 후대상피질과 내측전전두피질 사이의 기능적 연결성 정도가 가족력에 따른 유전적 하중genetic loading의 순서에 따라 감소되어 있었다(그림 11.2).

디폴트 네트워크 말고도 다양한 기능적 네트워크에서 고위험군과 정상대조군의 차이가 관찰되었다. 조현병에 대한 생물학적 가설이나 또는 조현병 환자에서 관찰되는 인지기능의 손상과 관련된 뇌 영역을 관심 영역으로 기능적 연결성을 분석한 연구들이 지속적으로 발표되고 있다. 예를 들면, 조현병에 대한 전두-선조-시상회로fronto-striato-thalamic circuit의 손상이나 도파민 가설에 기초하여 선조체striatum 또는 시상을 관심 영역으로 한 기능적 연결성 연구들이 있다. 이 연구들에서는 정상대조군에 비해 임상적 고위험군에서 기능적 연결성이 감소되어 있었다. 특히 시상의 기능적 연결성은 고위험군 중에서도 나중에 정신증으로 발병되는 사람들일수록 더 많이 감소되어 있었다.

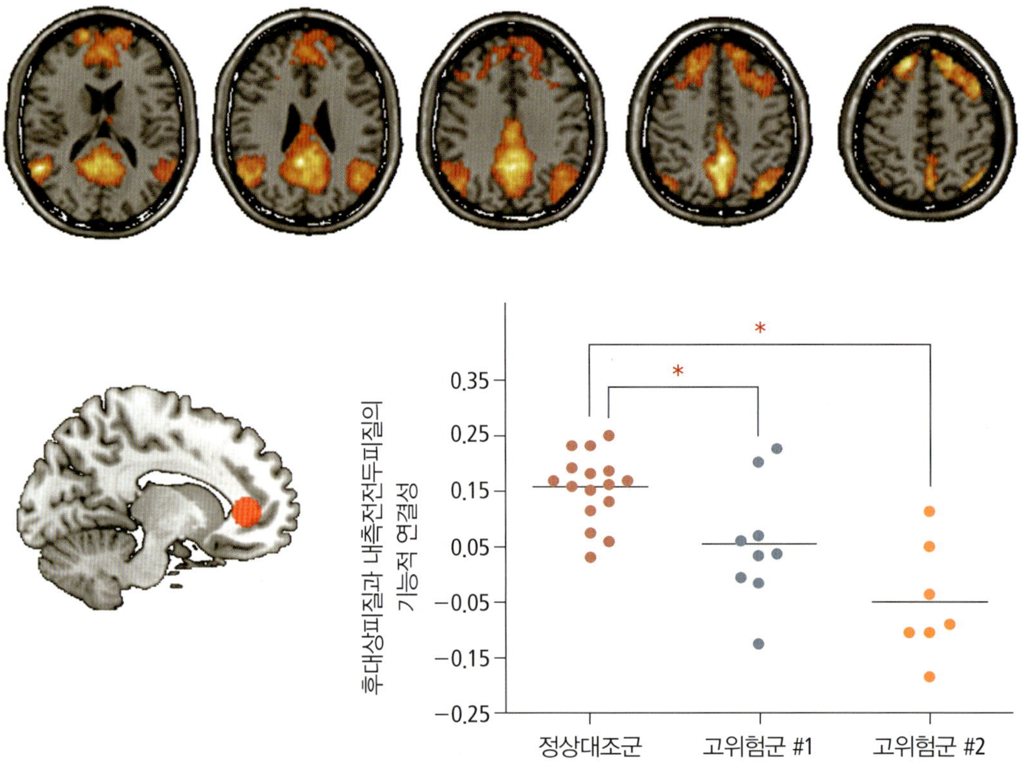

그림 11.2 휴지기 상태에서의 기능적 연결성 연구. 위 그림은 후대상피질을 관심 영역으로 하여 기능적 연결성 분석을 수행하여 얻은 디폴트 모드 네트워크(빨간색)의 그림이다. 아래 그림은 정신증에 대한 유전적 하중에 따른 후대상피질과 내측전전두피질의 기능적 연결성 정도를 보여 준다. 고위험군 #1은 조현병을 가진 사람이 1촌 중 한 명 그리고 2촌 중 한 명 있는 사람들이며, 고위험군 #2는 조현병을 가진 사람이 1촌에 두 명 이상인 사람들이다.
출처: Jang JH et al., 2011

조현병 환자가 전두엽과 측두엽 사이의 연결성에 문제가 있다는 가설에 기반하여 임상적 고위험군의 상측두엽 영역에 대한 기능적 연결성을 분석한 연구에서도 측두엽과 전두엽의 여러 영역들 간의 기능적 연결성 수준의 그룹 간 차이가 있었다. 조현병 환자의 언어처리 능력의 손상에 기반을 둔 연구에서 언어처리에 관여하는 브로카 영역과 일부 뇌 영역들과의 기능적 연결성이 정상대조군, 임상적 고위험군, 조현병 환자 순으로 감소되어 있었다. 또한 다수의 연구들에서 환자나 고위험군의 기능적 연결성 정도와 그들의 인지기능 및 임상증상 심각도 사이에 유의미한 상관이 있었다. 유전자 자료와 휴지기 상태의 기능적 연결성을 조사한 연구들도 있다. 예를 들면, 임상적 고위험군의 옥시토신 수용체 유전자OXTR의 메틸화 정도와 선조체와 편도체의 기능적 연결성 정도 사이에 부적인 상관이 보고되었다.

그러나 현재까지 수행된 연구들에서 정상대조군과 비교하였을 때 고위험군의 기능적 연결성은 증가되어 있기도 하고 감소되어 있기도 하는 등 일관되지는 않는다. 연구 결과가 이처럼 일관되지 않는 이유는 아마도 연구들 간에 관심 영역의 공간적 위치를 일관되게 정의하지 않기 때문일 것이며 고위험군에 속하는 사람들의 임상적, 유전적, 인적 정보의 차이 때문일 수도 있다.

(3) 기계학습 알고리즘을 이용한 환자 그룹 분류 및 발병 예측

기계학습 알고리즘과 뇌영상 분석 기법의 발전으로, 최근에는 기능적 자기공명영상 자료를 이용하여 조현병 환자, 고위험군, 정상대조군을 분류하는 연구들이 점차 증가하고 있는 추세이다. 뇌의 용적 또는 대뇌피질 두께에 대해 기계학습 알고리즘을 적용한 연구들은 뇌의 구조적 특성을 이용하여 매우 높은 정확도(80% 이상)로 고위험군과 정상대조군을 분류할 수 있고 고위험군에 속하는 사람들 중에서 추후 정신증으로 발병될 사람과 발병되지 않을 사람도 분류할 수 있음을 보여 주었다.

뇌의 구조적 특성을 이용한 연구들보다 정확도는 낮지만 기능적 자기공명영상 자료도 고위험군을 조기 진단할 수 있다는 가능성을 보여 주는 연구들이 발표되었다. 예를 들면, 최근 한 연구에서는 주의통제 과제를 수행하는 동안 얻은 기능적 자기공명영상 자료에 기계학습 알고리즘을 적용하였고 조현병 환자, 환자의 가족, 정상대조군을 분류하였다. 휴지기 상태의 시상영역의 기능적 연결성에 기계학습 알고리즘을 적용하여 정상대조군과 초발 정신증first-episode psychosis 환자 또는 임상적 고위험군을 분류한 연구도 발표되었다.

이러한 접근을 통해 구조적 뇌영상을 이용한 연구들과 마찬가지로, 기능적 뇌영상을 통하여 환자의 임상적 특성을 이해하고, 정신증의 발병을 예측하고자 하며, 최근에는 국제적인 컨소시엄을 구성한 연구들이 활발히 진행되고 있다. 특히 국내 연구진이 참여한 PSYSCAN(http://psyscan.eu/) 프로젝트에서는 뇌영상을 이용한 정신질환 환자의 임상적 특성을 예측하는 연구를 진행하고 있다.

2. 양전자 단층 촬영

1) 양전자 단층 촬영의 의미

양전자 단층 촬영Positron Emission Tomography(PET)이란 양전자를 방출하는 방사성 의약품 radiopharmaceutical을 이용하여 인체에 대한 생화학적, 기능적 영상을 촬영하는 기법으로, 분자 단위의 초고감도 영상을 획득할 수 있다는 장점이 있다. 낮은 해상도를 보완하기 위해 일반적으로 CT, MRI 등의 장비를 통해 얻은 구조적 영상과 결합하여 사용하며, 편의성을 고려하여 동시에 영상을 획득하는 경우가 많다.

양전자 단층 촬영 시 방사성 의약품을 환자에게 정맥주사한 후 관심 부위를 촬영하게 되는데, 부착된 방사선 동위원소의 반감기(표 11.1), 영상을 획득하기 위해 사용하는 촬영 기법 등에 따라 촬영에 소요되는 시간이 다양하다.

표 11.1 방사선 동위원소 표지자(commonly used radionucleotides)

핵종	반감기	특성
^{11}C	20.4분	보통 짧은 반감기를 갖는 표지자에 부착하여 사용되며, ^{18}F에 비해 상대적으로 짧은 반감기로 인해 짧은 간격으로 반복 측정하는 데 용이함
^{13}N ^{15}O	9.96분 2.03분	매우 짧은 반감기로 인해 다른 표지자에 부착하는 과정 없이 혈류나 관류(perfusion)와 같이 빠르고 단순한 생리학적 과정을 평가할 때 사용됨
^{18}F	109.6분	양전자 단층 촬영에 사용되는 방사성 의약품에서 가장 흔하게 사용되는 방사선 핵종으로, 대량으로 합성이 가능하며 다양한 표지자에 부착되어 사용됨

2) 양전자 단층 촬영의 이점과 제한점

양전자 단층 촬영을 포함한 분자영상학적 기술은 중추신경계central nervous system 질환의 병태생리와 치료에 대한 연구에 있어 여러 이점을 지닌다. 분자영상학에서 사용하는 방사선 의약품은 높은 친화력affinity과 높은 특이도specificity를 보이는 표지자들에 양전자를 방출하는 방사선 동위원소를 부착하여 살아있는 뇌에서 일어나는 생리학적 과정을 비침습적인 방법을 통해 관찰할 수 있도록 해 준다. 이러한 생체내in vivo에서의 영상학적 접근은 실험실적ex vivo 접근에서 발생할 수 있는 잠재적인 오류들을 피할 수 있는 동시에 실험동물 모델에서도 동일한 접근방법을 통한 영상을 얻음으로써 병태생리를 규명하는 데 있어 실험실과 임상 간의 가교 역할을 하기도 한다. 또한 일반인 병태생리의 단계상 분자 단위의 변화가 육안 변화에 선행한다는 점에서 질환의 조기 진단 및 치료를 가능케 할 것이라는 기대도 있다.

그러나 방사선 의약품의 합성을 위하여 기관내 사이클로트론on-site cyclotron을 필요로 하고, 다른 영상 장비에 비해 비싼 검사 비용은 현실적으로 양전자 단층 촬영을 도입하는 데 주요한 저해 요인이 되고 있다. 또한 여러 분야의 협력이 필요한 점과 적절한 방사선 표지자radiotracer가 개발될 수 있는 생체 구조에 이용이 국한되고, 소량이긴 하나 방사선에 대한 노출도 임상 적용에 제한점이 되고 있다.

3) 정신증 고위험군에서 양전자 단층 촬영의 종류

(1) 도파민 시스템에 대한 평가

정신증의 병태생리에 있어 가장 유력한 도파민 가설은 분자영상학적 접근을 통해 비로소 살아있는 뇌에서 검증이 가능하게 되었으며 도파민 이상을 나타내는 구체적인 위치 또한 접근이 가능해졌다. 이러한 도파민 이상은 여러 단계로 나누어 평가가 가능한데, 대표적으로 시냅스전 도파민 합성 능력과 시냅스후 수용체 밀도에 대한 연구로 확인할 수 있다. 특히 시냅스전 도파민 합성 능력의 증가는 정신증에 있어서 가장 주요한 병태생리로 보고되고 있어 가장 활발히 연구되고 있다.

시냅스전 도파민 합성 능력

시냅스전 도파민 합성 능력presynaptic dopamine synthesis capacity의 증가는 정신증에서 비교적 일관되게 관찰되고 있는 도파민 시스템의 이상으로 정신증 환자가 보이는 임상증상 강도와의 연관성도 여러 차례 보고된 바 있다. 정신증 고위험군 환자들에서 방사선 표지자를 부착한 DOPAradiolabeled DOPA를 이용한 양전자 단층 촬영을 통해 시냅스전 도파민 합성 능력을 측정한 결과 건강한 사람에 비해 증가된 것이 관찰되었다. 특히 추적 관찰에서 최종적으로 정신증으로 이환된 환자군의 경우 그렇지 않은 군에 비해 유의한 증가를 보였으며(그림 11.3), CAARMS 점수로 측정한 전구증상prodromal symptom의 심각성과 선조체의 시냅스전 도파민 합성 능력은 양의 상관관계를 보였다. 이는 임상적으로 명백한 정신병적 증상보다 시냅스전 도파민 시스템의 이상이 선행함을 내포하며, 정신증 고위험군을 조기 선별할 수 있는 바이오마커biomarker로서의 효용성을 시사한다.

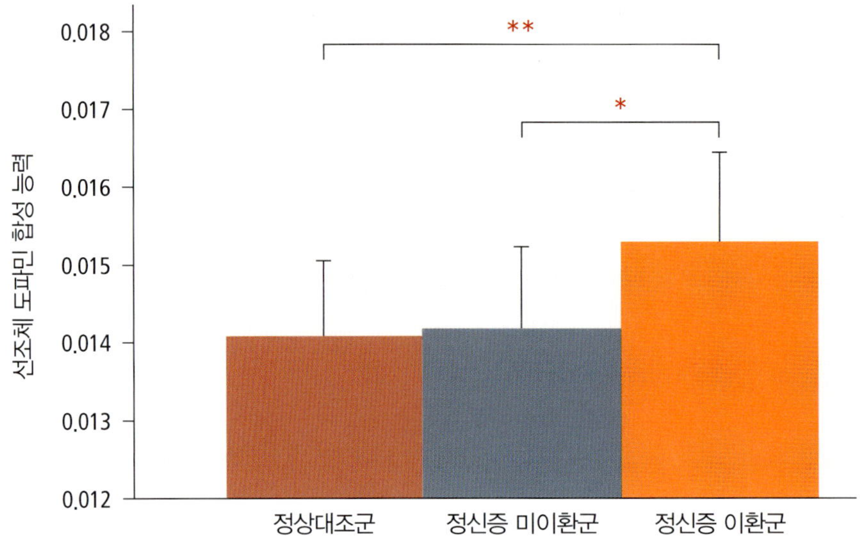

그림 11.3 정신증 고위험군 환자의 시냅스전 도파민 합성 능력
출처: Howes OD et al., 2011

시냅스전 도파민 방출 및 시냅스후 수용체 점유율 (Presynaptic Dopamine Release/Postsynaptic Receptor Occupancy)

현재 시판되고 있는 항정신병약물은 모두 도파민 D2 수용체를 차단하는 기전으로 작용하며, 도파민 D2 수용체와의 친화력은 임상적 효과와 밀접한 연관이 있다. 특히 분자영상학적 연구들을 통해 항정신병 약물들의 도파민 D2 수용체에 대한 점유율의 적정 치료적 범위가 60~80%로 밝혀졌는데, 60% 이하의 점유율의 경우 치료 효과가 부족하고, 80% 이상의 점유율은 치료적 이득에 비해 부작용이 나타날 가능성이 높은 것으로 알려져 있다.

이러한 분자영상학 연구들의 메타분석을 통해 정신증 환자에서 도파민 D2 수용체 밀도가 증가되어 있다고 보고되어 있으나 소폭에 불과한 것으로 생각되며, 정신증 고위험군에서는 도파민 D2 수용체 밀도의 증가가 관찰되지 않고 있다.

[^{11}C]Raclopride나 [^{123}I]IBZM을 방사성 표지자로 이용한 양전자 단층 촬영을 통해 암페타민 등 도파민 방출을 촉진하는 약물을 투여하여 도파민 시스템의 반응성을 측정할 수 있으며, 이러한 접근을 통해 정신증 환자에서 도파민 방출이 증가되어 있는 것이 확인되었다. 이러한 결과는 정신증 고위험군에서도 관찰되고 있는데, [^{11}C]-(+)-PHNO를 표지자로 시행한 양전자 단층 촬영 연구에서는 해외 이주자나 마리화나 흡연자의 경

우 해당되지 않는 환자에 비해 도파민 방출이 증가되어 있는 것이 확인된 바 있고, 이러한 결과에서 외부 스트레스 요인에 대한 도파민 반응성이 증가되어 있음이 시사된다.

(2) GABA 시스템에 대한 평가

GABA 시스템과 정신증

뇌의 대표적인 억제성 신경전달물질인 GABA와 흥분성 신경전달물질인 글루타메이트의 변동은 도파민 가설과 더불어 정신증을 설명하는 주요한 병태생리 중의 하나이다. 특히 GABA는 글루타메이트, 도파민과 함께 선조체 신경세포에 풍부하게 분포하여 대뇌피질-선조체 회로cortico-striatal circuit에 주요한 영향을 미치는 것으로 생각되고 있다. 또한 뇌 신경회로들 간의 동기화를 저해함으로써 원활한 인지기능 발휘를 저해하고 정신증의 음성증상이나 인지기능 저하와 연관되어 있을 것으로 추정된다.

정신증 환자에서 GABA 시스템의 이상은 동물 연구와 사후 연구를 통해 전전두엽 및 선조체 등에서 여러 차례 일관된 결과를 보인 바 있다. 최근에는 자기공명분광법 Magnetic Resonance Spectroscopy(MRS)을 통하여 좀 더 직접적으로 뇌의 GABA 농도를 측정하는 연구가 활발하게 이루어지고 있으나 세포 내부와 외부의 GABA를 구분할 수 없고 약물에 의한 영향 등을 배제하기 힘든 점 등이 MRS를 이용한 연구의 한계점으로 작용하고 있다. 한편, PET은 생체내 시냅스의 GABA 신경전달을 가장 가까이에서 측정할 수 있는 장점을 가지고 있어 [^{11}C]Flumazenil, [^{18}F]Flumazenil, [^{123}I]Iomazenil 등의 방사선 표지자를 이용하여 GABA-A 수용체의 가용성을 측정하여 GABA 시스템의 이상을 평가하는 데 사용되고 있다.

정신증 고위험군 환자에서 GABA 시스템

앞서 언급된 바와 같이, GABA 시스템은 선조체에 풍부한 신경분포를 보인다. 억제성 신경전달물질인 GABA는 도파민, 글루타메이트와 같은 다른 신경전달물질의 활성에 영향을 미치며, 정신증 경우에는 선조체에서 관찰되는 도파민 신경전달의 증가와도 연관되어 정신증의 발병과정에 중요한 역할을 하는 것으로 추정되고 있다. 따라서 정신증의 잠재적 전구기에 해당되는 정신증 고위험군 환자에서 GABA 시스템을 평가하는 것은 정신증의 병태생리를 이해하는 데 있어서도 주목할 만한 부분이다.

국내에서는 안석균 교수 등이 벤조디아제핀benzodiazepine에 노출된 적이 없는 정신증 고위험군 환자 15명을 대상으로 GABA 시스템을 평가하는 연구를 진행하였다. [^{18}F]

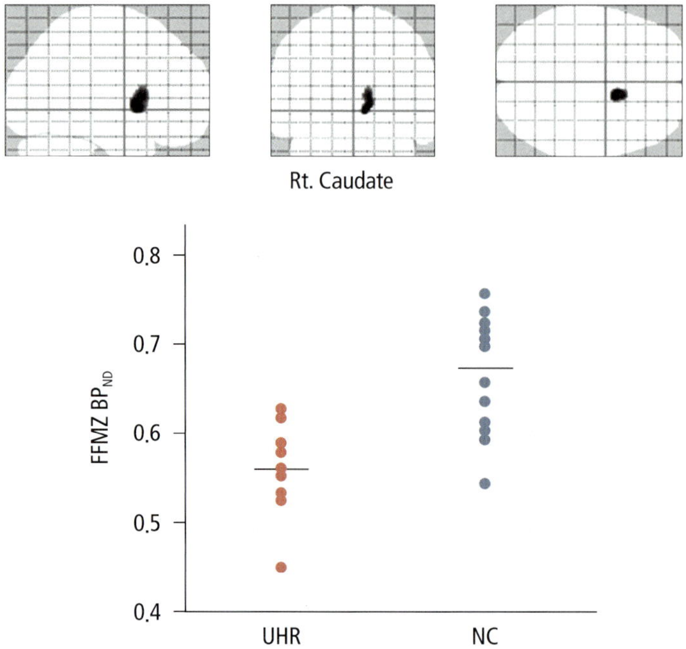

그림 11.4 플루마제닐로 측정한 정신증 고위험군(UHR)과 건강자원자(NC) 우측 미상핵에서의 GABA-A 수용체 결합능
출처: Kang JI et al., 2014

Flumazenil PET을 이용하여 연구한 결과, 정신증 고위험군 환자의 미상핵에서 GABA-A 수용체에 대한 결합능binding potential이 감소한 것을 확인할 수 있었는데, 이는 정신증의 발병 전 단계에 이미 GABA 시스템의 이상이 존재할 수 있음을 시사하는 연구 결과라 할 수 있겠다(그림 11.4).

(3) 신경염증에 대한 평가

신경염증과 정신증

정신증에서 신경염증 가설은 그 긴 역사와 더불어 역학 연구, 유전 연구 및 동물 실험 등의 결과에서 다양한 지지를 얻고 있으며, 정신증의 발병 요인에 면역 체계가 개입되어 있다는 점은 비교적 분명해 보인다. 특히 미세아교세포microglial cell는 중추신경계에 상주하는 대식세포macrophage로서 뇌의 면역 체계에 있어 핵심적인 역할을 하는데, 이러한 미세아교세포의 활성화는 정신질환에서의 신경염증과 밀접한 연관성을 가지는 것으로 보고되고 있다. 즉, 활성화된 미세아교세포의 미토콘드리아mitochondria에는

TSPOtranslocator protein라고 불리는 18kDA 크기의 단백질 발현이 증가하는데, 이는 신경염증을 측정하는 데 있어 유용한 표적이 되고 있다.

현재 TSPO를 표적으로 하는 방사선 의약품에는 [^{18}F]FEPPA, [^{11}C]PBR28, [^{11}C]DPA−713 등이 개발되어 있는데, TSPO의 단일염기 다형성single nucleotide polymorphism으로 인해 유전형에 따라 결합 정도에 차이가 있어 신경염증을 측정하는 데 제한되고 있으며, 이를 이용한 연구 또한 아직 초기 단계에 머무르고 있다.

정신증 고위험군 환자에서 신경염증

신경염증은 정신증의 병태생리에서 초기 단계에 기여하는 것으로 생각되는 만큼 정신증 고위험군 환자에서도 그 연구가 비교적 활발하게 이루어지고 있는 상태이다. TSPO의 발현 정도를 통해 미세아교세포의 활성화를 분자영상학적으로 측정한 여러 연구들이 보고되었는데, 그 결과 건강자원자와 비교했을 때 유의한 증가가 관찰되지 않아 아직까지 정신증 고위험군 환자에서 신경염증에 대한 충분한 근거는 확보하지 못한 상태이다. 하지만 PET−MRI의 도입으로 다른 구조적 혹은 기능적 이상 등과의 상관관계를 보고자 한 연구들에서는 좀 더 의미 있는 결과들이 기대되고 있다. 특히 [^{1}H]MRS를 이용하여 글루타메이트 시스템과 신경염증의 연관성을 고려하는 연구들에서는 정신증 고위험군 환자들에서 TSPO 발현 정도와 글루타메이트 대사체 농도 간에 유의한 상관관계가 보고되고 있다.

(4) 정신증과 CB1 수용체

마리화나의 정신활성화 현상의 주된 요소인 Δ^9−tetrahydrocannabinol(THC)은 엔도카나비노이드1형endocannabinoid type 1(CB1) 수용체에 부분 효현제partial agonist로 작용함으로써 나타낸다. 이 CB1Cannabinoid Receptor Type 1 수용체는 선조체를 비롯한 중추신경계 내 도파민 회로에 풍부하게 분포하여 도파민 신호전달을 조율하는 것으로 보인다. 이러한 배경에서 THC의 정신활성화 작용과 더불어 마리화나 사용자에서 흔히 관찰되는 정신증 또한 CB1 수용체를 경유하여 도파민 시스템에 영향을 미친 결과로 해석되고 있다.

주목할 점은 마리화나를 사용하는 정신증 혹은 정신증 고위험군 환자들에서는 스트레스에 대한 도파민 방출의 민감도가 다소 둔화되어 있는 반면, 시냅스에서의 도파민 방출 자체는 정신증적 증상이 유발되는 것과도 직접적으로 연관되는 것으로 보고되고 있다는 점이다. 이러한 결과에 근거하여 정신증 중 일부는 도파민 D2 수용체에 대한 과

민성으로 인한 것이라는 의견과 더불어, 앞서 언급한 기전과 관련하여 도파민 신호 체계에 대한 CB1 수용체의 조절기능 결함으로 인한 결과라는 주장이 제기되고 있다. 이에 최근 CB1 수용체를 표적으로 한 방사선 표지자들의 개발과 이를 이용한 정신증 및 정신증 고위험군에서의 임상 연구가 관심을 모으고 있다.

결론

종합하면, 고위험군에 대한 기능적 자기공명영상 및 양전자 단층 촬영을 이용한 분자영상학 연구들은 뇌의 기능적 손상이 정신증 발병에 앞서 존재한다는 증거들을 제공한다. 비록 모든 연구는 아니지만, 다수의 연구들에서 고위험군 뇌의 기능적 반응이 정상대조군과 조현병 환자의 중간에 위치하였다. 또한 고위험군에서 정상대조군보다 증가된 반응인 보상적 활성화도 관찰되었다. 이 같은 고위험군의 뇌의 기능적 특성에 대해 기계학습 알고리즘을 적용하여 고위험군과 정상대조군을 분류하거나 고위험군에서 추후 정신증이 발병될 사람들을 구별할 수 있었다.

앞으로 분석 기법 및 연구 결과들이 좀 더 정제되고 검증된다면, 앞서 기술한 연구 결과들이 정신증의 조기 진단 및 치료 효과 예측을 위한 신경마커로 유용하게 사용될 것이라 기대된다.

참고문헌

- Anticevic A, Haut K, Murray JD, Repovs G, Yang GJ, Diehl C, et al. Association of Thalamic Dysconnectivity and Conversion to Psychosis in Youth and Young Adults at Elevated Clinical Risk. JAMA Psychiatry 2015;72:882-891.
- Bloomfield MA, Ashok AH, Volkow ND, Howes OD. The effects of Δ9-tetrahydrocannabinol on the dopamine system. Nature. 2016;539:369-377.
- Choi JS, Park JY, Jung MH, Jang JH, Kang DH, Jung WH et al. Phase-specific brain change of

spatial working memory processing in genetic and ultra-high risk groups of schizophrenia. Schizophr Bull. 2012;38:1189-1199.

- Egerton A, Howes OD, Houle S, McKenzie K, Valmaggia LR, Bagby MR et al. Elevated striatal dopamine function in immigrants and their children: a risk mechanism for psychosis. Schizophr Bull. 2017;43:293-301.
- Hafizi S, Da Silva T, Meyer JH, Kiang M, Houle S, Remington G et al. Interaction between TSPO-a neuroimmune marker-and redox status in clinical high risk for psychosis: a PET–MRS study. Neuropsychopharmacology. 2018;43:1700-1705.
- Howes OD, Bose SK, Turkheimer F, Valli I, Egerton A, Valmaggia LR et al. Dopamine synthesis capacity before onset of psychosis: a prospective [18F]-DOPA PET imaging study. Am J Psychiatry. 2011;168:1311-1317.
- Jang JH, Jung WH, Choi JS, Choi CH, Kang DH, Shin NY et al. Reduced prefrontal functional connectivity in the default mode network is related to greater psychopathology in subjects with high genetic loading for schizophrenia. Schizophr Res. 2011;127:58-65.
- Kang JI, Park HJ, Kim SJ, Kim KR, Lee SY, Lee E, et al. Reduced binding potential of GABA-A/benzodiazepine receptors in individuals at ultra-high risk for psychosis: an [18F]-fluoroflumazenil positron emission tomography study. Schizophr Bull. 2014;40:548-557.
- Kim E, Howes OD, Kapur S. Molecular imaging as a guide for the treatment of central nervous system disorders. Dialogues Clin Neurosci. 2013;15:315-328.
- Mizrahi R, Kenk M, Suridjan I, Boileau I, George TP, McKenzie K et al. Stress-induced dopamine response in subjects at clinical high risk for schizophrenia with and without concurrent cannabis use. Neuropsychopharmacology 2014;39:1479-1489.
- Roβ TL, Ametamey SM. PET chemistry: an introduction. In: Khalil MM editor. Basic sciences of nuclear medicine. London: Springer;2011. p.65-101.
- Schifani C, Hafizi S, Da Silva T, Watts JJ, Khan MS, Mizrahi R. Using molecular imaging to understand early schizophrenia-related psychosis neurochemistry: a review of human studies. Int Rev Psychiatry. 2017;29:555-566.
- Shakory S, Watts JJ, Hafizi S, Da Silva T, Khan S, Kiang M, et al. Hippocampal glutamate metabolites and glial activation in clinical high risk and first episode psychosis. Neuropsychopharmacology. 2018;43:2249-2255.

- Taylor SF, Tso IF. GABA abnormalities in schizophrenia: a methodological review of in vivo studies. Schizophr Res. 2015;167:84-90
- Tognin S, van Hell HH, Merritt K, Winter-van Rossum I, Bossong MG, Kempton MJ, et al. Towards Precision Medicine in Psychosis: Benefits and Challenges of Multimodal Multicenter Studies-PSYSCAN: Translating Neuroimaging Findings From Research into Clinical Practice. Schizophr Bull. 2020;46:432-441.

CHAPTER 12

정신증 고위험군의 신경생리학적 특성

Electrophysiological Characteristics of Clinical High Risk for Psychosis

김민아_ 서울대학교병원 정신건강의학과
노경진_ 서울대학교병원 정신건강의학과

서론

뇌는 신경세포neuron를 통해 신호를 주고받는 거대하고 복잡한 신경망으로 이루어져 있다. 신경세포는 말단의 연접 단자synaptic terminal에서 신경전달물질neurotransmitter을 분비하여 다음 신경세포로 신호를 전달하는데, 이때 신경세포의 전기적 활동인 연접 후 전위postsynaptic potential를 통해 다음 신경세포로의 신호전달 여부가 결정된다. 뇌파electroencephalography(EEG)는 대뇌 피질cerebral cortex을 구성하는 수많은 신경세포들의 연접 후 전위의 총합을 두피에 위치한 전극으로부터 측정한 것이다. 뇌파는 대뇌 피질의 전기적 활동을 수천 분의 1초 단위로 측정할 수 있어 매우 높은 시간 해상도temporal resolution를 갖는 것이 특징이다. 뇌파는 저렴한 비용과 비침습적 방법으로 뇌의 활동을 거의 실시간으로 측정할 수 있다는 장점이 있어 연구 및 임상 장면에서 널리 사용되고 있다.

뇌파를 촬영하는 도중 특정한 감각, 인지, 행동 등의 자극이 주어지면 자극에 의해 또는 자극에 대한 반응 동안 뇌파의 변화가 발생하는데, 이를 사건관련전위Event-Related Potential(ERP)라고 한다. 즉, 사건관련전위는 감각, 인지, 행동 자극에 대한 인지적 처리가 요구되는 상황에서 자극 제시 후 특정 시간대에 발생하는 뇌파반응으로 대뇌의 인지 정보처리과정을 반영한다고 할 수 있다. 사건관련전위는 인지기능 연구분야에서 널리 사용되는 신경생리학적 방법의 하나로, 조현병schizophrenia 및 정신증 고위험군clinical-high risk for psychosis 연구를 포함한 다양한 임상 분야의 뇌기능 연구에도 이용되고 있다. 조현병에서는 병태생리 및 정신병적 증상과 관련하여 감각 영역의 이상이 중요한데, 특히 청각 정보처리auditory processing와 관련된 사건관련전위 요소ERP component인 P50, 불일치 음전위Mismatch Negativity(MMN), 청각 P300auditory P300 등의 이상이 주로 연구되었다.

뇌파 및 사건관련전위는 시간 해상도가 높은 반면, 기능적 자기공명영상functional Magnetic Resonance Image(fMRI)이나 양전자단층촬영Positron Emission Tomography(PET)과 같은 뇌영상 방법에 비해 공간 해상도spatial resolution가 떨어진다는 단점이 있다. 최근에는 저해상 전자기단층촬영Low Resolution Electromagnetic Tomography(LORETA)이나 전류원 밀도Current Source Density(CSD) 등의 뇌파신호원 국소화source localization를 이용하여 삼차원의 뇌공간 위에 뇌파신호원을 분석할 수 있게 되었다. 이는 뇌파신호의 단점인 낮은 공간 해상도를 보완하는 방법으로 사건관련전위의 시-공간 해상도를 극대화할 수 있어, 휴지기 뇌파resting-state EEG와 사건관련전위를 이용한 뇌신호 분석 연구들이 더욱 활발해지는 계기가

되었다.

이 장에서는 휴지기 뇌파와 사건관련전위를 이용한 정신증 임상적 고위험군의 신경생리학적 특성에 대해 알아보고, 정신증 임상적 고위험군의 정신증 전환 예측 또는 전반적 예후 예측 등에 있어 신경생리학적 특징들의 임상적 활용에 대해 고찰하고자 한다.

1. 휴지기 뇌파 특성

1) 휴지기 뇌파의 활용

편안한 휴식 상태에서 촬영한 뇌파를 휴지기 뇌파라고 한다. 휴지기 상태의 뇌는 아무 일도 하지 않는 것이 아니라 자신과 관련된 정보 또는 내적 정보의 처리 등 뇌기능 발휘에 중요한 역할을 수행하기 때문에 휴지기 뇌파가 뇌기능 연구에 많이 사용되고 있다. 휴지기 뇌파를 여러 주파수로 분해하여 각 주파수의 신호 강도를 분석하는 정량적 뇌파 quantitative EEG(QEEG), 천 분의 1초 단위로 변화하는 뇌파지형도EEG topography의 변화 패턴을 분석하는 미시상태 분석microstate analysis, 뇌파신호원 국소화를 이용하여 뇌 영역 사이의 각 휴지기 뇌파 주파수의 동기화 정도를 분석하는 연결성 분석connectivity analysis이 가능하다.

2) 정신증 고위험군의 정량적 뇌파 특성

두피에서 측정된 뇌파는 다양한 주파수대역의 파형들이 서로 합쳐져서 나타난다. 따라서 휴지기 뇌파를 푸리에 변환Fourier transformation 등을 이용하여 델타(0.5~4Hz), 세타(4~8Hz), 베타(13~20Hz), 알파(8~13Hz) 등의 단순 주파수 성분들로 분해할 수 있는데, 이를 정량적 뇌파 분석이라고 한다. 조현병 환자의 정량적 뇌파에서는 전두엽frontal cortex 영역의 델타와 세타 주파수 강도의 증가가 일관되게 보고되고, 비교적 덜 일관되게는 증가된 베타 주파수 강도와 감소된 알파 주파수 강도가 보고되었다.

정신증 고위험군에서는 나중에 정신증으로 전환된 정신증 고위험군과 그렇지 않은 정신증 고위험군 사이의 정량적 뇌파를 비교하거나, 정량적 뇌파를 이용하여 정신증 전환을 예측하고자 하는 연구가 수행되었다. 연구 참여 시작 시점에서 촬영된 휴지기 뇌파의 정량적 분석에서 정신증으로 전환된 정신증 고위험군과 정신증으로 전환되지 않은 정신증 고위험군은 모든 주파수 대역에서 유의한 신호 강도의 집단 차이를 보이지 않았다. 그러나 정신증으로 전환된 고위험군에서 전두엽 부위의 감소된 델타 주파수 강도가 음성증상 심각도와 관련이 있었으며, 전두엽 델타 주파수 강도와 음성증상 심각도를 함께 사용하여 로지스틱 회귀분석을 시행한 경우 정신증으로의 전환을 유의하게 예측하였고, 콕스 회귀분석을 시행한 경우 전두엽 세타와 델타 주파수 강도와 후두-두정엽occipito-parietal cortex 알파 최고정점 주파수alpha peak frequency 크기가 정신증 전환을 유의하게 예측하였다.

3) 정신증 고위험군의 미시상태 특성

휴지기 뇌파의 미시상태 분석은 휴지기 뇌파를 천 분의 1초 단위로 쪼갠 뒤 각 시점의 뇌파지형도 패턴들을 클러스터링clustering 방법을 이용하여 A, B, C, D의 네 종류로 분류한다. A 패턴은 음운 처리phonological processing와 관련이 있으며, B 패턴은 시각 정보 처리와 연관되어 있고, C 패턴은 자신의 신체 표상own-body representation에 관여하며, D 패턴은 주의 전환attention reorientation에 관련되어 있다. 조현병 환자에서는 정상대조군에 비해 B 패턴과 D 패턴이 나타나는 시간이 짧고, A 패턴이 더 빈번하게 나타난다고 보고되었다. 정신증 고위험군을 대상으로는 현재까지 하나의 연구가 이루어졌는데, 이 연구에서는 정신증 고위험군에서 B 패턴이 더 짧게 나타나는 등 기존의 조현병 환자에서 보인 소견과 유사한 소견을 일부 보고하였다.

4) 정신증 고위험군의 휴지기 뇌파 연결성 특성

휴지기 뇌파의 연결성 분석은 특정 주파수의 뇌 영역 간 동기화 정도를 반영하는 지표들을 이용하여 수행된다. 종전에는 두피에 부착된 뇌파 측정 전극 수준에서 연결성 분석이 이루어지기도 했으나, 뇌파신호원 국소화 분석이 가능해지면서 높은 공간 해상도로 뇌 영역의 연결성을 조사할 수 있게 되었다. 조현병 환자에서 뇌 중앙선midline, 감각체성sensorimotor, 안와전두orbitofrontal 부위와 좌측 측두두정 연결부temporoparietal junction 사이의 세타 주파수 연결성이 증가되어 있는데, 정신증 고위험군에서는 동일 부위 간 연결성이 조현병 환자와 정상대조군의 중간에 위치해 있음이 보고되었다. 정신증 고위험군 중 나중에 정신증으로 전환된 사람들은 정상대조군에 비해 내측 전전두엽medial prefrontal cortex의 감마(30~50Hz) 주파수 연결성이 증가되어 있으며, 기계학습machine learning을 통하여 정신증 전환을 예측하였을 때도 감마 주파수 연결성은 높은 확률로 정신증 전환을 예측하였다.

2. 사건관련전위 특성

1) P50

P50은 반복적으로 제시되는 불필요한 자극을 무시하고 필요한 자극만을 선택적으로 받아들여 과도한 정보입력을 방지하는 능력인 감각 관문sensory gating을 반영하는 대표적인 사건관련전위 요소이다. P50은 자극 제시 이후 40~50ms 뒤에 관찰되는 양의 최고 정점으로, 보통 쌍클릭 범례paired-click paradigm를 통해 감각 관문 능력을 측정할 수 있다. 두 번째 클릭에 의해 발생하는 P50의 최대 진폭peak amplitude(S2)이 첫 번째 클릭에 의해 발생하는 P50의 최대 진폭(S1)에 비해 감소하면 성공적인 감각 관문이 일어난 것이다. 감각 관문의 크기 지표로는 쌍클릭 범례에서 발생하는 P50 최대 진폭의 비율(S2/S1) 또는 차이(S1−S2)를 구하여 사용한다.

조현병 환자에서 감각 관문의 이상이 환청의 병태생리와 연관되어 있을 것이라는 가설이 꾸준히 제시되었는데, 조현병 환자에서 P50으로 측정된 감각 관문의 이상이 발견되어 이러한 가설을 뒷받침하는 증거로 사용되었다. 실제로 서울대학교병원에서 수행된 경두개직류자극술transcranial Direct Current Stimulation(tDCS)을 이용하여 환청을 개선하고자 하였던 예비적 임상시험에서는 경두개직류자극술 이후 환청 심각도 점수 감소 정도와 P50 감각 관문 개선 정도가 유의한 상관관계를 보임을 보고하기도 하였다.

정신증 고위험군에서도 정상대조군과 비교하여 P50 감각 관문에 손상이 있음이 지속적으로 보고되었다. 정신증 고위험군의 P50 감각 관문은 초발 정신증first-episode psychosis 환자에서와 비슷한 정도로 손상되어 있고, 만성 조현병 환자에 비해서는 손상 정도가 심하지 않았다. 정신증 고위험군에서 P50 감각 관문 지표와 임상증상과의 연관성을 보

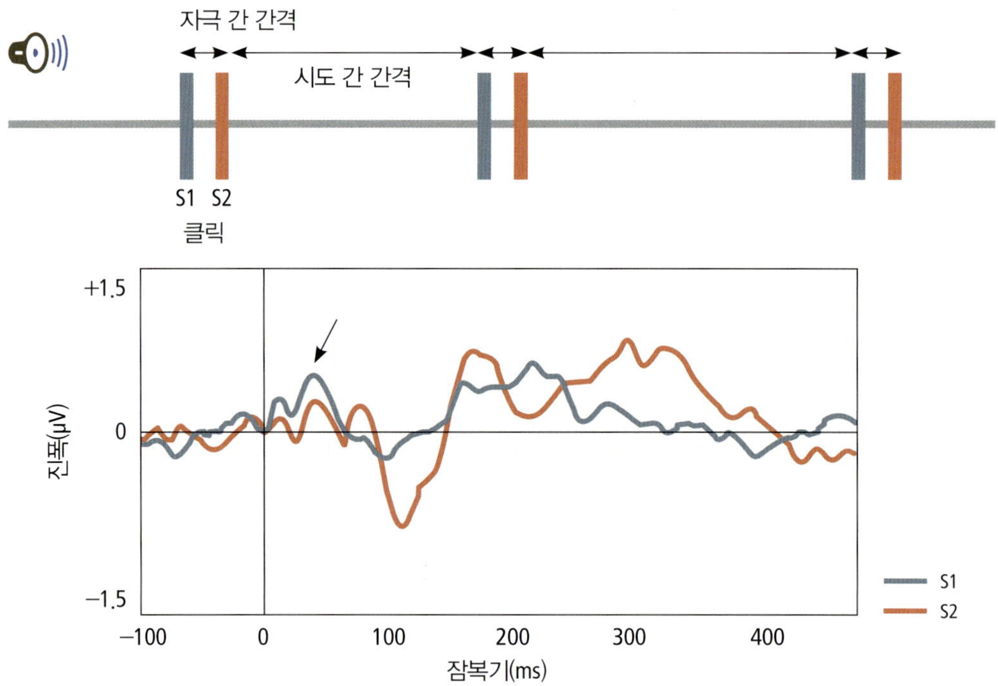

그림 12.1 쌍클릭 범례와 P50 감각 관문. 두 번째 클릭에 의해 발생하는 P50의 최대 진폭(S2)이 첫 번째 클릭에 의해 발생하는 P50의 최대 진폭(S1)에 비해 감소하면 성공적인 감각 관문이 일어난 것으로 생각한다.

고한 논문은 아직 없으며, 정신증 전환 또는 전반적 예후 등 임상 경과 예측을 시도한 연구도 발표된 바 없다. 그러나 조현병에서 밝혀진 양성증상의 병태생리와 P50 감각 관문의 연관성을 고려하면, 정신증 고위험군에서도 P50 감각 관문이 정신증의 발생과 진행을 포함한 임상 경과를 예측할 수 있는 지표가 될 수 있을 것으로 생각된다.

2) 불일치 음전위

불일치 음전위는 수동적 오드볼 범례passive oddball paradigm를 이용하여 측정할 수 있는 사건관련전위 요소로 무의식적 청각처리 및 주의전환기능을 반영한다. 수동적 오드볼 범례에서 피험자는 책을 읽거나 숨은 그림 찾기를 하는 등 청각 자극에 주의를 기울이지 못하도록 하고, 빈번한 청각 자극을 표준 자극standard stimulus으로 제시하며 덜 빈번한 청각 자극을 변이 자극deviant stimulus으로 제시한다. 표준 자극과 변이 자극은 청각 자극의 길이duration 또는 파장frequency 등으로 구분할 수 있다. 변이 자극 제시 이후 발생하는 음전위 파형과 표준 자극 제시 이후 발생하는 음전위 파형의 차이를 불일치 음전위라고 하며, 자극 제시 후 130~250ms에서 최고 진폭을 보이고 전두–중심fronto-central 부위에서 가장 큰 파형을 보인다.

불일치 음전위는 무의식적으로 이루어지는 새로 입력된 자극(변이 자극)과 이전 자극(표준 자극)에 대한 감각기억흔적sensory memory trace의 차이를 발견하는 과정에서 발생하는 것으로 생각된다. 피질뇌파electrocorticogram를 측정하여 확인한 불일치 음전위의 발생 부위는 주로 전두엽frontal cortex과 측두엽temporal cortex으로 국한되어 있다. 이러한 불일치 음전위 발생 부위는 정상인의 두피에서 측정한 뇌파를 뇌파신호원 국소화를 이용하여 재구성해서도 확인하였으며, 정상인에서 불일치 음전위의 서로 다른 뇌파신호원은 측두엽이 먼저 활성화되고 나서 전두엽이 활성화되는 시간순에 따른 활성을 보인다. 측두엽은 주어진 청각 자극을 먼저 인식하고 전두엽은 감각기억흔적의 차이를 발견하는 기능을 할 것으로 생각된다.

불일치 음전위 생성의 세포 기전에 NMDA 수용체 매개성 글루타민 활성N-methyl-D-aspartate, NMDA-medicated glutamatergic activity이 중요한 역할을 하는데, NMDA 활성 저하는 조현병의 병태생리에 깊게 관련되어 있어 조현병 연구에 불일치 음전위가 많이 활용되었다. 조현병 환자에서는 주로 길이 변이duration deviant 불일치 음전위의 이상이 꾸준히 보고되어 왔다. 만성 조현병 환자에서 정상대조군에 비해 불일치 음전위의 최대 진폭이 감소되어 있으며, 감소된 불일치 음전위의 최대 진폭은 환자들의 낮은 전반적 기능 수준 및 인지기능 손상과 연관되어 있음이 잘 밝혀져 있다. 전류원 밀도를 이용한 뇌파신호원 분석에서 만성 조현병 환자들은 다양한 뇌 영역에서 불일치 음전위 신호원 이상을 보였으며, 특히 전두엽의 불일치 음전위 신호원 이상은 작업기억working memory 손상과 관련이 있었다.

뇌자도magnetoencephalography(MEG)를 이용하여 정신증 고위험군에서 정상대조군과 비교하여 길이 변이 불일치 음전위의 활성도가 감소하여 있음을 최초로 보고한 Shin 등의 연구 이후로, 정신증 고위험군에서 정상대조군과 비교하여 불일치 음전위 손상이 지속적으로 보고되었다. 정신증 임상적 고위험군의 불일치 음전위는 초발 정신병 환자들과 비교하면 차이가 없는 경우가 많았으며, 만성 조현병 환자에 비해서는 손상이 적다고 보고되었다. 전류원 밀도를 이용한 뇌파신호원 분석에서 정신증 고위험군은 전두엽과 측두엽의 불일치 음전위 신호원 크기가 조현병 환자군과 정상대조군의 중간 정도에 위치하였다. 또한 정상대조군에서는 측두엽 불일치 음전위 신호원 활성 이후 전두엽 활성이 순차적으로 일어난 반면에, 조현병 환자군에서는 순차적 활성 패턴이 심하게 손상되어 있었고, 정신증 고위험군에서는 중간 정도의 손상을 보였다.

정신증 고위험군 중 정신증으로 전환된 사람과 그렇지 않은 사람의 불일치 음전위를 비교하였을 때는, 길이 변이 불일치 음전위가 정신증 고위험군으로 전환된 사람에서 그렇지 않은 사람에서보다 더 손상되어 있었다. 전반적으로 정신증 임상적 고위험군의 불일치 음전위 특성은 조현병 환자군과 정상대조군의 중간에 위치한 소견을 보였는데, 정신증 고위험군 중에서 나중에 정신증으로 전환된 사람의 불일치 음전위 손상이 정신증 고위험군 전체의 불일치 음전위 손상에 영향을 주었을 수 있으므로 정신증 고위험군 상태 자체는 불일치 음전위 손상과 관련이 없거나 적을 것이라는 주장도 제기되었다.

불일치 음전위를 정신증 고위험군의 정신증 전환 예측에 사용한 연구는 그 수가 많지 않지만, 예측 모델에서 불일치 음전위를 사용한 모든 연구에서 좋은 수행을 보고하였다. Bodatsch 등은 콕스 회귀 모형Cox regression model을 이용하여 길이 변이 불일치 음전위가 정신증 고위험군의 정신증 전환을 예측하며 정신증 전환 위험을 세 단계로 구분할 수 있음을 보였다. 또한 세 단계의 위험군은 정신증으로 전환되기까지의 시간에 있어서 유의한 차이를 보였다. Perez 등도 콕스 회귀 모형을 사용하여 길이 변이 불일치 음전위가 정신증 고위험군의 정신증 전환을 예측하였고, 길이 변이와 파장 변이frequency deviant 불일치 음전위를 함께 사용하였을 때 정신증으로 전환되기까지의 시간을 예측할 수 있었다.

정신증 고위험군의 정신증 전환율이 점차 감소하여 최근에는 10% 내외만이 정신증으로 전환되고 있고, 정신증으로 전환되지 않은 정신증 고위험군의 대부분에서 치료가 필요한 정신과적 공존 질환이 지속됨에 따라, 최근에는 관해를 포함한 전반적인 예후 예측이 정신증 전환 예측 못지않게 중요한 화두로 떠오르고 있다. 불일치 음전위를 정신증 고위험군의 관해 예측에 사용한 연구는 현재까지 Kim 등의 연구 하나만이 발표되어 있는데, 이분형 로지스틱 회귀 분석binary logistic regression에서 불일치 음전위가 정신증 고위험군의 관해를 예측하였고, 다중 회귀 분석multiple regression에서도 불일치 음전위가 정신증 고위험군의 전반적 기능 호전 및 전구기 양성증상의 감소를 예측하였다. 이처럼 정신증 고위험군의 정신증 전환 예측 및 관해 예측을 포함한 예후 예측에 있어 불일치 음전위의 사용이 좋은 성적을 보여 주고 있어, 향후 활발한 후속 연구를 통해 불일치 음전위를 이용한 정신증 고위험군의 예후 예측 모델을 개발하고 임상에도 활용하게 될 것으로 기대된다.

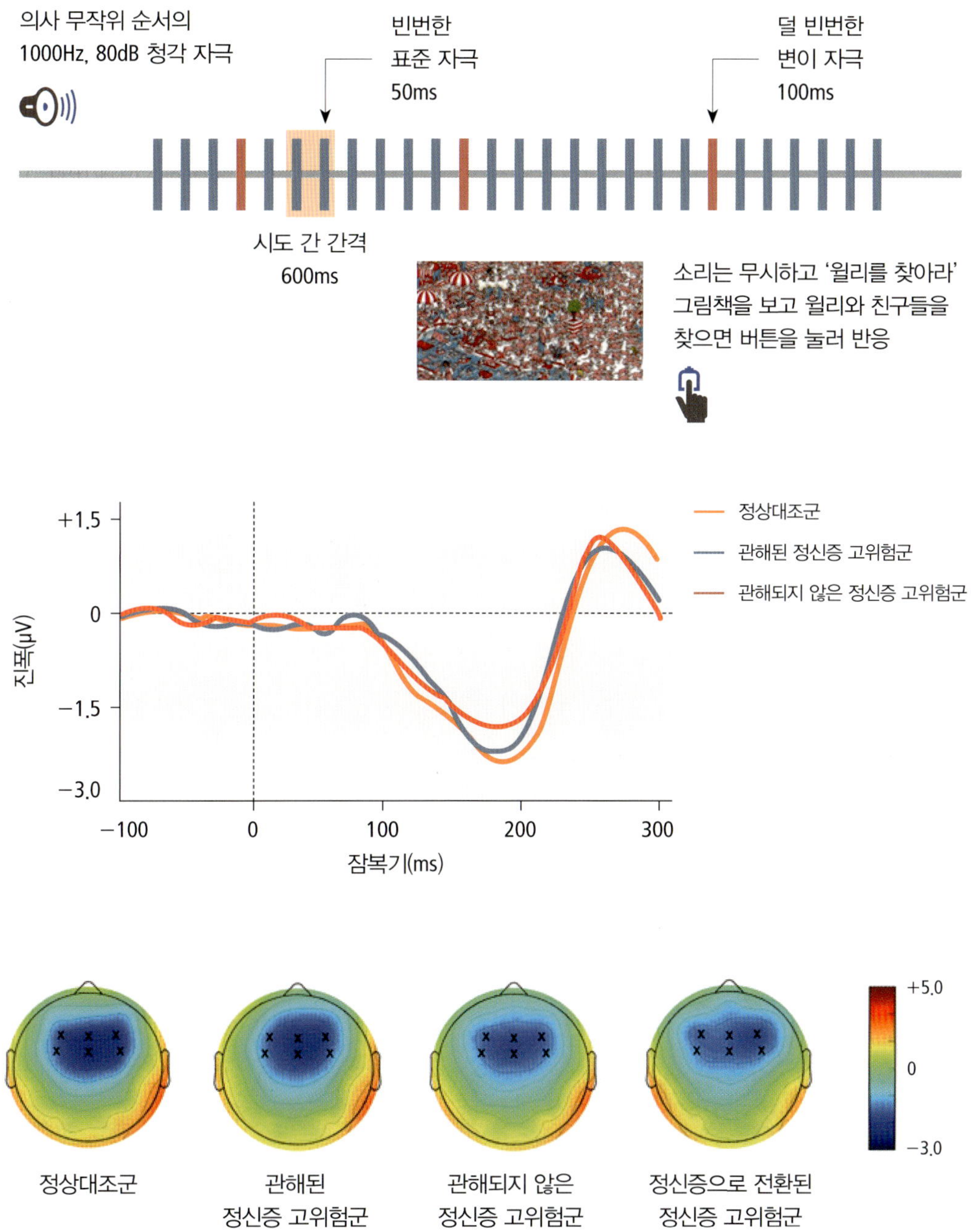

그림 12.2 길이 변이 수동적 오드볼 범례의 예시와 불일치 음전위. 변이 자극 제시 이후 발생하는 음전위 파형과 표준 자극 제시 이후 발생하는 음전위 파형의 차이를 불일치 음전위라고 한다. 나중에 관해된 정신증 고위험군은 정상대조군과 비슷한 수준의 불일치 음전위 최대 진폭을 보였고, 관해되지 않은 정신증 고위험군은 관해된 정신증 고위험군과 정상대조군에 비해 손상된 불일치 음전위 최대 진폭을 보였다.

출처: Kim M et al. Schizophr Bull 2018;44:575-583

3) 청각 P300

P3 집단P3 family은 P3a와 P3b의 하위 유형으로 나뉘는데, 보통 청각 P300이라고 하면 P3b를 의미한다. 청각 P300은 오드볼 범례oddball paradigm를 이용하여 측정할 수 있는 사건관련전위 요소로서, 주의집중력 및 변화가 발생할 때 이를 처리하는 작업기억의 업데이트working memory update of change 능력을 반영한다. 오드볼 범례에서 피험자는 빈번한 표준 자극과 덜 빈번한 표적 자극target stimulus에 주의를 기울이고 있다가, 표적 자극이 제시되면 개수를 세거나 버튼을 누르는 등 반응을 하게 된다. 표적 자극에 반응할 때 자극 제시 후 250~500ms에서 발생하는 양의 정점을 보이는 사건관련전위 요소를 청각 P300이라고 하며 중심-두정centro-parietal 부위에서 최대 진폭을 보인다. 청각 P300의 발생에 대한 이론적 설명으로는 맥락 업데이트, 자원 분배, 기억 처리, 자극 범주화 등의 가설들이 제시되고 있다. 자극 빈도가 낮을수록, 자극 사이 간격이 더 길수록 청각 P300 진폭이 더 크며, 자극의 분류가 어려운 미세한 차이를 보일수록 청각 P300 잠복기latency가 더 길다. 청각 P300의 뇌파신호원은 완전히 밝혀진 것은 아니며 비교적 여러 부위에서 나타나는데, 해마hippocampus, 위관자고랑superior temporal sulcus, 복외측전전두겉질ventrolateral prefrontal cortex 등이 주로 거론된다.

조현병 환자에서 청각 P300의 진폭 감소는 매우 잘 알려져 있으며, 청각 P300의 잠복기 증가도 빈번하게 보고되었다. 청각 P300은 조현병이 발병하지 않은 환자 가족 등 유전적 위험성이 있는 경우에도 손상이 보고되어 조현병의 유전적 특성genetic trait을 반영하는 요인으로 제시되기도 한다. 그러나 동시에 조현병 환자에서 임상증상 심각도에 따라 청각 P300 진폭의 크기가 변화하거나 유병 기간이 더 긴 환자에서 청각 P300 진폭이 더 감소해 있는 등, 청각 P300이 시간에 따른 조현병의 임상증상 변화 또한 반영한다는 연구들도 있다. 이에 대하여 평균화된averaged 청각 P300을 구성하는 단일 분절single epoch들의 진폭 크기와 시도간 다양성inter-trial variability이 각각 유전적 특성과 임상 증상 심각도 등을 반영한다는 주장도 제시되었다.

정신증 고위험군에서 정상대조군과 비교하여 청각 P300의 최대 진폭이 줄어들어 있음은 매우 일관되게 보고되어 왔다. 정신증 고위험군과 초발 정신병을 비교한 연구에서는 대부분 비슷한 정도의 청각 P300 손상을 보고하였고, 최근에 발병한 조현병 환자와 만성 조현병 환자에 비해서는 정신증 고위험군의 청각 P300 손상이 적다는 연구도 발표되었다. 정신증 고위험군 중 정신증으로 전환된 사람과 그렇지 않은 사람의 청각

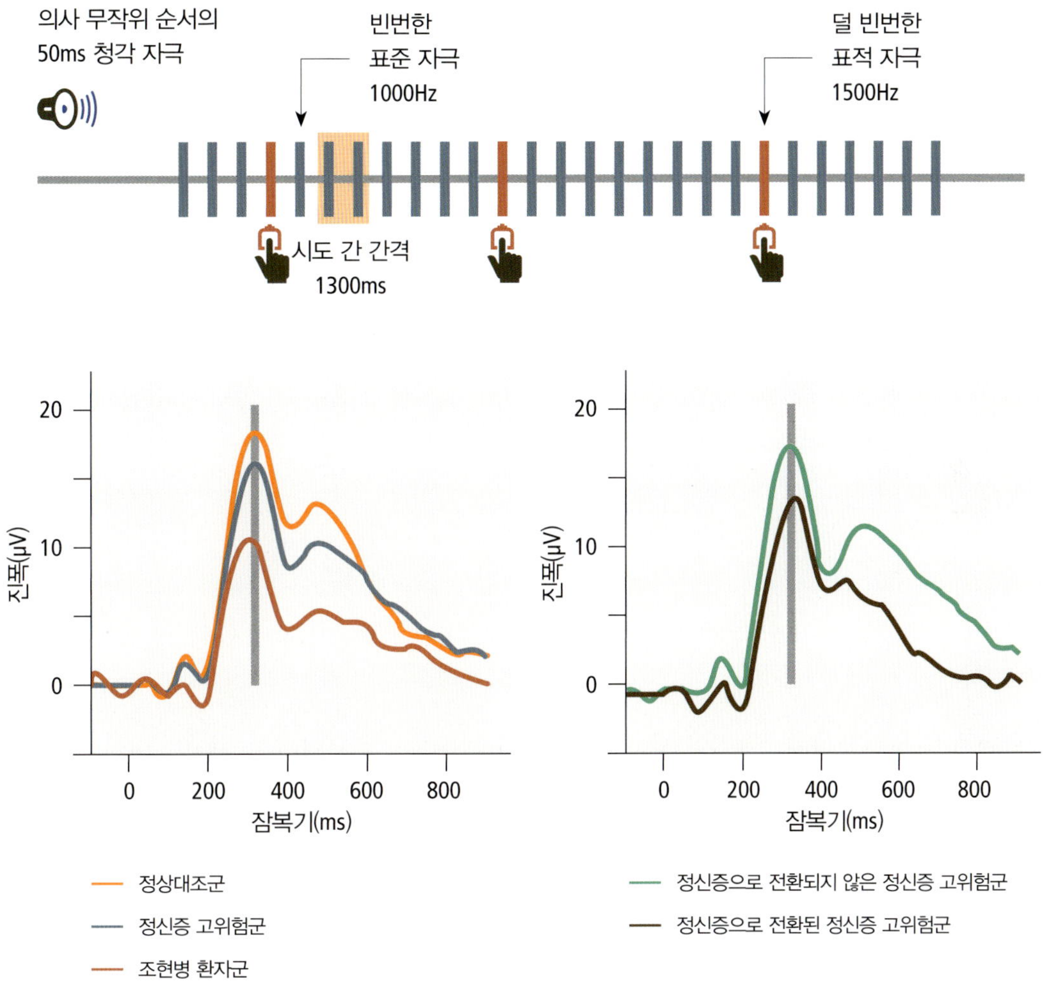

그림 12.3 오드볼 범례의 예시와 청각 P300. 오드볼 범례에서 피험자는 빈번한 표준 자극과 덜 빈번한 표적 자극에 주의를 기울이고 있다가, 표적 자극이 제시되면 개수를 세거나 버튼을 누르는 등 반응을 하게 된다. 정신증 고위험군은 정상대조군과 조현병 환자군의 중간에 위치하는 청각 P300 최대 진폭을 보였으며, 나중에 정신증으로 전환된 정신증 고위험군은 정신증으로 전환되지 않은 정신증 고위험군에 비해 손상된 청각 P300 최대 진폭을 보였다.

출처: Hamilton HK, et al. JAMA Psychiatry 2019;76:1187-1197

P300을 비교한 연구에서는, 청각 P300 진폭이 정신증 고위험군으로 전환된 사람에서 그렇지 않은 사람에서보다 더 감소되어 있었다.

콕스 회귀 분석을 이용한 예측 연구에서 청각 P300은 정신증 고위험군의 정신증 전환을 유의하게 예측하는 모델을 도출하였으며, 정신증 전환까지의 시간도 예측할 수 있었다. 즉, 기저에 청각 P300 최대 진폭의 손상이 클수록, 정신증으로 전환되기까지의 시간이 짧았다. 북미에서 시행된 대규모 코호트 연구North American Prodrome Longitudinal Study(NAPLS)에서도 청각 P300의 손상이 정신증 전환을 유의하게 예측하였으며, 관해를 포함한 전반적 예후에 있어서 예후가 좋은 사람에서 청각 P300이 보존되어 있음을 발표하였다. 정신증 고위험군 중 정신증으로 전환되지 않은 사람들에서 청각 P300을 이용하여 관해를 예측하고자 한 연구에서, 청각 P300은 전구기 양성증상의 호전으로 정의되는 관해를 예측하지는 못하였으나 전구기 음성증상 및 일반증상의 호전을 예측하였다. 따라서 청각 P300은 정신증 고위험군에서 정신증 전환뿐만 아니라 전반적 예후를 예측하는 데 유용한 지표가 될 것으로 기대된다.

결론

뇌파 및 사건관련전위는 높은 시간 해상도를 가져 뇌에서 일어나는 전기적 활동을 거의 실시간으로 파악할 수 있으며 비교적 비침습적이고 다른 검사에 비해 비용이 저렴하다는 장점을 가진다. 조현병 환자에서 이상 소견이 발견된 휴지기 뇌파 및 사건관련전위 요소를 이용하여 정신증 고위험군의 신경생리학 특성을 밝히기 위한 연구들이 많이 이루어져 왔다. 정신증 고위험군은 휴지기 뇌파의 정량적 분석, 미시상태 분석, 연결성 분석 및 청각 사건관련전위 요소인 P50, 불일치 음전위, 청각 P300 모두에서 정상대조군에 비해 손상된 소견을 보였으며, 손상의 정도는 조현병 환자와 비슷하거나 조현병 환자와 정상대조군의 중간에 위치한 결과를 보였다.

정신증 고위험군의 정신증 전환을 비롯한 예후 예측에는 주로 사건관련전위 요소가 사용되었으며, 불일치 음전위와 청각 P300은 정신증 전환, 정신증으로 전환되기까지의 시간을 비롯하여 관해를 포함한 전반적 예후의 예측에도 유용하다고 보고되었다. 이처럼 정신증 고위험군은 조현병의 전구기 단계로서의 신경생리학적 특성을 보이며, 특히 청각 사건관련전위 요소는 정신증 전환 및 관해 예측을 포함한 정신증 고위험군의 예후 예측에서 좋은 수행을 보이고 있다. 향후 활발한 후속 연구를 통해 정신증 고위험군의 신경생리학적 특성을 이용한 예후 예측 모델을 개발하고 검증하여 실제 임상 장면에서 활용할 수 있을 것으로 기대된다.

참고문헌

- Andreou C, Faber PL, Leicht G, Schoettle D, Polomac N, Hanganu-Opatz IL et al. Resting-state connectivity in the prodromal phase of schizophrenia: Insights from EEG microstates. Schizophr Res 2014;152:513-520.
- Andreou C, Leicht G, Nolte G, Polomac N, Moritz S, Karow A et al. Resting-state theta-band connectivity and verbal memory in schizophrenia and in the high-risk state. Schizophr Res 2015;161:299-307.
- Bodatsch M, Ruhrmann S, Wagner M, Muller R, Schultze-Lutter F, Frommann I et al. Prediction of psychosis by mismatch negativity. Biol Psychiatry 2011;69:959-966.
- Bodatsch M, Brockhaus-Dumke A, Klosterkötter J, Ruhrmann S. Forecasting psychosis by event-related potentials – Systematic review and specific meta-analysis. Biol Psychiatry 2015;77:951-958.
- Cadenhead KS, Light GA, Shafer KM, Braff DL. P50 suppression in individuals at risk for schizophrenia: The convergence of clinical, familial, and vulnerability marker risk assessment. Biol Psychiatry 2005;57:1504-1509.
- Hamilton HK, Roach BJ, Bachman PM, Belger A, Carrion RE, Ducan E et al. Association between P300 responses to auditory oddball stimuli and clinical outcomes in the psychosis risk syndrome. JAMA Psychiatry 2019;76:1187-1197.
- Kim M, Lee TY, Lee S, Kim SN, Kwon JS. Auditory P300 as a predictor of short-term prognosis in subjects at clinical high risk for psychosis. Schizophr Res 2015;165:138-144.
- Kim M, Cho KIK, Yoon YB, Lee TY, Kwon JS. Aberrant temporal behavior of mismatch negativity generators in schizophrenia patients and subjects at clinical high risk for psychosis. Clin Neurophysiol 2017;128:331-339.
- Kim M, Yoon YB, Lee TY, Kwon JS. The effect of tDCS on auditory hallucination and P50 sensory gating in patients with schizophrenia: A pilot study. Schizophr Res 2018;192:469-470.
- Kim M, Lee TH, Yoon YB, Lee TY, Kwon JS. Predicting remission in subjects at clinical high risk for psychosis using mismatch negativity. Schizophr Bull 2018;44:575-583.
- Kim M, Lee TH, Kim J, Hong H, Lee TY, Lee Y et al. Decomposing P300 into correlates of genetic risk and current symptoms in schizophrenia: An inter-trial variability analysis. Schizophr Res

2018;192:232-239.

- Lavoie S, Schäfer MR, Whitford TJ, Benninger F, Feucht M, Klier CM et al. Frontal delta power associated with negative symptoms in ultra-high risk individuals who transitioned to psychosis. 2012;138:206-211.
- Ramyead A, Studerus E, Kometer M, Uttinger M, Gschwandtner U, Fuhr P et al. Prediction of psychosis using neural oscillations and machine learning in neuroleptic-naïve at-risk patients. World J Biol Psychiatry 2016;17(4):285-295.
- Shin KS, Kim JS, Kang DH, KohY, Choi JS, O'Donnel BF et al. Pre-attentive auditory processing in ultra-high-risk for schizophrenia with magnetoencephalography. Biol Psychiatry 2009;65:1071-1078.
- Perez VB, Woods SW, Roach BJ, Ford JM, McGlashan TH, Srihari VH, Mathalon DH. Automatic auditory processing deficits in schizophrenia and clinical high-risk patients: Forecasting psychosis risk with mismatch negativity. Biol Psychiatry 2014;75:459-469.
- van Tricht MJ, Ruhrmann S, Arns M, Müller R, Bodatsch M, Velthorst E et al. Can quantitative EEG measures predict clinical outcome in subjects at clinical high risk for psychosis? A prospective multicenter study. Schizophr Res 2014;153:42-47.

CHAPTER 13

정신증 고위험군의 비약물학적 치료

Non-pharmacological Treatments in Individuals at Clinical High Risk

안석균_ 세브란스병원 정신건강의학과

서론

정신증 고위험군clinical-high risk for psychosis은 역치아래의 정신증 증상을 보이는 경우 ultra-high risk for psychosis 혹은 비교적 특징적인 기본 증상basic symptoms을 보이는 경우로 정의된다. 그림 13.1에서 보듯이, 대부분의 정신증 고위험군 클리닉은 스트레스-취약성-대처 모델stress-vulnerability-coping model에 바탕을 두고 있다. 임상 양상으로는 1) 역치아래 정신증 증상과 2) 기본 증상에 더하여 3) 우울, 불안 및 물질남용 등의 공존 증상, 4) 신경 및 사회 인지기능 손상, 그리고 5) 사회 및 역할기능 손상을 들 수 있다. 추적하면 2년 안에 정신증이 발병하거나(~29%) 발병하지 않는다(~71%). 발병하지 않은 경우는 다시 추적 2~14년 안에 1) 우울장애, 불안장애, 물질남용 혹은 양극성장애가 발병하거나(~68%), 2) 정신증 고위험군 상태에 그대로 남아 있거나(~28%), 3) 회복한다(~7%). 따라서 표준적인 진단 도구로 정신증 고위험군으로 진단된 경우 1) 조현병을 비롯한 정신증에 대한 취약성을 갖고 있고 추적 결과 정신병적 장애가 발병하는 참 양성true positive, 2) 정신증에 대한 취약성은 없고 따라서 추적 결과 정신병적 장애가 발병하지 않는 거짓 양성false positive, 그리고 3) 정신증에 대한 취약성을 갖고 있으나 다른 보호 인자에 의해 혹은 조기 중재early intervention에 의해 정신병적 장애가 발병하지 않는 거짓 거짓 양성false false positive으로 나눌 수 있다. 중재는 그 목적에 따라 1) 정신병적 장애

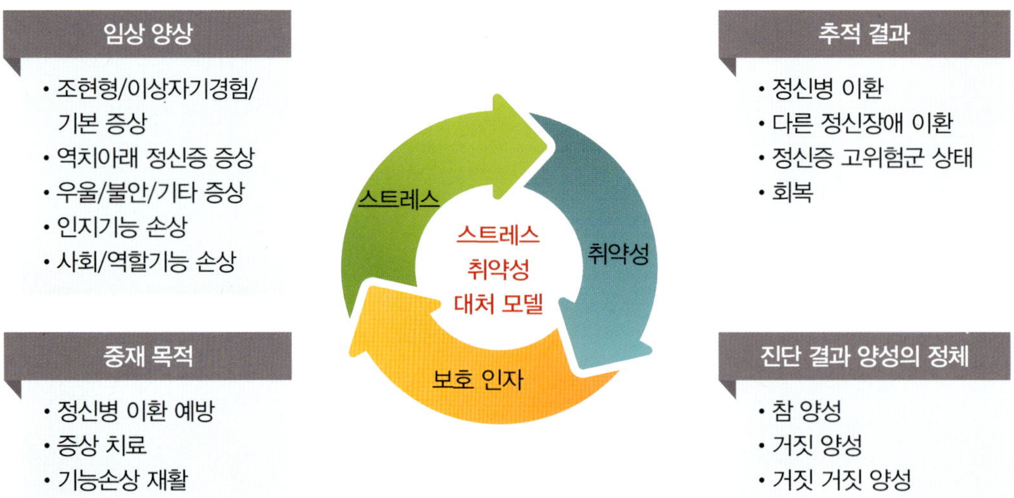

그림 13.1 스트레스-취약성-대처 모델에 따른 정신증 고위험군의 이해

의 발병을 예방하거나 지연시키는 권장형 예방indicated prevention, 2) 증상에 대한 치료, 3) 기능손상에 대한 재활로 개념화할 수 있다.

특이 비약물치료는 대부분의 정신증 고위험군 클리닉에서 인지행동치료cognitive-

표 13.1 2017년 캐나다 정신증 고위험군 치료 지침

	권고안	출처
1	디스트레스를 받고 사회기능이 저하되면서 • 정신증 혹은 조현병의 가능성이 시사되는 일시적이거나 완화된 정신증 증상 혹은 다른 경험이나 행동을 보이는 경우, 또는 • 정신증, 조현병 혹은 조현형의 일차 친족인 경우, 이 사람은 정신증 발병의 위험성이 있기 때문에 지체 없이 전문정신보건서비스 혹은 정신증 조기 개입 서비스에 그 혹은 그녀의 총체적인 평가를 의뢰하시오.	NICE
2	고위험 정신상태군에 대한 경험이 있는 자문 정신건강의학과 의사 혹은 훈련된 전문가가 평가해야 한다.	NICE
3	가족 개입과 함께 혹은 가족 개입 없이 개인 인지행동치료를 제안하시오.	NICE
4	호소하는 문제, 즉 현재의 개인 수요(불안, 우울, 드러나고 있는 인격 문제 혹은 물질 남용)에 대해 NICE 지침에서 권고된 개입을 제안하시오.	NICE
5	기능(사회, 교육 혹은 직업) 결핍의 발생 혹은 지속을 예방하기 위한 개입을 제안하시오.	EPA
6	약물치료뿐만 아니라 심리 개입, 특히 인지행동치료 역시 성인 정신증 고위험군 환자에서 첫 번째 정신병 삽화를 예방하거나 최소한 지연시킬 수 있다.	EPA
7	이 치료들은 정신건강의학과 의사, 임상심리학자 혹은 그에 상응하는 정신보건전문가에 의해 감독되어야 한다.	EPA
8	성인 정신증 고위험군 환자에서 최소 제한 치료 접근(즉, 인지행동치료)을 첫 번째 선택으로 하는 단계 개입 모델을 적용해야 한다. 성인 정신증 고위험군 환자에서 심리 개입이 효과적이지 않은 것이 판명되고 완화된 정신증 증상이 심하거나 악화된 경우에는 저용량의 항정신병약물이 보조적으로 사용되어야 한다. 이 경우 일차 목적은 일정한 정도의 증상 안정화를 달성하는 것이다. 일차 예방을 목적으로 하는 항정신병약물의 어떠한 장기 치료도 권유되지 않는다.	EPA
9	치료 이후에 증상, 기능 손상 혹은 디스트레스가 지속되나 정신병적 장애의 진단이 명백히 내려질 수 없는 경우에는 증상과 기능의 변화에 대해 구조화된 타당한 평가 방법으로 3년까지 정기적으로 점검해야 한다. 점검의 빈도와 기간은 증상의 심각도와 빈도, 손상 정도 그리고/혹은 디스트레스 수준, 가족의 붕괴와 걱정 정도에 의해 결정하시오. 서비스에서 탈퇴하기를 원하는 경우에는 추적 약속과 앞으로 스스로 의뢰할 수 있는 선택권을 제시하시오. 환자의 가족 주치의사에게 그 혹은 그녀의 정신상태 변화를 지속적으로 점검하라고 요청하시오.	NICE

behavioral therapy를 일차로 제공하고 있으며 여기에 가족치료를 추가하기도 한다. 정신증 고위험군 치료 지침인 영국의 NICE 지침, 유럽의 EPA 지침 그리고 최근에 제시된 캐나다의 지침(표 13.1) 모두 인지행동치료를 기본적인 중재로 제시하고 있다. 이 장에서는 먼저 일반 정신사회중재인 치료 진입, 지지치료, 사례 관리, 스트레스 관리에 대해 정신증 고위험군에 맞게 수정 적용한 사항을 중심으로 기술한다. 둘째로, 특이 정신사회중재로 몇 가지 인지행동치료 전략(호주의 PACE, 영국의 EDIE, 독일의 FETZ)을 개괄하고, 이 중 영국의 EDIE 전략을 구체적으로 상술하며, 최근 EDIE 전략에 인지중재cognitive remediation를 추가한 전략(네덜란드 EDIE–NL)을 소개한다. 마지막으로 인지행동치료의 성과에 대해 검토하고자 한다.

1. 일반 정신사회중재

1) 치료 진입

현실의 다른 사람으로부터 고립되어 왜곡된 상상 속의 인물에 빠지면서 정신병적 장애로 이환된다. 치료 진입engagement을 통해 다른 사람에 대한 관심 철회에 맞서고 좀 더 구조화된 상호작용의 단계에 진입하게 된다.

환자의 우려를 명료화하고, 치료의 내용에 대한 이해를 도모하며, 전문가 입장에서 문제와 증상뿐만 아니라 환자가 보는 문제와 우려를 심각하게 고려하고, 안전과 신뢰 분위기 조성과 희망을 고취하며, 문제와 치료의 목적에 대한 합의를 도출해야 한다. 정신증 고위험군이 치료에서 다루기를 바라는 문제 목록은 표 13.2에 기술하였고, 정신증 고위험군에서 치료 진입의 걸림돌과 그 대처 전략은 표 13.3에 상술하였다.

2) 지지치료와 사례 관리

지지치료는 환자에게 보듬어 주는 환경holding environment을 제공한다. 이 환경 속에서 환자는 정서 및 사회적 지지, 공감 등을 통해 받아들여지고 돌봄을 받게 되며, 그들의 문제와 우려에 대해 치료자와 얘기하고, 경험과 느낌을 공유하게 된다. 그리고 기본 문제

표 13.2 치료에서 다루기를 바라는 문제 목록

나는 친구가 별로 없다.
나는 시간이 날 때 무엇을 해야 할지 모르겠다.
나는 취미가 별로 없다.
나는 별로 사교적이지 않다.
나는 너무 집에만 있는다.
나는 너무 심심하다.
나는 사는 집 혹은 거주 환경을 좋아하지 않는다.
나는 구직 면접을 잘 하지 못한다.
나는 대화를 시작하거나 유지하는 것을 잘 하지 못한다.
나는 이성 친구가 없다.
학교에 복학하고 싶은데 어떻게 다시 시작해야 할지 모르겠다.
나는 다른 사람과 같이 있으면 예민해진다.
나는 독립적이지 못하다.
나는 클리닉에 가고 싶지 않다.
나는 내 음식이나 옷을 쇼핑하지 않는다.
나는 스스로를 잘 돌보지 않는다.
나는 건강이 걱정된다.
나는 바꾸고 싶은 나쁜 습관(예: 흡연)을 갖고 있다.
나는 가족과 충분한 시간을 보내지 않는다.

해결 접근 및 위기 개입 서비스 역시 제공된다. 이를 통해 환자는 '이 현실 세상 속에' 있게 되고, 증상으로 인해 사회로부터 이차로 고립되지 않게 된다.

사례 관리case management는 지지치료의 하나로 좀 더 즉각적인 스트레스 관리와 구체적인 실제 문제를 다룬다. 주거시설을 마련하거나 돈을 관리하고 학교나 직장을 구하는 등의 실질적 문제에 대해 도와준다. 이 생활의 기본 수요가 스트레스를 유발하고 치료의 효과를 저해하기 때문에 사례 관리는 다른 특이 정신사회중재에 더하여 반드시 제공되어야 한다.

표 13.3 치료 진입의 걸림돌과 전략

걸림돌	전략
치료 참여 거부	
• 처음으로 참여하는 경우; 이전의 참여가 실패한 경우	우선 환자의 우려와 양가감정을 예측하고 인식한다. 둘째로, 불확실성과 모호함을 최소화한다. 셋째로, 이런 우려가 정상적인 것임을 분명히 한다.
• 인지행동치료에 대한 선입견이 있는 경우	초기에 인지행동치료가 어떤 것이고 그 목적이 무엇인지에 대해 분명히 소개한다. 인지행동치료의 협력적 특성을 충실히 따른다.
• 도움 요청을 가족이 한 경우	치료 진입에 더 많은 노력을 기울인다.
사회 고립	
사회 고립 및 역할 기능 손상을 보이는 경우	초기 세션을 짧게 한다; 초기 세션에서 공통 사항 발견에 초점을 맞춘다; 따뜻함과 공감을 표현한다.
증상 영향	
• 양성 증상이 의사소통, 신뢰 구축, 인지과정에 영향을 주는 경우 • 지각 및 인지 손상이 있는 경우	환자가 치료자를 이해한 바, 치료자가 환자를 이해한 바를 서로 확인하도록 중간에 피드백을 준다. 이런 협력을 통해 환자는 그들의 관점이 인식되고 진지하게 관심받고 있다는 느낌을 갖게 된다.
'미쳐 가는 것'에 대한 두려움	
• '미쳐 가는 것/통제력을 잃어 버리는 것'은 아닌지에 대해 두려워하는 경우 • 주변에 조현병 환자가 있는 경우	환자와 가족의 이런 증상, 생각 및 우려의 영향을 인식하고 이해한다.
치료 환경	
정신병원, 조현병 클리닉과 같은 이름의 환경인 경우	치료자의 안전이 우선시되는 범위에서 치료 환경을 유연하게 설정한다.
낙인	
• 사회적 낙인뿐만 아니라 자기-낙인을 갖는 경우	사회에서 환자를 어떻게 보는지 그리고 그들 스스로 어떻게 느끼는지에 대한 부정적 믿음의 여파에 대해 초기에 다뤄야 한다.
• 치료가 전구 증상을 경감시키지만 동시에 정신질환에 이환되었다는 인식이 늘어나는 대가를 치르게 되어서, 결국 자기-낙인과 수치심에 이르고 치료에 불성실해지는 경우	진단받은 정신질환을 다룰 뿐만 아니라 정신질환으로 진단할 수 없는 수준의 문제에 대해서도 개입 서비스를 제공한다는 점 그리고 이것이 예방적 목적이란 점을 강조한다.

3) 스트레스 관리

조현병의 스트레스-취약성-대처 모델에 따라 스트레스를 경감시키고 스트레스에 대한 역기능 반응 역시 줄이는 전략이다. 치료 요소는 이완 훈련, 스트레스 및 대처에 대한 교육, 인지 전략으로 구성된다. 환자는 자신의 스트레스 수준을 인식하고 점검하게 되고, 촉발 인자가 디스트레스를 유발하는 것을 이해하고, 스트레스의 생리 및 행동 반응을 인식하여 스트레스 사건에 대처할 수 있는 적절한 전략을 개발하게 된다. 구체적 전략은 표 13.4와 같다.

표 13.4 스트레스 관리 전략

전략	내용
정신건강교육	스트레스와 불안의 특성(생리, 행동, 인지 신호)에 대해 교육한다. 스트레스의 비적응 수준의 신호를 확인한다.
스트레스 점검	일기를 이용하여 특정 시간대의 스트레스 수준을 기록한다. 촉발 사건, 불안과 스트레스의 결과를 확인한다.
스트레스 관리 기법	이완, 명상, 운동, 기분 전환을 제시한다.
비적응 대처 확인	과도한 물질 사용, 과도한 사회 고립 등 비적응 대처를 확인한다. 교육을 통해 건강을 해치는 행동을 줄이고 적응 대처를 좀 더 늘리도록 한다.
스트레스에 의한 인지 확인	점검을 통해 스트레스에 의한 기분 변화 및 연관된 비적응 인지를 확인한다. 비적응 사고와 비합리 믿음 척도 이용이 도움이 된다.
인지 재구조화	역기능 사고(부정적 혼잣말, 비합리적 생각)에 대항하는 인지 재구조화를 제안한다. 좀 더 긍정적으로 바라보고 도전할 수 있도록 격려한다.
목표 설정과 시간 관리	목표 설정과 시간 관리 소개
주장 훈련	주장 훈련 제공
문제-해결 전략	문제-해결 전략 토론

2. 인지행동치료 소개

1) 인지행동치료 전략

표 13.5에서 보듯이 크게 3가지 전략, 즉 호주의 PACE, 영국의 EDIE 및 독일의 FETZ 전략이 개발되어 시행되고 있다. 모두 인지치료의 기본 원칙을 따르며 사례 관리와 함

표 13.5 인지행동치료 전략의 비교

프로젝트 (국가)	PACE (호주)	EDIE (영국)	FETZ (독일)
대상군	정신증 고위험군 (ultra-high risk for psychosis)	정신증 고위험군 (ultra-high risk for psychosis)	기본 증상군
기본 목표	스트레스 경감; 대처자원 증진; 정신증 이환 예방; 정보처리과정 이해	디스트레스 경감; 삶의 질 향상; 서사적 자기 이해	전구(기본) 증상 호전; 사회기능 저하 예방; 정신증 이환 예방
스트레스-취약성-대처 모델	스트레스-취약성-대처 모델		스트레스-취약성-대처 모델
정신증의 인지 모델	정보처리손상 모델 기반	정서장애 인지 모델 기반	기본 증상 모델 기반
증상 발생 및 유지	정보처리손상(지각, 인지, 핵심 자기-스키마)	메타인지 믿음(세상과 자기) 선택적 주의력/안전행동	기본 증상 (지각과 인지)
중재 기법	사례 관리	사례 관리	사례 관리
	인지치료 인지치료 기본 원칙* 모듈 • 스트레스 관리 • 우울/음성, 양성, 공존 증상 기타: 지각왜곡 이해, 서사적 자기표상 및 자기낙인 점검	**인지치료** 인지치료 기본 원칙* 가설적 작업모델기반 개입 • 증상: 정상화 • 경험: 달리 설명, 행동 실험 • 핵심-자기 및 메타인지: 유연성, 점검 및 재구조화	**인지치료** 인지치료 기본 원칙* 모듈 • 스트레스 관리 • 정신건강교육 • 기본, 우울, 불안, 음성증상 • 위기관리
			집단훈련: 긍정기분, 사회지각
			사회기술, 문제해결과 숙달감
			직접, 간접 신경인지중재
			가족 교육 및 상담

*인지치료 기본 원칙: 공식화 기반, 구조화, 문제 및 목표의 공유, 교육, 안내된 발견, 숙제, 시간 제한

께 제공된다. 반면 기본 목표, 대상군, 인지 모델, 증상 발생 및 유지 기전, 모듈 제공을 비롯한 중재 기법에서 차이가 있다. 독일 FETZ 전략에서는 집단기술훈련, 신경인지 손상에 대한 중재cognitive remediation, 가족치료 모듈이 함께 제공된다(통합심리개입integrated psychological intervention).

2) 영국의 EDIE 전략

(1) 정신증 모델

사건이나 침투된 생각과 지각이 있은 후(예: 길거리에서 얘기를 나누는 사람을 본다, 윗집에서 소리가 난다), 이를 통상적이지 않은 방식으로 해석하게 되어(예: 다른 사람들이 나를 비웃는다, 윗집 사람이 나를 감시하고 있다), 기분 및 생리 변화(예: 화가 난다, 잠이 안 온다) 그리고 인지 및 행동 반응(예: 나를 못 알아보게 후드 티를 입고 밤에 돌아다닌다, 사람들이 나에 대해 얘기하는지 귀를 기울인다)을 보이게 된다. 이렇게 문화적으로 수용되기 힘든 방식으로 해석하게 되는 것은 과거의 경험과 환경(예: 종교에 심취한 가족, 학교에서의 따돌림, 의심 많은 부모)에 기반하여 자신과 사회에 대한 잘못된 지식(초인지metacognition와 핵심 신념core belief)(예: 나는 못난 사람이다, 사람들은 나를 이용하려고 한다, 의심은 나를 지키는 좋은 수단이다)이 형성되었기 때문이다.

(2) 변화를 위한 기법

정상화(normalization)

'누구든지 스트레스를 받고 잠을 못 자면 목소리를 들을 수 있다'고 설명해 준다. 이를 통해 증상에 대해 더 잘 이해하고, '나는 미쳤고 정신병원에서 평생 썩을 것이다'와 같은 재앙화 사고로 인해 생긴 공포를 줄이고(탈재앙화), 망상과 환청에 대해 달리 해석하고(대안 설명), 낙인과 사회 고립을 줄이게 된다. 표 13.6은 앞의 인지 모델에 따른 사례개념화의 틀로 이해한 예시이다.

정신증 고위험군 및 정신증에 대한 인지행동치료에서는 먼저 정신증 경험이나 증상이 정상의 연속선상에 있는 정상 경험이라고 본다. 정신증 경험이나 증상이 정상의 연속선상의 한 지점일 뿐이란 근거는 역학 연구에서 많이 찾을 수 있다. 실제로 대학생 586명의 30~40%에서 목소리를 들어 본 경험이 있다고 보고하고 있고, 이 중 거의 절반에서 적어도 한 달에 1회 이상 목소리를 듣는다고 보고하였다. 명백한 정신질환이나 신

표 13.6 사례 개념화 요소별 재앙화와 정상화의 비교

사례 개념화 요소	재앙화	정상화
사건이나 침투된 생각과 지각	• 웃는 소리가 들린다. 죽은 사람이 보인다.	
문화적으로 수용되기 힘든 방식으로 해석	• 내가 미쳐 가는 것이 틀림없다. • 사람들이 내가 미쳐 가는 것을 알아채지 못하게 해야 한다.	• 스트레스 탓이라 생각한다. • '죽은 사람이 보이다니 웃기네' 하고 여긴다.
자신과 사회에 대한 잘못된 지식	• 나는 스스로를 언제나 컨트롤하고 있어야 한다. • 나쁜 생각을 하면 안 좋은 일이 일어난다. • 내가 경험하는 증상은 내가 미쳐 가고 있다는 증거이다.	
과거의 경험과 환경	• 성적 학대 • 동생이 죽었고 그것이 내 탓이라고 비난받아 왔다.	
기분 및 생리 변화	• 분노, 불안 및 격정, 두려움	• 힘들지 않다.
행동	• 또 웃는 사람이 있는지 남몰래 주시하면서 다닌다. • 행동을 멈추고 생각을 완벽하게 컨트롤하려고 애쓴다.	• 갈 길을 간다.

체질환이 있는 사람을 제외하고, 성인 17,000명을 대상으로 표준화된 도구로 면담 평가한 결과 남자의 8%, 여자의 12%에서 그들의 지난 삶의 기간에 적어도 1회 이상 환청을 경험한 것으로 보고되었다.

망상의 경우 역시 일반적 인식과 달리 흔히 경험한다. 예로 성인 60,000명을 대상으로 한 설문 결과 50%에서 텔레파시를 믿고 있으며 25%에서 유령이 존재하고 25%에서 귀신에 씐다고 믿고 있었다. 자가보고 연구 결과, 정상인의 약 10%에서 망상 환자의 평균 망상 점수보다 더 높은 망상 점수를 보였으며, 이는 정상과 정신병적 장애의 정신증 증상이 연속적임을 의미한다. 종합하면 환청과 망상은 어떤 범주(병적 범주)에서만 드러나는 현상이 아니라 정상 경험과의 연속선상에 있는 차원 현상이다.

인지행동치료에서 정신증 경험과 증상이 정상 경험이라는 입장을 받아들이는 것이 반드시 병(정신증)이 정상의 연속선상에 있다고 받아들이는 것은 아니다. 연구 결과 미국인의 28%에서 정신증 경험이나 증상이 있다고 스스로 보고하지만, 임상가가 진단하면 그 범위를 넓게 잡아도 단지 0.7%만이 병인 정신증으로 진단될 뿐이다. 이는 전체 표현의 연속선상의 소수만이 임상적 정신증에 속한다는 것을 시사한다. 또한 정신증 증상을 경험하는 대부분의 개인이 치료 혹은 돌봄이 필요한 것은 아니지만, 그럼에도 불

구하고 추적 연구 결과 임상적 병이 발생할 위험성이 증가되어 있음이 확인되었다.

따라서 전체 인구 집단에서 연속선 분포상의 소수인 어떤 상태가 누군가에게 존재한다는 것은 그 누군가에게 병이 극히 경미하게 나타난 상태forme fruste라고 보기보다는, 아마도 임상가가 병이라 부르는 것의 위험 요인이 있는 상태라고 여기는 것이 더 나을 수 있다. 이를 번역하면, 정신증 고위험군에게 '목소리가 들리는 것이 정상 경험이라고 아무 문제가 없다'고 말하는 것은 아니다. 장기간의 추적 연구 결과 이 목소리가 없어지기도 하고 악화되어 힘들게도 되고 여기에 사로잡혀 병이 되기도 한다. 따라서 아직 정신증이라는 병에 걸렸다고 진단할 수는 없지만, 우리는 '이 경험에 주목해야 하고 이 경험을 점검하고 나아가 이런 경험을 하게 된 이유를 함께 찾아 이 경험에 대항할 수 있는 자기 내부의 힘을 키울 필요가 있다.'고 얘기한다.

그렇다면 정신증 증상이나 경험이 정상과의 연속선상에 있다는 역학 연구 결과가 원인론에 함의하는 것은 무엇인가? 아마도 정신증 증상은 양적인 차원에서 분산을 보이는데, 이는 예를 들어 기저의 마음이론 결핍, 이상자기경험, 사고 과정의 편향 및 귀인 편향과 같은 심리 기전의 종합적인 작용에 따른 분산일 것이다. 더욱이 정상인과 정신증 환자 모두에서 이와 같은 정신증 증상의 기저 심리 기전이 공통으로 발견되었다.

그렇다면 정상 연속선상의 어떤 위치에 있는 사람이 임상적 '환자'가 되게 하는 요인은 무엇인가? 일정 수준 이상의 심각도를 보이는 정신증 증상 자체가 임계점을 넘게 할 수도 있고 다른 추가적인 어떤 생물, 사회 및 심리 요인에 의해 비선형적으로 갑자기 심각도가 증가하여 임계점을 넘는 병이 되게 할 수도 있을 것이다. 후자의 경우, 경험이 얼마나 현실 세계에서 불가능한 것인지, 확신에 대해 얼마나 굳게 믿고 있는지보다는 정신증 증상이나 경험을 얼마나 문화 맥락에서 받아들이지 못하는 방향으로 해석하는지, 증상이나 경험에 얼마나 몰두하고 이로 인해 디스트레스를 받는지 등이 더 중요한 추가적인 심리 요인으로 제시되었다. 동일한 수준의 정신증 증상을 보이는 두 사람 중 한 사람은 잘 대처해서 병이 발생하지 않지만 다른 한 사람은 기능 손상과 치료 혹은 돌봄을 받아야 하는 환자가 된다고 본다.

대안 설명(alternative explanation)

먼저 경험하고 사실이라 여기는 것(예: 옷장 위에 귀신이 보인다, 영화관 매표소에서 줄서 있는데 내가 휴대전화로 통화하는 것을 뒤에서 엿듣고 있다) 중에 실제 사실(예: 옷장 위에 뭔가 그림자 같은 것이 보인다, 매표소 줄에서 내 뒤에 서 있는 한 사람이 휴대전화로 게임을 하고 있는 것)이 있고 또 그 사실을 바탕으로 추측한 것(예: 하느님이 보낸 귀신이 나를 벌하려 한다, 마치 휴대전화로 게임을 하는 것처럼 위장하면서 내 통화를 엿듣는다)이 있을 것이다. 그런데 이 추측 중 어떤 것은 실제일 것이고 어떤 것은 오해일 수 있다. 또한 어떤 것은 영원히 추측 상태에 머물게 되는 것도 있을 것이다.'고 얘기한다. 사실이라 여기는 경험 중 지각한 것과 생각하고 해석한 것을 분리하고 지각한 것은 인정하고 해석한 것은 사실이 아닐 수도 있는 추측으로 돌린다.

개입 전략으로 우선 대안 설명을 해보고(표 13.7), 그 후 여러 대안 설명에 대해 평가하도록 한다. 평가 전략으로는 다음에 대한 도전을 들 수 있다.

- 반대해 보기(예: 이 생각이 100% 사실이 아니라는 증거는 없나?)
- 다른 사람의 입장이 되어 생각해 보기(예: 친구가 옷장 위에서 귀신이 보인다고 얘

표 13.7 대안 설명의 예

1. 나의 경험
- 옷장 위에 귀신 그림자가 보인다.

2. 이러한 경험에 대한 나의 생각 (내가 생각하기에 이러한 일이 일어나는 이유들)
- 하느님이 나를 벌하는 것이다.
- 뇌종양이 생겼을지 모른다.
- 내가 미쳐 가나 보다.

3. 다른 사람들이 가진 이 경험에 대한 생각
- 어떤 의사가 말하길 다이어트 약이 이런 현상을 일으킬 수 있다고 했다.

4. 지금 생각나는 다른 가능성 (마음속에 떠오른 다른 이유)
- 스트레스 때문일지 모른다.
- 누군가 나를 해치려고 그런 것을 만들어 놓은 것은 아닐까?

다음 순서

5. 믿음 점수 매기기 (각각의 생각에 대한 나의 확신 정도를 점수로 매기는 것)

6. 생각에 대한 나의 감정 살피기

나의 생각	믿음 점수 (0~100점)	생각에 대한 나의 감정
• 하느님이 나를 벌하는 것이다.	40점	• 두렵다.
• 뇌종양이 생겼을지 모른다.	100점	• 신경 쓰이지 않는다.
• 내가 미쳐 가나 보다.	85점	• 괜찮기도 하고 두렵기도 하다.
• 스트레스 때문일지 모른다.	90점	• 잘 모르겠다.
• 누군가 나를 해치려고 한다.	5점	• 무섭다.

기하면 내가 무슨 말을 해 줄까?)

- 다른 의견 생각해 보기(예: 내 설명이 100% 사실이 아닐 수 있다는 증거로 다른 사람들은 무슨 말을 할 것 같나?)
- 경험 생각해 보기(예: 할아버지가 3년 전에 암으로 돌아가셨다, 그래서 나도 뇌종양에 걸린 것이 아닌가 걱정되었다)
- 생각의 오류 찾기(예: 머리가 아픈 것을 보니 뇌종양이구나 – 성급한 예단, 한 시간 동안이나 머리가 아픈 것을 보니 큰 병에 걸린 것이 분명해 – 증거의 축소, 귀신이 보이니 내가 뇌종양에 걸렸거나 놀라운 초능력을 갖고 있는 것이 분명하다 – 흑백 논리, 뒤에 서서 휴대폰으로 게임하는 척하는 것을 보니 육감에 나를 감시하려는 것이 분명하다–비이성적 결론)
- 그리고 이러한 생각을 계속하게 만드는 안전 행동(예: 뇌를 회복시키려고 호흡 훈련을 시작했다 – 안전 행동, 시체가 안 보일 때는 호흡 훈련을 잘 한 덕분이다. 결론적으로 뇌종양이 맞다고 확고히 생각하게 되었다)

대안 설명에 대한 평가는 표 13.8에 예시하였다. 한 가지 경험에 대해 만 가지 생각이

표 13.8 대안 설명에 대한 평가의 예

- **도전해야 할 생각:** 뇌종양에 걸렸다.
- **생각에 대한 감정:** 신경 쓰지 않는다.
- **믿음 점수:** 100점

지지하는 증거	반대되는 증거
• 나는 이상한 경험을 많이 하고 있다. • 뇌종양에 걸린 사람에겐 이상한 현상이 생긴다. • 나는 종종 두통이 있다.	• 뇌종양에 걸린 사람은 증상이 점점 나빠진다. 그런데 나는 증상이 점점 좋아지고 있다. • 나는 이러한 경험을 합리적으로 생각하는 방법을 배웠다. • 내가 합리적으로 생각했더니 증상이 사라졌다. 뇌종양이라면 생각에 의해 증상이 사라지지 않을 것이다. • 나는 진통제를 먹으면 두통이 사라진다. 뇌종양이라면 두통약이 도움이 안 된다고 한다.

- **믿음 점수(재평가):** 70점
- **다른 설명:** 이 현상은 스트레스 때문일지 모른다. 두통도 스트레스 때문일지 모르겠다.
- **생각에 대한 감정:** 긴장이 더 풀렸다.

있을 수 있기에 대안 설명이 처음부터 완벽할 수 없고 여러 대안 설명에 대한 평가를 반복해 나갈 수도 있다. 정신증 고위험군 평가의 각 항목을 그 내용에 꼭 맞게 채우지 않더라도(예: 나는 이러한 경험을 합리적으로 생각하는 방법을 배웠다) 큰 흐름에서 차이가 없다면 굳이 이를 지적할 필요는 없다.

초인지(metacognition)에 대한 개입

어떤 경험을 어떻게 해석하는 것은 초인지, 즉 생각에 대한 믿음에 따른다. 대안 설명을 통해 침습 사고를 달리 해석하려고 해도 초인지가 특정한 해석을 유지하도록 하므로, 초인지를 바꾸지 않으면 재발의 위험성이 올라간다. 마음속 깊이 있는 초인지 믿음에 의해 같은 경험이더라도 사람마다 그 해석이 달라지는 것이다. 사례 공식화에서 자기와 사회에 대한 잘못된 지식이 초인지에 해당한다. 예를 들어, 상태가 악화되면 세월호 침몰이 내 탓이라고 반복해서 자책하는 경우, 그 기저에는 '내가 나쁜 생각을 하면 안 좋은 일이 일어난다'와 같은 초인지가 있기 때문이다. 초인지에는 다음과 같은 믿음이 있다.

- 긍정 믿음(예: 의심은 나를 지키는 좋은 수단이다, 하느님의 말씀이기에 나에게 도움이 된다),
- 부정 믿음(예: 내 생각을 내가 조절하지 못하면 미쳐 버릴 것이다),
- 불신 믿음(예: 나는 기억력이 나쁘다, 내가 어떤 일을 했다고 단지 생각하는 것인지 아니면 진짜 한 것인지 구별하지 못할 때가 있다)
- 미신 믿음(예: 꿈은 현실을 예언한다, 나쁜 생각을 하면 안 좋은 일이 일어난다)

초인지(예: 의심은 나를 지키는 좋은 수단이다)를 변화시키기 위해 다음의 방법을 활용한다.

- 초인지에 대한 근거 찾기(예: 우리 학교에는 도둑이 많다–지지하는 증거, 경찰과 눈이 마주쳐도 나를 잡지 않는다–반대되는 증거)
- 대안 초인지 찾기(예: 의심이 지나치면 친구를 사귀기 힘들다)
- 초인지 믿음에 대한 실험 하기(표 13.9)
- 초인지의 장단점 평가하기(예: 내 인생을 지킬 수 있다–초인지의 장점, 친구와 멀어진다–초인지의 단점)

표 13.9 초인지 믿음에 대한 실험 일지

실험 일지

확인해 보고 싶은 초인지(믿음): 의심은 나를 지키는 좋은 수단이다.

초인지 (믿음)에 대한 확신도(%)		실험 전: 90%		실험 후: 40%	
확인해 보고 싶은 초인지 (믿음)	예상되는 문제	대처 전략	예상 결과	실제 결과	다른 설명
의심이 정말 나에게 도움이 될까?	의심 없이 다니다가 경찰에게 잡힌다.	복제 CD를 팔 때만 조심하고 안 그럴 때는 편안히 다닌다.	경찰에게 한 번쯤 걸려서 도망갈 일이 생긴다.	내가 복제 CD를 팔지 않는데도 경찰이 나를 잡는 일은 없었다.	항상 의심하는 것은 필요치 않다.

안전 행동(safety behaviour)에 대한 개입

안전 행동은 공포나 불안을 유발하는 상황에서 자신에게 느껴지는 불안을 줄이고 두려운 결과가 일어나는 것을 막기 위해 하는 행동이다. 어떤 물질의 항정신병 효과에 대한 선별 실험인 조건화 회피 반응conditioned avoidance response의 현실 생활의 연장으로 볼 수 있다. 예를 들면 다음과 같다.

- 내가 말을 하면 사람들이 나를 이상한 사람으로 볼까 두려워서 말을 안 하거나, 어쩔 수 없을 경우에는 아예 알아듣기 힘들게 얼버무리면서 빨리 끝낸다.
- 사람들이 나를 몰라보게 땅만 보고 걷거나 밤에만 돌아다닌다, 어쩔 수 없이 낮에 나갈 때는 마스크를 쓴다.
- (집에 CCTV가 설치되어 있으니 몰카로 유출되지 않으려고) 불을 끄고 샤워한다.
- 밖에 나가면 사람들이 나를 비웃으니 헤드폰을 끼고 음악을 들으면서 다닌다.

이런 안전 행동은 다음과 같은 점에서 일상 생활에서 문제가 된다.

- 첫째, 두려운 결과가 일어나지 않으면 그 일이 일어나지 않게 된 것은 안전 행동을 했기 때문이라고 생각하게 된다. 대신 두려운 결과가 사실이라는 잘못된 믿음(집에 CCTV가 설치되어 있다)을 불안 경감(어두우니 CCTV로 유출되어도 사람들이 나를 몰라볼 것이니 어느 정도는 안심이 된다)의 대가로 치르게 된다.
- 둘째, 통상적이지 않은 모습을 보이는 경우(예: 미세먼지가 없는데도 마스크를 쓰고 다닌다)에는 다른 사람으로부터 부정적인 반응을 실제로 유발할 수 있다.
- 셋째, 다른 사람의 실제 반응을 관찰해서 정말 사실인지(사람들이 나를 알아보는지, 나를 이상한 사람으로 보는지) 아닌지를 확인할 수 있는 기회가 없어지게 된다.
- 넷째, 안전 행동에 신경을 많이 써야 하기에 다른 일을 수행하는 데 지장이 된다.

변화 기법은 먼저 안전 행동을 찾고 이에 대한 행동 실험을 실시한다(표 13.10).

표 13.10 안전 행동에 대한 실험 일지

실험 일지

확인해 보고 싶은 생각: 길거리의 사람들이 나를 쳐다보고 비웃는다.

생각에 대한 확신도(%)		실험 전: 95%		실험 후: 80%	
확인해 보고 싶은 생각	예상되는 문제	대처 전략	예상 결과	실제 결과	다른 설명
길거리의 사람들이 모두 나를 쳐다보면서 지나갈 것이다.	사람들이 나를 쳐다보는 게 신경 쓰여서 밖에 나가기 꺼려질 것 같다. 후드티를 입고 나간다.	후드티를 입지 않고 사람들의 얼굴을 쳐다보면서 걷는다.	길거리의 모든 사람과 눈이 마주칠 것 같다.	사람들이 나에 대해 별로 신경을 쓰지 않고 자기 일에만 신경을 쓴다.	사람들은 실제로 나를 별로 의식하지 않고 지내는 것 같다. 내가 후드티만 입고 다녀서 오히려 사람들이 나를 쳐다봤던 것 같다.

표 13.11 핵심 신념 연속선에서 평가하기

- **나의 핵심 신념:** 나는 이상한 사람이다.
- **남의 점수:** 80점

0점	50점	100점
매우 정상적이다. 10점: 학원 앞자리 학생 20점: 누나	정상적이지만 때로는 특이할 때가 있다.	전적으로 특이하고 이상하다. 80점: 노홍* 60점: 싸*

- **연속선에서 본 나의 점수:** 30점

핵심 신념(core belief) 다루기

마음속 깊숙이 자리잡고 있는 신념으로 스스로를 어떤 사람이라고 보는지(예: 나는 못난 사람이다, 나는 억울한 사람이다), 다른 사람에 대한 생각은 어떠한지(예: 다른 사람은 믿을 수 없다), 세상에서 일어나는 일을 어떤 관점에서 바라보는지(예: 세상은 항상 나를 방해한다)와 관련된 생각이다. 수직 화살표 기법, 문장완성검사 등을 통해 핵심 신념을 찾을 수 있다. 핵심 신념을 변화시키는 기법으로 연속선에서 평가하기를 할 수 있다(표 13.11).

3) GRAPE 인지치료

영국의 EDIE 전략에 따라 국내에서 널리 활용할 수 있도록 만든 매뉴얼이다. EDIE 전략의 내용에 자존감을 향상시킬 수 있는 시간이 추가되어 있다. 표 13.12에 시간별 주제와 기법, 숙제가 요약되어 있다.

4) EDIE-NL 전략

영국의 EDIE 전략에 더하여, 정신증 증상 형성 및 유지의 기저에 있는 인지 편향 cognitive bias에 도파민 활동 과다가 어떤 함의를 갖는지에 대해 교육하고 이 편향에 대한 인지중재를 추가한 전략이다. 도파민 활동 과다가 어떻게 지각(사소한 자극에 과하게 중요성 부여)과 사고(침습 사고 증가, 동시에 일어난 일을 인과론적으로 사고하는 경향 증가, 자료수집 편향 증가)에 영향을 주는지에 대해 교육하여 스스로 인지 편향을 인식

표 13.12 GRAPE 인지치료 세션별 핵심 주제와 기법, 숙제

세션	핵심 주제와 기법	숙제
위기를 기회로 바꾸는 시작: 인지치료와의 만남 (소개 및 진입)	• 라포 형성 • 정상화와 탈재앙화 • 인지치료와 그 구조 교육	마음속의 문제들을 찾아보기
문제 목록 정하기와 문제를 목표로 만들기 (문제 목록 및 목표)	• 문제 목록화 • 문제를 분류하고 위계화 • SMART 원칙에 따른 목표 정하기	나의 자서전 쓰기
문제의 집 짓기: 문제를 조직적으로 설계하기 (사례 공식화)	• EDIE의 정신증 인지 모델에 따른 공식화 • 환자 자신의 언어 사용 • 인지, 행동, 정서 및 생리 요인 사이의 연결에 대한 발견적 모델 기반	집 짓기에 기초하여 경험한 사건을 다시 말해 보기
한 가지 경험, 만 가지 생각: 달리 설명하기 (대안 설명)	• 증상에 대한 환자 자신의 이해 탐색 • 환자와 치료자 모두에게 수용될 수 있는 경험에 대한 설명 찾기 • 인지 오류의 소개	대안 설명 도전하기
안전 행동: 정말 안전할까 (안전 행동)	• 안전 행동과 실험 • 안전 행동으로서 선택 주의력 • 회피와 싸우는 활동 시간표 작성	안전 행동 실험하기
생각에 대한 생각: 초인지(믿음)	• 초인지 믿음 • 긍정, 부정, 불신, 미신 믿음 • 초인지에 대한 증거 점검 및 실험	초인지 설문지 작성하기
나의 핵심 신념: 생각의 뿌리 찾기 (핵심 신념)	• 핵심 신념(예: 나는 못난 사람이다.) • 수직 화살표 기법	나의 핵심 신념을 다른 관점에서 생각해 보기
자신감 회복: 나의 멋진 모습 찾기 (자존감)	• 자존감 • 환자의 긍정 측면 목록화	나의 장점 다시 한번 떠올리기
사회 고립: 나의 지원군 찾기 (사회 고립)	• 사회 지지 평가 • 다른 사람과 얘기를 나눠 보면서 문화적으로 수용되기 힘든 방식의 해석에 도전 • 역할 놀이	나의 경험을 나의 실제 지원군과 얘기하기
새로운 시작: 프로그램을 정리하며 (재발 예방)	이전 시간에 배운 내용의 요약 문서화	수료식

하고 이차 평가secondary appraisal를 통해 교정하는 연습이 추가되어 있다.

대표적인 인지 편향의 예는 다음과 같다.

- 성급한 예단 편향jumping-to-conclusion bias 같은 자료수집 편향
- 위협 자극에 대한 선택 주의, 망상 형성을 조절하는 확증 편향
- 디스트레스 수준을 증가시켜 자신의 역량을 저평가하게 되는 부정 기대 편향 negative expectation bias
- 독립적인 사건이 우연히 겹치게 되는 경우 이를 인과 관계로 바라보게 되는 공변 편향covariance bias

3. 인지행동치료의 성과 검토

정신증 고위험군에서 인지행동치료가 정신증 이환을 예방 혹은 지연시킬 수 있다는 메타분석 결과에 따라 NICE, EPA, 캐나다 치료 지침 등에서 인지행동치료를 일차적으로 권장하였다. 한 연구에 따르면, 한 명의 정신증 이환을 예방하기 위해 필요한 치료Number Needed to Treat(NNT)의 중위값은 6개월 이내에서는 10.8(6~14), 12개월에서는 9(7.7~53.8), 18개월이 넘는 경우에는 11(9~83.9)이다. 이는 고혈압 환자에서 한 명의 뇌졸중 예방을 위한 혈압강하제 치료의 수가 4년 이내에서 67이란 점에 비추어 그 효과가 긍정적임을 시사한다.

반면 최근에 통상치료(수요-기반 치료needs-based treatment), 인지행동치료(EDIE, EDIE-NL, FETZ), 가족치료, 약물치료를 요소별로 네트워크 메타분석한 결과에서는 특정의 정신사회접근(예: EDIE)이 정신증 이환의 예방이란 측면에서 다른 접근(예: 통상치료, FETZ 등)에 비해 더 우수한 효과를 보인다는 근거를 찾지 못했다.

이 책의 16장 '정신증 고위험군 연구의 문제점과 미래 방향' 등 다른 장에서 제시되듯이, 단계 모델에 따라 좀 더 광범위한 분야의 정신질환 위험성을 갖는 군을 대상으로 진행 단계가 올라갈수록 정신증 이환의 위험성이 더 밀도 있게 높아질 것이다. 각 단계에 따라 서로 다른 중재법을 사용하는 전략에 대한 검증 연구가 호주를 비롯한 서구 선진국에서 시도되고 있어 그 결과를 지켜볼 필요가 있다.

결론

이 장에서는 먼저 일반 정신사회중재를 정신증 고위험군에 맞게 수정 적용하는 전략을 살펴보고, 둘째로, 특이 정신사회중재로 몇 가지 인지행동치료 전략을 개괄하고 국내뿐만 아니라 세계에서 가장 널리 사용되고 있는 영국의 EDIE 전략의 몇 가지 기법에 대해 구체적으로 상술하였다. 그리고 인지행동치료의 치료 성과에 대해 검토하였다.

초기 연구 결과와 달리, 최근의 대단위 연구와 최근의 네트워크 메타분석에서 인지행동치료가 다른 정신사회중재에 비해 정신증 이환의 예방이란 측면에서 더 우수한 효과를 보이는 데 실패하고 있다. 그렇다고 이 연구 결과가 정신사회중재가 필요 없다는 것을 의미하지는 않는다. 현재로서는 치료 진입을 중심으로 한 통상치료를 기본으로 열중하면서, 주기적으로 추적, 평가, 관리하여 치료 동맹을 굳건히 하고 정신증 이환을 초기에 발견하는 것을 주요 목표로 하는 것이 가장 바람직한 전략일 것이다.

여기에 서구 선진국의 치료 지침에서 권유한 인지행동치료를 기본으로 혹은 선택적으로 제공해 나갈 필요가 있다. 즉, 어떤 중재 전략을 기본으로 하고 어떤 중재 전략을 선택적으로 할 것인지에 대해서는 각 기관의 특성에 맞게(해당 기관에서 진단한 정신증 고위험군의 참 양성 및 거짓 양성의 비율에 대한 자료를 바탕으로) 결정해야 할 것이다. 국내의 여러 곳에서 정신증 고위험군 클리닉이 운영되고 있지만, 2~3년의 추적 기간 동안 참 양성이 20~30% 수준임이 확인된 기관이 몇몇에 불과한 현실을 고려할 때 표준 지침을 만드는 것은 매우 어려운 상황이다. 예를 들어, 참 양성이 적은 기관(아마 지역정신건강센터)에서는 통상치료(사례 관리)에 주력하고 인지행동치료를 선택사항으로 제공하고, 참 양성이 20~30% 수준임이 확인된 기관(몇몇 상급종합병원 정신건강의학과)에서는 통상치료와 인지행동치료를 기본으로 하며, 약물치료를 선택사항으로 제공하는 것이 서구 선진국의 치료 지침을 준용한 국내에서의 표준적 접근이 될 수 있다고 생각한다.

참고문헌

- 안석균. 정신증 고위험군의 임상적 특성 및 진단. 신경정신의학 2019;57:210-224.
- 이수영, 김경란, 강지인, 김보라, 최수희, 박진영 등. GRAPE 인지치료: 전문가매뉴얼. 서울: 학지사;2010.
- Addington J, Francey SM, Morrison AP, editors. Working with people at high risk of developing psychosis. England: John Wiley & Sons, Ltd; 2006.
- Bechdolf A, Phillips LJ, Francey SM, Leicester S, Morrison AP, Veith V et al. Recent approaches to psychological intervensions for people at risk of psychosis. Eur Arch Psychiatr Clin Neurosci 2006;256:159-173.
- Davies C, Cipriani A, Ioannidis JPA, Radua J, Stahl D, Provenzani U et al. Lack of evidence to favor specific preventive interventions in psychosis: a network meta-analysis. World Psychiatr 2018;17:196-209.
- French P, Morrison A. Early detection and cognitive therapy for people at high risk of developing psychosis: a treatment approach. England: John Wiley & Sons, Ltd; 2004.
- Fusar-Poli P, Yung AR, McGorry P, van Os J. Lessions learned from the psychosis hgh-risk state: towards a general staging model of prodromal intervention. Psychol Med 2014;44:17-24.
- Kim KR, Lee SY, kang JI, Kim BR, Choi S-H, Park JY et al. Clinical efficacy of individual cognitive therapy in reducing psychiatric symptoms in people at ultra-high risk for psychosis. Earl Interv Psychiatr 2011;5:174-178.
- McGlashan TH, Addington J, Cannon T, Heinimaa M, McGorry P, O'Brien M et al. Recruitment and treatment practices for help-seeking "prodromal" patients. Schizophr Bull 2007;33:715-726.
- Nelson B, Amminger GP, Yuen HP, Wallis N, Kerr MJ, Dixon L et al. Staged treatment in early psychosis: a sequential multiple assignment randomized trial of interventions for ultra high risk of psychosis patients. Earl Interv Psychiatr 2018;12:292-306.

CHAPTER 14

정신증 고위험군의 약물치료

Pharmacotherapy in Clinical High Risk for Psychosis

허량_ 인제대학교 해운대백병원 정신건강의학과
이봉주_ 인제대학교 해운대백병원 정신건강의학과

서론

정신증 고위험군의 치료 목표는 발현된 증상 개선과 초발 정신증first episode psychosis으로의 이환transition을 예방/지연prevention/delay하는 것이 될 것이다. 정신증 고위험군에서 나타나는 임상적 징후와 증상에는 이상한 사고 내용, 망상적 사고, 의심/피해 사고, 과대성, 환각을 포함하는 지각 이상, 와해된 언어, 공격적 행동 등이 있으며 정신증 발병 이후 후향적 개념인 전구기prodromal phase의 임상적 성격을 가진다. 메타분석 연구 결과에서 정신증 고위험군 환자의 우울증 동반 진단율이 40%에 이른다고 하며, 우울 증상 이외에도 불안, 강박, 불면, 사회인지기능의 저하를 포함하는 다양한 주관적인 증상과 징후를 동반한다고 한다. 또한 정신증 고위험군 대상자에서 초발 정신증으로 전환되는 비율은 대략 6개월 경과 시 18%(12~25%), 1년 경과 시 22%(17~28%), 2년 경과 시 29%(23~36%), 3년 경과 시 32%(24~35%), 3년 이후에는 36%(30~43%)에 달한다고 한다.

정신증 고위험군 대상자들의 연령이 대부분 십대에서 이십대 초반이므로 이들에게서 나타나는 증상은 전반적 기능 저하에도 영향을 주기 때문에 증상의 개선은 기능 회복에도 중요한 역할을 한다. 그리고 고위험군에서 정신증 발병을 지연시키거나 예방하는 것은 대상자들이 사회생활을 위한 필수적인 교육을 마치고 가족 외의 적절한 사회적 관계를 형성하며 향후 자신들의 일생에 필요한 다양한 자원들을 확보할 수 있는 중요한 기회를 얻게 한다. 따라서 정신증 고위험군에 대한 심리사회적 치료뿐만 아니라 약물치료pharmacotherapy에도 관심을 가지고 여러 연구들이 진행되어 왔다.

정신증 고위험군 치료에 관한 세계 조기 정신증 학회International Early Psychosis Association의 임상 치료 지침(2005)에 따르면, 면밀한 경과 관찰을 통한 평가와 교육, 인지행동치료cognitive behavioral therapy를 1차 치료로 권고하는데 이들은 고위험군 증상 개선에 효과가 있다고 한다. 이후 영국의 NICE 임상 지침(2013, 2014), 유럽의 EPA 치료 지침(2015), 캐나다 치료 지침(2017)에서도 항정신병약물보다는 인지행동치료나 교육과 같은 심리적 중재를 1차 지침으로 권고하고 있다. 현재까지 정신병 고위험군 젊은이들에게 정신 작용제psychotropics를 투여할 때의 잠재적인 이점과 위험에 대해 논의해 왔다. 그 결과 항정신병약물antipsychotics 치료는 자타해의 위험이 증가하거나 정신증이 악화되는 경우를 제외하면 특별히 권고되지 않았으나 정신증 고위험군의 치료에서 정신증 증상의 치료에 사용되는 항정신병약물을 포함한 약물치료가 효과적이라는 소규모이지만 긍정적인 연구 결과들이 있었다. 또한 정신증의 발병 원인 중 지질 대사 이상, 호모시스테인의 수치 이상 그리고 신경염증반응 가설에 기초하여 오메가-3, 아미노산, 비타민 등을 이용한 다양한 연구가 시도되어 왔다.

이 장에서는 정신증 고위험군의 증상 개선과 정신증의 자연적인 경과를 바꾸고 발병 예방을 위한 약물치료의 중재적 개입 측면에서 여러 연구 결과들을 다루고자 한다.

1. 약물치료의 개요

정신증 고위험군 대상자에게 약물 사용은 신경인지이상, 신경전달물질의 이상 그리고 뇌 구조적 변화가 존재한다는 생물학적 근거에 기반하고 있다. 선조체striatum에서 도파민dopamine 신호 증가, 해마hippocampus의 글루타메이트glutamate의 신호 이상, 시상 겉질thalamocortical의 신경 연결성 이상disconnectivity, 좌측 해마곁이랑parahippocampus, 방추상회fusiform gyri의 회색질 감소와 측두엽temporal lobe의 부피 감소라는 다양한 이상들이 여러 연구 결과들을 통해 정신증 고위험군 상태와 연관되어 있음이 알려져 왔다.

정신증 고위험군의 정신증으로의 발병을 낮추기 위한 방법으로 인지행동치료가 1차적 치료로 인식되어 왔으며, 항정신병약물의 사용은 인지행동치료에 비해 효과가 뚜렷하게 뛰어나지 않고 항정신병약물의 도파민 길항작용으로 인해 나타나는 추체외로 증상extrapyramidal side-effect, 체중 증가, 대상 이상 등 다양한 부작용에 대한 우려로 1차 치료로 인식되지 않았다. 하지만 생물학적 근거를 바탕으로 다양한 생물학적 제제를 이용한 치료가 시도되어 왔으며, 상대적으로 부작용 면에서 위험성이 덜하고 동반된 정동 증상 개선에 효과적인 항우울제 및 기분조절제를 사용한 연구들도 있었다. 또한 정신작용제psychotropics 외에도 오메가-3, N-methyl-D-aspartate(NMDA) 수용체 작용제, 비타민을 사용한 연구들이 있지만, 아직까지 대규모 무작위 대조군 연구가 부족한 상태이다. 표 14.1에 정신증 고위험군에 사용된 약물치료의 효과에 대한 근거의 정도를 정리하였다.

표 14.1 정신증 고위험군의 약물치료 효과에 대한 근거의 정도 평가

	정신약물치료			영양제/보충제 및 대체 약물				
	항정신병 약물	항우울제	기분 조절제	오메가-3	D-세린/글라이신	비타민	옥시토신 제제	미노사이클린
정신증 이환 예방 근거	매우 낮음*	매우 낮음	(–)	낮음	(–)	(–)	(–)	(–)
정신증 증상 개선 근거	매우 낮음†	매우 낮음	매우 낮음	낮음	매우 낮음	매우 낮음	매우 낮음	매우 낮음

* 올란자핀, 리스페리돈 사례 통제 연구(olanzapine, risperidone case controlled study)
† 올란자핀 사례 통제 연구(olanzapine case controlled study)
(–) 해당 연구 없음
근거 정도의 질적 기준 (RCT 무작위 대조군 연구 기준)
- 높음: RCT 2개 이상 50% 초과 효과 있음
- 중간: RCT 2개 이상 50% 이하 효과 있음
- 낮음: RCT 1
- 매우 낮음: RCT 없음

2. 정신약물치료

1) 항정신병약물

항정신병약물antipsychotics은 클로르프로마진chlorpromazine의 항정신병 효과를 발견한 이후 여러 제약회사에서 정신병 증상 개선을 위해 개발한 약물이다. 도파민 과활성이 정신병 증상을 유발한다는 가설하에 도파민 D2 수용체 길항작용을 특징으로 하는 정형 항정신병약물typical antipsychotics(AP)들이 사용되다가 세로토닌 수용체 5-HT2 길항작용을 추가한 비정형 항정신병약물atypical antipsychotics(AAP)이 등장하였다. 또한 도파민 활성의 과다 및 저하가 각 도파민 회로에 따라 서로 다르게 나타난다는 사실이 알려지면서 이를 동시에 조절할 수 있는 도파민 수용체 부분 효현제partial agonist도 개발되어 사용되고 있다.

정신증이 진단되기 전 상태인 고위험군의 치료에서 항정신병약물의 사용은 조심스러울 수밖에 없다. 약물 사용으로 인해 상당수의 불필요한 부작용이 발생할 가능성이 높으며 정신증 발병을 막는다는 명확한 근거가 부족하기 때문에 매우 복잡한 상황에서 제

한적으로 사용되었다. 따라서 주로 급격한 황폐화의 진행, 자해의 위험성, 공격성이나 적대감의 위험성이 증가될 때 사용하도록 권고되었고 약물치료를 시작할 때에는 정형 항정신병약물보다는 비정형 항정신병약물의 사용이 선호된다. 비정형 항정신병약물은 세로토닌-도파민 수용체 길항작용Serotonin-dopamine Receptor Antagonist(SDA)으로 양성증상, 음성증상의 개선 모두에서 효과적이며 항정신병약물의 도파민 길항작용으로 인해 나타나는 추체외로 증상Extrapyramidal Side-effect(EPS) 지연성 운동장애Tardive Dyskinesia(TD)가 정형 항정신병약물에 비해 적게 나타난다는 장점이 있다.

비정형 항정신병약물 치료의 시작 시 저용량 사용을 추천하며 제한적인 기간 동안 시험적 치료 시도로 인지행동치료와 병행하는 것이 바람직하다. 치료 유지 단계에서 비정형 항정신병약물의 용량은 정해져 있지 않으며, 증상의 심각도나 이를 평가하는 임상가의 판단에 따라 상이할 수 있다. 일반적으로 약물을 1) 저용량으로 2) 적절하게 제한된 기간 동안 사용하는 것에 대한 합의는 필수적이다. 만약 6주 치료 시기 동안 약물치료에 대해 효과적인 반응과 증상의 완화가 관찰된다면 이후 대상자의 동의하에 6개월에서 2년까지 약물 사용의 유지를 고려할 수 있으며, 임상가는 항상 효과로 인한 득과 부작용으로 인한 실에 대해 면밀히 평가해야 한다. 충분한 유지 치료 기간 이후 정신증 고위험군 환자에서 충분한 회복이 관찰된다면 약물을 점차 감량하며 중단까지 고려할 수 있다. 만약 약물치료 시도 기간 동안 충분한 반응이 없고 질환으로부터 회복이 이루어지지 않았다면 다른 계열의 비정형 약물의 사용으로 변경을 고려해 볼 수 있다.

현재까지 시도된 항정신병약물에는 아미설프라이드amisulpride, 아리피프라졸aripiprazole, 올란자핀olanzapine, 페로스피론perospirone, 리스페리돈risperidone, 지프라시돈ziprasidone이 있다. 대부분의 연구들이 소규모 집단을 대상으로 한 연구들이지만, 약물치료 이후 기저선 증상의 호전을 보였다. 그러나 정신증 고위험군에서 항정신병약물 치료의 정신증 이환 예방 효과는 긍정적인 결과를 확정하기에는 그 근거가 부족하였다. 고위험군의 장기 추적 조사에서 30% 이상이 여전히 정신증 고위험군 상태에 머물러 임상적으로 유의한 고통과 어려움을 겪기 때문에 정신증으로의 이환 예방 효과 여부를 떠나서 대상자의 기능과 관련이 높은 증상의 개선 측면에서 약물의 사용은 긍정적인 의미가 있다. 그러나 인지행동치료를 포함한 다양한 심리적 중재도 증상의 개선을 보일 수 있으므로 항정신병약물 사용으로 인한 사회적 낙인과 부작용 등을 고려하였을 때 항정신병약물이 1차 치료로 제공되어서는 안 된다고 권고한다.

2) 항우울제

항우울제antidepressant는 항정신병약물 연구 개발 중 발견된 이미프라민imipramine을 대표로 하는 삼환계 항우울제가 MAO 억제제와 더불어 뇌 시냅스에서 신경전달물질의 가용성을 증가시키는 작용 기전으로 항우울 효과를 나타낸다며 등장하였다. 그러나 약물의 항우울 효과에도 불구하고, 항콜린성 및 항히스타민성 등의 부작용으로 내약성과 순응도 측면에서 복용의 어려움이 있었다. 이후 개발된 선택적 세로토닌 재흡수 억제제 Selective Serotonin Reuptake Inhibitor(SSRI)는 세로토닌 재흡수 수송체transporter의 작용을 억제하여 시냅스 간극에 분포하는 세로토닌 농도를 증가시키고, 시냅스 전 뉴런의 세로토닌 1A 수용체receptor를 탈감작desensitization시켜 세로토닌 분비를 촉진하는 기전을 이용하였다. 세로토닌 재흡수 억제제의 기전은 유지하면서 복수의 수용체에 작용하며 특정 수용체 아형에 선택적으로 작용하여 다양한 기전을 가진 항우울제는 세로토닌 노르에피네프린 재흡수 억제제Serotonin-Norepinephrine Reuptake Inhibitor(SNRI), 노르에피네프린-도파민 재흡수 억제제Noradrenaline-Dopamine Reuptake Inhibitor(NDRI), 노르아드레날린 및 선택적 세로토닌 항우울제Noradrenergic and Specific Serotonergic Antidepressant(NaSSA) 등이 대표적이고 이외에도 새로운 기전의 약물들이 개발되고 있다.

일반적으로 급성기 정신증 상태에서는 항우울제 사용을 권하지 않는데, 이는 항우울제가 정신병적 증상을 악화시킬 수 있다는 근거 때문이다. 그러나 기분 증상은 정신증 고위험군의 정신증 증상과 구분되는 별개의 정신병리이자 치료의 중요한 목표이기도 하다. 항우울제 사용이 정신증 고위험군 대상자가 호소하는 우울감과 불안감의 개선뿐만 아니라 일부 정신증 증상의 호전에 효과적이라고 한다. 또한 고위험군의 우울증 치료가 정신증 이환을 늦출 수 있다는 연구들도 있지만 아직은 이런 연구 결과들을 그대로 받아들이기에는 근거가 부족한 실정이다. 이후의 다른 연구 결과에서는 항우울제가 정신증 고위험군의 증상 개선에 뚜렷한 효과를 보이지 않았기 때문이다.

흔히 보이는 우울감 및 불안감의 개선과 약물의 부작용 및 낙인의 측면에서 볼 때, 항우울제는 항정신병약물에 비해 정신증 고위험군 대상자에게 쉽게 적용할 수 있는 약물 치료 방법이지만 정신증 증상의 개선 및 정신증으로의 이환에 대한 예방/지연의 효과는 아직까지 그 근거가 확립되지 않아 후속 연구가 더 필요하다.

3) 기분조절제

기분조절제mood stabilizer는 오래 전부터 기분을 안정시키는 효과가 있다고 알려진 리튬lithium이 1960년대부터 조증 삽화의 치료제로 상용화되면서 등장하였다. 이후 항경련제의 기분조절 효과가 주목받으면서 발프로산valproate과 카르바마제핀carbamazepine 등도 사용되고 있으며, 이들 약물은 양극성장애의 급성기 치료와 장기적인 유지 치료에 널리 사용되고 있다.

정신증 고위험군이 정신증으로 이환되는 과정에는 굉장히 복잡한 과정들이 작용할 것이라고 추측되나, 그 과정은 명확히 밝혀지지 않았다. 청소년기에 정점에 이르는 시냅스 제거는 자연적인 발달과정이지만 과도한 시냅스 가지치기synaptic pruning가 질병 발현의 원인 과정일 수 있다고 한다. 이런 개념에서 신경 보호neuronal protection가 정신병 이환과정을 조절하는 대안적 전략으로 나타나게 되었다.

기분조절제 중 리튬은 저용량에서 글루타메이트 독성glutamatergic toxicity, 신경성장인자nerve growth factor의 결핍, 글루코코르티코이드glucocorticoids, 이온화 방사선ionizing radiation, 허혈ischemia, 산화 스트레스oxidative stress와 같은 광범위하고 다양한 공격으로부터 시냅스를 보호하는 작용을 한다고 알려져 있다. 이런 근거로 정신증 고위험군을 대상으로 시행된 연구에서 신경보호작용이 있다는 결과를 얻었으나, 이런 작용이 실제 정신병 이환에도 효과적인지에 대한 근거는 미약하여 관련 연구가 필요한 실정이다.

3. 영양제/보충제 및 대체 약물

1) 오메가-3

오메가-3omega-3는 긴 사슬 불포화 지방산Long-Chain Polyunsaturated Fatty Acids(LC-PUFA)으로, 에이코사펜타엔산Eicosapentaenoic Acid(EPA), 도코사헥사노산Docosahexaenoic Acid(DHA)으로 구성된다. 긴 사슬 불포화 지방산은 세포막 인지질의 주요 구성 성분이며 수용체 결합, 신경신호 전달 및 염증, 산화 스트레스 및 방어 과정에서 다양하게 관여한다. 긴 사슬 불포화 지방산은 체내에서 합성될 수 없으므로 섭취가 부족하여 결핍되면 정신증 고위험군에서 정신증으로의 이행과 발병의 위험을 높인다고 한다. 정신증 고위험군에서 오메가-3 섭취 패턴은 건강한 대조군에 비해 차이를 보였으며 오메가-3보다 오메가-6의 섭취가 높은 경향을 보여 정신증 발병과도 연관이 있을 것으로 생각되었다.

오메가-3는 신경보호작용neuroprotective effect으로 인해 정신증 고위험군의 초발 정신증 이환을 지연시키며 항정신병약물을 포함하는 정신작용제에 비해 상대적으로 약하고 적은 부작용으로 정신증 고위험군 치료의 대안으로 대두되었다. 정신증 고위험군에서 나타나는 증상의 개선 효과 및 정신증 이환 예방에서 위약에 비해 뚜렷하게 긍정적인 효과를 보여 1차 치료제로 확고히 자리 잡을 듯 보였으나, 최근의 대규모 다기관 무작위 대조 연구에서는 오메가-3의 효과가 대조군에 비해 유의하지 않은 것으로 제시되었다. 적절하지 않은 대상자와 많은 수의 항우울제 사용자 그리고 위약군에서도 동일하게 시행된 인지행동치료로 인해 오메가-3의 효과가 희석되었다는 논란이 있어, 이런 점들을 보완한 추가적인 연구가 오메가-3의 효과 입증을 위해 필요할 것이다.

2) D-세린과 글라이신

D-세린D-Serine은 별아교세포astrocyte에서 글라이신glycine으로부터 주로 합성되는 아미노산이다. 정신증 환자의 시냅스에서 세린이 감소한다는 보고가 있어 관심을 받게 되었다. 글라이신은 흥분성 신경전달물질excitatory neurotransmitter로 글루타메이트glutamate의 작용 부위 N-메틸-D-아스파트산염N-Methyl-D-aspartic acid(NMDA) 수용체의 글라이신 결합 부위에 강력한 효현제agonist로 작용하며 D-세린 역시 글라이신의 결합 부위에 작용한다.

NMDA 수용체의 기능저하hypofunction는 정신증 전구기나 조기 정신증에서 인지기능장애cognitive impairment를 비롯한 여러 증상에 관여한다는 연구가 있다. D-세린과 글라이신은 NMDA 수용체를 조절하는 역할로 글루탐산성 전송glutamatergic transmission에 관여하고 정신증의 음성 증상과 인지기능 개선에 도움을 주어 조기 치료에 효과가 있다고 여겨진다. 그러나 정신증 고위험군의 정신증 이환 예방에 대한 효과는 그 근거가 부족하다.

3) 비타민 보충 요법

인간의 두뇌에는 비타민 D 수용체와 비타민 D 전구체를 활성형으로 전환시키는 효소인 1-알파-하이드록실라제1-α-hydroxylase가 상당수 발현되어 있고 뇌의 발달에 기여한다고 알려져 있다. 비타민 D의 결핍은 조현병의 임상 양상을 악화시킨다고 하며, 항정신병약과 비타민 D의 병행 요법 시 인지기능의 개선에 도움이 된다고 한다. 비타민 B의 보충 요법 또한 정신증의 치료에 도움이 된다고 한다. 특히 비타민 B6 피리독신pyridoxine이나 비타민 B9 엽산folate, 비타민 B12 코발라민cobalamine의 보충 요법은 항정신병약물 단독 치료에 비해 정신증의 증상 개선에 도움이 된다고 하는데, 이는 코발라민과 엽산이 부족하면 정신 혼돈, 기억 저하, 인지기능 저하, 정동장애, 섬망 및 편집형 정신증을 유발한다는 보고에 근거한 것이다.

또한 코발라민과 엽산은 호모시스테인homocysteine을 메티오닌methionine으로 전환하는 것을 촉진하여 S-아데노실메티오닌S-adenosylmethionine(SAM)의 생산을 용이하게 한다. 호모시스테인은 아미노산으로 메티오닌에서 시스틴이 합성되는 과정의 중간 대사체이고 NMDA 수용체와 상호작용하여 산화 스트레스에 관여하며 세포 자멸사apoptosis를 유발하여 세포 수준에서 미토콘드리아의 기능장애를 초래하고 혈관 손상vascular damage을 일으키는 것으로 알려져 있다. 체내의 높은 호모시스테인 수준은 건강한 개인에서 인지기능 저하에 관련되며 조현병 환자에서 호모시스테인의 혈중 농도가 일부 높아져 있음을 보인다. 엽산과 코발라민의 보충 요법은 호모시스테인을 조절하여 대뇌 피질의 도파민과 세로토닌 수준을 낮추며 해마hippocampus의 시냅스 가소성synaptic plasticity에 영향을 주어 정신증 치료에 도움이 되는 것으로 여겨져 정신증 고위험군의 치료 연구에 사용되고 있으나 이 역시 효능의 근거는 아직 없다.

4) 옥시토신 제제

옥시토신oxytocin은 시상하부 실방핵paraventricular nucleus 및 시색상핵supraoptic nucleus에 위치한 뉴런에서 합성되어 뇌하수체 후엽에 저장되는 아미노산으로 구성된 비단백질 호르몬이다. 옥시토신은 생식 관련 기능을 조절할 뿐만 아니라, 중추신경계에서 신경전달물질의 기능을 한다. 뇌내 옥시토신 수용체는 조현병과 관련된 해부학적 구조인 변연계limbic system, 기저핵basal ganglia에 위치한다. 배쪽 선조체ventral striatum의 중격의지 핵nucleus accumbens에 위치한 옥시토신 수용체의 작용은 아동에서 애착attachment과 사회화socialization에 도움이 된다고 한다. 특히 정신증 환자의 일부 연구에서 낮은 혈중 옥시토신의 농도가 양성 및 음성 증상의 중등도와 관련된다고 한다. 옥시토신은 도파민 신호 증가hyperdopaminegia, 글루타메이트 신호 저하hypoglutamatergia에 대응하여 작용하는 것으로 여겨지며, 정신증 환자에서 외인적인 옥시토신 제제의 투여는 비교적 일관되게 음성 증상과 인지기능 저하에 도움이 되는 것으로 나타나고 일부 양성증상의 개선에도 도움이 된다고 한다. 하지만 정신증 고위험군의 치료제로서 효능은 여전히 논란이 있으며 추가적인 연구가 필요하다.

5) 미노사이클린

미노사이클린minocycline은 테트라사이클린 계열의 광범위 항생제로서 퇴행성 신경질환neurodegenerative diseases의 경과를 개선하고 외상성/허혈성traumatic/ischaemic 중추신경 질환의 증상 개선에 도움이 된다고 알려져 있다. 또한 지방 친화성lipophilic으로 혈액-뇌 장벽Blood-Brain Barrier(BBB)의 투과성이 뛰어나며 신경보호작용으로 인해 정신증 치료에서 효과를 나타내는 것으로 여겨졌고 다수의 연구에서 정신증의 증상 개선에 효과적이라고 보고되었다. 미노사이클린의 신경보호작용으로 회색질의 손실을 줄여 정신증 대상자의 전반적 기능 개선과 음성증상 개선에 도움을 주며, 항염증작용으로 인해 미세아교세포microglia와 사이토카인cytokine의 작용에 따른 신경 변화neural changes를 예방한다고 여겨진다. 또한 NMDA 글루타메이트 수용체에 대한 영향은 잠재적으로 글루타메이트 방출을 안정화하여 신경독성neurotoxicity으로부터 보호 효과를 가지는 것으로 여겨지며, 미노사이클린은 정신증 고위험군의 증상 개선에 도움이 되는 것으로 기대된다. 하지만 정신증 이환 예방에 대한 근거 여부에 대해서는 추가적인 연구가 필요하다.

6) 기타

아세틸시스테인N-Acetyl-Cysteine(NAC)과 캐나비디아이올cannabidiol(CBD)의 사용은 관심을 받고 있으나 정신증 고위험군에서 증상 개선 효과 및 정신증 이행 예방 효과에 대한 추가적인 연구가 필요하다.

결론

정신증 고위험군의 약물치료에는 임상가의 객관적인 판단과 신중한 역량이 요구된다. 정신증 고위험군의 관찰 연구에서 고위험군 중 증상 및 기능적 관해 비율은 15.4~54.3%에 달하였고 많은 수의 고위험군에서 정신증으로 이환되지 않았다. 현재까지 정신증 고위험군의 치료를 위해 다양한 약물치료 연구들이 시도되었지만, 효과가 명확한 결과를 얻지 못해 임상 실제에서 적용하기에는 어려움이 있다. 그러나 심리적 중재와 함께 약물치료를 시작한 경우에는 정신증 증상의 조절과 이환의 위험을 낮추기 위해 노력해야 한다. 약물치료 전후의 객관적인 평가를 통해 약물 사용의 필요성을 판단하고 유지 여부를 결정해야 한다. 우울증 및 불안증과 같은 동반된 증상의 조절에는 증상에 합당한 약물치료를 시행한다. 만약 항정신병약물을 사용하게 될 경우에는 가급적 비정형 항정신병약물을 선택하며, 저용량으로 시작하고 적절히 제한된 기간만 사용하면서 치료 반응 및 부작용을 주기적으로 평가해야 한다. 항정신병약물 외에도 항우울제, 오메가-3를 포함하는 영양제/보충제 및 대체 약물 사용을 고려해 볼 수 있다.

안타깝게도 현재로서는 정신증 고위험군의 치료에 인지행동치료와 같은 심리적 중재를 넘어서는 뚜렷한 약물치료 방법에 대한 근거가 빈약하여 이에 대한 다양한 연구들이 필요한 실정이다.

참고문헌

- Addington J, Chong SA, Keshavan M, Malla A, Nightingale S, Amminger GP et al. International clinical practice guidelines for early psychosis. Br J Psychiatry Suppl. 2005;48:s120-4.
- Addington J, Addington D, Abidi S, Raedler T, Remington G. Canadian Treatment Guidelines for Individuals at Clinical High Risk of Psychosis. Can J Psychiatry. 2017 Sep;62(9):656-661.
- Bosnjak KD, Kekin I, Hew J, Rojnic Kuzman MR, Puljak L. Interventions for prodromal stage of psychosis. Cochrane Database Syst Rev. 2019(11).
- Devoe DJ, Farris MS, Townes P, Addington J. Attenuated psychotic symptom interventions in youth at risk of psychosis: a systematic review and meta-analysis. Early Interv Psychiatry.

2019;13(1):3-17

- Davies C, Radua J, Cipriani A, Stahl D, Provenzani U McGuire P et al. Efficacy and Acceptability of Interventions for Attenuated Positive Psychotic Symptoms in Individuals at Clinical High Risk of Psychosis: A Network Meta-Analysis. Front Psychiatry 2018;12(9):187
- Gavin D, Christopher K, Andreas VH, Clare H, Mark A, Rashid Z. Meta-Analysis of medical and non-medical treatments of the prodromal phase of psychotic illness in at-risk mental states. Psychiatr Danub, 2016;28(1):31-38.
- Firth J, Stubbs B, Sarris J, Rosenbaum S, Teasdale S, Berk M et al. The effects of vitamin and mineral supplementation on symptoms of schizophrenia: a systematic review and meta-analysis. Psychol Med. 2017;47(9):1515-1527.
- National Collaborating Centre for Mental Health (UK). Psychosis and Schizophrenia in Children and Young People: Recognition and Management. Leicester (UK): British Psychological Society; 2013.
- National Collaborating Centre for Mental Health (UK). Psychosis and Schizophrenia in Adults: Treatment and Management: Updated Edition 2014. London: National Institute for Health and Care Excellence (UK); 2014.
- Schmidt SJ, Schultze-Lutter F, Schimmelmann BG, Maric NP, Salokangas RK, Riecher-Rössler A, et al. EPA guidance on the early intervention in clinical high risk states of psychoses. Eur Psychiatry. 2015 Mar;30(3):388-404.

CHAPTER 15

정신증 고위험군 연구의 윤리 문제

Ethical Issues Related to Clinical High Risk for Psychosis

김민아_ 서울대학교병원 정신건강의학과
노경진_ 서울대학교병원 정신건강의학과

서론

조현병의 예후를 향상시키기 위해 적극적인 진단과 빠른 치료의 중요성이 강조되면서, 많은 정신과 의사들과 조현병 연구자들은 조현병 발병 이전 단계에서의 선제적 개입에 관심을 기울이게 되었다. 선제적 개입에 대한 이론적 근거 중 하나는 치료받지 않은 정신병 기간duration of untreated psychosis이 길수록 인지 결손, 음성증상, 치료 저항성, 정신사회적 기능 손상 및 재발 위험성이 증가한다는 것이다.

이러한 연구 결과에 기반하여 조현병 발병 이전부터 조기 진단 및 조기 치료를 구현하고자, 조현병의 발병 위험이 높은 정신증 고위험군clinical-high risk for psychosis의 식별과 치료에 관한 연구가 활발히 수행되었다. 이러한 정신증 고위험군에 관한 연구를 통해 조현병 발병을 억제하거나 지연시킬 뿐 아니라, 조현병의 궁극적인 치료에 기여할 수 있는 병태생리를 이해하는 데 도움이 될 것으로 기대하고 있다. '약화된 정신병 증후군Attenuated Psychosis Syndrome(APS)'은 최근 개정된 『정신질환 진단 및 통계 편람Diagnostic and Statistical Manual of the Mental Disorders』(제5판, 일명 DSM-5)의 연구 섹션Section III에 수록되기도 하였다.

그러나 정신증 고위험군에 대한 연구가 활발히 전개될수록, 수반되는 여러 가지 윤리문제에 대한 심도 있는 고민과 해결이 필요하다. 대표적으로 아직 조현병이 발생하지 않은 사람들에 대한 조기 개입을 강조하면, 위양성의 가능성이 있는 대상자에게서 불필요한 치료 문제가 불가피하게 발생하게 된다. 정신증 고위험군 중 어느 환자에게 조현병이 발병할지에 관한 발병 예측 모델이 활발히 연구되고 있지만, 실제 정신증 전환율은 그다지 높지 않으며, 따라서 많은 정신증 고위험군은 조현병이 발병하지 않은 상태로 남아 있다. 일부 정신병 전구기 증상에 대해 약물치료가 도움이 될 수 있겠지만, 명확한 정신병적 증상이 없는 상황에서 항정신병약물의 처방으로 나타날 수 있는 부작용 등을 고려한다면, 잠재적 위험과 이득을 신중하게 고려하여 치료를 결정해야 할 것이다.

또한 정신병 발병의 위험이 있는 군으로 진단받음으로써 생기는 개인적, 사회적 낙인stigma 문제가 필수적으로 논의되어야 한다. 정신과에서 치료를 받는 것이 환자 본인과 환자의 가족, 나아가서 환자가 속해 있는 회사, 학교와 같은 사회적 집단, 의료 종사자들의 태도에도 영향을 미칠 수 있다. 더불어 취약성 정보가 노출됨으로써 받게 될 잠재적 차별 및 사회적 불이익 등의 문제에 대해서도 생각해 볼 필요가 있다.

이 장에서는 정신증 고위험군을 선별하고 치료하는 것이 환자의 삶에 미칠 잠재적 영향과 위험성에 대해 알아보고, 불필요한 치료 및 낙인과 같은 의도하지 않은 결과를 예방하고 최소화하기 위해 고려할 사항에 대해 논의하고자 한다. 이에 따라 공식적인 진단과 관련된 문제, 위양성false positive과 낙인 문제, 기밀성confidentiality 문제, 치료와 관련된 문제 및 환자의 자율성autonomy 존중을 위해 이루어지게 되는 사전 동의informed consent에 대해 살펴본다.

1. 진단과 관련된 문제

미국 정신의학 협회American Psychiatric Association(APA)에서 발행하는 DSM은 정신 장애에 대한 표준 정의를 제공하고 임상가, 연구자, 약물 규제 기관, 보험 및 제약 회사의 활동 및 정책에도 영향을 준다. 2013년에 개정된 DSM-5에는 '약화된 정신병 증후군'이 진단으로 연구 섹션에 포함되었는데, 이는 약화된 정신병 증후군 환자가 향후 조현병에 이환될 가능성이 높다는 연구 결과에 기반한 것이었다. 이전 DSM-IV에서는 약화된 정신병 증후군 상태에 대한 표준 정의가 없었으나, 새로운 개정판을 이용하여 이러한 임상적인 상태의 변화를 반영할 수 있게 된 것이다.

DSM-5로의 개정 과정에서 정신증 고위험군을 정신과적 진단 체계에 포함시키는 것에 대해, 특히 윤리적 문제와 관련하여 첨예한 의견 대립이 있었고, 이에 따라 광범위한 논의가 이루어졌다. 약화된 정신병 증후군을 DSM-5 진단으로 포함하는 것에 찬성하는 사람들은 이를 통해 환자 및 보호자들이 보험 혜택을 받을 수 있고 일반 의사들이 정신증 고위험군에 대해 더 잘 인지하고 대처할 수 있다는 장점을 강조하였다. 그러나 반대론자들은 새로운 진단을 만들어 발생할 수 있는 정신질환에 대한 낙인과, 지역사회 기반 연구가 적어 임상적인 근거가 부족하다는 실정에 우려를 표명하였다.

또한 정신증 고위험군이 정신질환의 비특이적인 초기 단계이기 때문에 임상적인 진단으로서 갖는 타당성에 대해서도 의문을 제기하였다. 예를 들어, 약화된 정신병 증후군은 조현병 외의 다른 기분 장애의 전구 단계에서도 나타나는 현상이기도 하다. 더불어 약화된 정신병 증후군으로 진단된 사람의 60~80%에서 진단 후 2~3년 내에 정신병이 발병하지 않기 때문에, 불필요한 약물의 사용과 개인적, 사회적 낙인에 젊은 환자들을 노출시킬 수 있다는 우려도 컸다. 결국 약화된 정신병 증후군은 DSM-5의 연구 섹션에 포함되었는데, 이는 질환의 중요성에 대해서는 인정하면서도 공식적인 진단으로 포함하기에는 향후 더 많은 연구가 필요함을 강조하기 위함이었다.

2. 위양성 문제

조현병에 대한 취약성이 있는 집단을 선별하고자 할 때는 항상 위양성 문제가 동반된다. 청소년기 정서적 어려움을 겪는 대상자 등으로 정의를 넓히고 고위험군 대상자 선별 도구를 사용하여 선별의 민감도sensitivity를 높인다면 100%의 민감도를 달성할 수도 있지만, 이 경우 특이도specificity는 71~74% 범위에 있으며, 이는 상당한 위양성률을 반영한다. 또한 이러한 위양성 집단에는 치료를 통해 정신증 고위험군이 조현병으로 이행하는 것이 지연되거나 방지된 경우도 포함된다. 따라서 개인을 기준으로 한다면, 정신증 고위험군이라고 지정하는 것이 실제 위양성이었다고 확신할 수 없다는 문제도 있다. 현재까지의 전향적 코호트 연구에 따르면, 대부분의 정신증 고위험군은 조현병으로 전환되지 않는다.

위양성으로 인한 가장 큰 문제는 불필요한 치료의 위험이다. 아직까지 정신증 고위험군 중 어떤 대상자를 어떻게 치료해야 하는지에 대해 많은 논란이 있다. 분명한 정신병 증상이 없음에도 항정신병약물을 사용하는 것의 효과와 안전성에 대해 아직까지 충분한 결론에 이르지 못하였다. 일부 임상가들은 비정형 항정신병제atypical antipsychotics를 비교적 안전한 약물로 판단하지만, 다른 임상가들은 정신증 고위험군 대상자들이 주로 청소년기 및 청년기 초기에 있음을 고려할 때 과연 안전하다고 할 수 있을지 의문을 제기하고 있다.

리스페리돈risperidone과 같은 약물이 소아 청소년기 틱장애tic disorder, 조현병 및 행동문제가 있는 지적 장애, 자폐 스펙트럼autism spectrum 환자에게 효과적이고 안전하게 쓰이고, 아리피프라졸aripiprazole 또한 청소년기 우울증 및 조현병에서 사용되고 있으며, 올란자핀olanzapine도 청소년기 양극성장애와 조현병의 치료에서 효과가 있는 것으로 알려져 있다. 그러나 이러한 비정형 항정신병제를 사용하는 경우 체중 증가가 동반될 수 있는데, 이는 자기 이미지와 사회적 기능에 영향을 줄 뿐만 아니라 장기적으로는 비만과 당뇨병과 같은 대사증후군의 발병 위험 증가로도 이어질 수 있다.

이러한 논란에도 불구하고 지난 20년 동안 전 세계적으로 약화된 정신증 증상을 포함한 여러 가지 정신과적 증상의 호전을 위해 소아 청소년기 항정신병약물 사용 사례가 급격히 증가하였다. 특히 정신증 고위험군에서 항정신병약물의 처방은 정신증 전환 방지라는 측면에서 그 임상적인 효과가 아직 입증되지 않았음에도 불구하고 상당히 증가하였다. 이는 정신증 고위험군 개념이 확산되고 조기 발견 및 치료에 관한 국제 대규모 코호트 연구가 논의되고 언론에 노출되면서 지역사회의 임상가들이 항정신병약물을 더 많이 처방하는 경향으로 이어졌기 때문에, 또는 정신증 전환을 넘어 여러 가지 정신과적 증상의 호전과 전반적 기능의 향상을 위해 항정신병약물을 더 많이 처방하였기 때문일지도 모른다.

실제로 2014년 발표된 서울대학교병원의 서울 청년 클리닉Seoul Youth Clinic의 정신증 고위험군 연구에 따르면, 정신증으로 전환되지 않은 정신증 고위험군 대상자의 약 82%가 항정신병약물을 포함한 정신과 약물을 복용하고 있었다. Yung 등은 이러한 약물 사용이 정신증 고위험군 치료 가이드라인에 제시된 바에 비해 과다하다고 비판하는 논평commentary을 싣기도 하였는데, Lee 등은 이에 대해 서울 청년 클리닉에서는 인지행동치료, 정신치료, 사례관리 등 심리사회적 치료를 충분히 시행하고 있으며, 이에 더하여 정신증 고위험군의 삶의 질을 저해하는 여러 가지 정신과적 증상의 호전과 전반적 기능의 향상을 위해 항정신병약물을 비롯한 정신과 약물을 처방하고 있다고 답변하였다.

이처럼 여전히 많은 논란이 있으므로, 정신증 고위험군의 전구기 정신 증상을 치료하기 위해 항정신병약물을 처방할 때는 위양성에 대한 경계와 함께 약물 처방에 따른 이득과 위험에 대한 많은 고민과 논의가 필요하다.

3. 낙인 문제

조기 정신질환을 연구하고 예방하기 위해 고안된 프로그램에 참여하도록 하는 것에는 낙인과 관련된 윤리적인 문제에 대한 고려가 필요하다. 임상가와 연구자들이 조현병에 이환된다고 확진한 것이 아님에도 불구하고, 연구에 명시된 목표가 정신질환에 걸릴 위험성이 높은 후보에서 정신질환을 예방하는 것을 포함한다면, 환자와 가족, 보험사 및 기타 이해관계자들이 연구에 참여하는 것이 조현병 발병의 위험을 인정하는 것과 같은 인상을 받게 된다. 정신증 고위험군 대상자는 자신이 조현병을 포함한 정신병에 걸릴

위험이 높다고 스스로 느끼게 된다. 자기 자신에게 가지게 되는 낙인은 환자가 스스로에 대해 느끼는 자기감sense of self에 영향을 미치고, 친구와 가족 등 가까운 주변인과의 관계에도 영향을 미치게 될 수 있다.

또한 자신에게 정신병의 위험이 있다는 생각은 향후 교육, 직업 활동을 포함한 삶의 계획에도 영향을 줄 수 있는데, 이는 환자 자신의 계획뿐만 아니라 가족 구성원들과 학교에서 환자의 계획에 대해 가지는 태도에도 영향을 줄 수 있다. 따라서 정신병의 위험이 있다는 사실이 알려지는 것이 환자의 삶에서 어떠한 의미가 있을지 각 환자의 상황에 맞는 고민이 필요하며, 정신증 고위험군 연구 참여에 대한 정보가 노출되는 경우 발생할 수 있는 낙인에 대해서도 논의가 필요하다.

가족들은 환자가 정신병에 대한 취약성이 있다는 정보를 바탕으로 위험성이 높은 대상자를 스트레스로부터 보호하고, 현재 나타나는 행동 문제를 성격적인 결함으로 치부하기보다는 질병으로 재정의하고 받아들일 수 있다. 그러나 다른 한편으로는 가족 구성원들이 환자를 보호하려는 이러한 태도가 환자의 성장과 성취를 제한하는 방향으로 작용할 수도 있다. 위양성일 경우에는 성격적인 측면의 문제를 정신 병리가 있는 것으로 판단하는 가족 역학을 초래할 수도 있다. 결국 임상적 고위험군으로 판정받게 되는 것이 어떠한 방향으로 작용하든 가족의 역학관계에 영향을 주게 되는 것이다.

예를 들어, 학교에서는 정신증 고위험군으로 판정받은 학생의 행동 중 이전에는 일반적으로 수용할 수 있었던 행동에 대해서도 질환에 따른 행동 문제가 있는 것으로 판단하게 될 수도 있다. 또한 학생이 좀 더 안전한 선택을 하게끔 유도하고 새로운 도전을 하도록 격려하지 않는 등 성장할 수 있는 기회를 제한하게 될 수 있다.

이와 같이 환자와 가족, 학교 모두에서 질환의 취약성이 있다는 것과 실제 질환에 이환된 것의 차이를 이해하는 것은 어려울 수 있으며, 취약성에 대한 암시가 질환이 이미 있는 것으로 오인하게 되는 상황을 만들 수 있다. 현재와 같이 인터넷을 통해 많은 정보를 얻을 수 있는 시대에는 환자와 가족들이 선별되지 않은 정보를 찾아보게 되면서, 질환의 취약성과 질환 이환의 모호함이 더욱 늘어나고, 환자 및 가족들의 기대와 잘못된 정보에 의한 왜곡된 인식이 늘어날 수 있다. 따라서 정신증 고위험군 연구 프로그램에서 가족 교육을 프로그램의 일부로 포함하는 것은 필수적이다.

또한 정신병의 취약성에 대한 개입을 하는 것이 보험 가입 가능성과 고용 가능성에 영향을 미칠 가능성이 없는지, 보험사의 입장에서 취약성을 기저 질환으로 인식할 가능성은 없는지에 대해서도 고려해야 한다. 취약성에 대한 평가를 하는 경우에는 보험 보장성 및 고용 보장성에 관련된 문제들을 수반할 수밖에 없는데, 이 문제는 미국에서 유전적 차별법이 시작된 주된 배경이 되었다.

미국은 2008년부터 Genetic Information Nondiscrimination Act(GINA)가 입법됨에 따라 유전자 검사에 따라 밝혀지는 질환 취약성으로 인해 보험 보장성 및 고용 보장성이 달라지는 등의 차별이 발생하는 것을 금지하고 있다. 아직까지 한국에서는 이러한 논의가 이루어진 바 없다. 이는 정신병의 취약성에 대해 평가하는 것에 국한된 문제가 아니라 내 · 외과적 질환의 취약군을 선별하는 절차나 위험 평가에 따라 얻게 되는 정보와 관련된 문제로 모든 의학분야에 관계된 문제이다.

예를 들어, 유방암 가족력이 있는 여성들이 BRCA 1, 2에 대한 유전자 검사를 할 때도 비슷한 우려를 표명한 바 있다. 흔하게 일어나는 BRCA 돌연변이 중 하나는 평생 유방암의 발병률이 85%로 추정되지만, 다른 연구들에서는 70세까지의 발병률이 26~46%로 발병률이 더 낮게 보고된 바 있다. BRCA 양성으로 확인된 많은 사람들은 유방암에 걸리지 않을 확률이 있는 것이다. BRCA 검사 결과에 따라 차별 사례가 보고된 바는 없지만, 이러한 유전적 정보가 노출되는 것에 대해서는 민감하게 다룰 필요가 있다. 정신병에 대한 취약성이 있다는 정보를 다룰 때도 유방암의 사례와 마찬가지의 문제가 있다. 결국 낙인에 대한 우려는 기밀성 유지에 대한 문제로 연결된다.

4. 기밀성 문제

기밀성은 낙인으로부터의 보호를 위해 필수적인 항목인데, 기밀성의 개념은 의료 기록을 보호하는 것을 넘어서는 개념이다. 기밀성 개념에는 어떤 정보가 전달되는지를 결정하고, 어떠한 분위기로 전달되는지, 어떤 내용을 암시하는지가 포함된다. 호주 멜버른의 Patrick McGorry는 클리닉에서 정신증 고위험군에 해당되는 청소년과 청년층을 대상으로 진료할 때 의도적으로 가치중립적인 언어를 사용하여 대상자들이 자신의 상태에 대해 위협적으로 받아들이지 않도록 하고, 조현병이나 정신병을 암시하지 않으려고 하였다고 보고하였다. 그는 정신질환과의 연관성을 최소화하기 위해 병원 환경보다는 쇼핑몰 등 개방되고 생활 환경과 밀접한 곳에 있는 센터에서 개인 평가 및 위기 평가 Personal Assessment and Crisis Evaluation(PACE)를 시작하였다.

임상가가 조심스러운 접근법을 사용하더라도 기밀성을 유지하는 것에는 한계가 있다. 한 가지 문제는 기밀성의 유지가 환자와 보호자의 재량에 크게 의존한다는 것이다. 즉, 기밀성을 유지하는 것이 최선의 이익이므로 환자와 보호자들이 기밀성을 유지할 것이라고 가정하는 것이 현실적이지 않을 수 있다는 것이다. 현실적으로는 환자와 보호자들에게 제공된 의료 정보가 그들이 속한 공동체, 종교 단체, 학교, 고용주 및 제3자에게 공유될 수 있다. 또한 정보를 공개하지 않는 것이 좋겠다고 판단하더라도, 환자와 보호자들이 정서적으로 의지하는 사람들에게 자유롭게 말할 수 없는 것에 대한 부담이 생기게 된다. 실제로 학교 및 종교 단체, 그리고 지역사회 단체들은 전구기 정신증 증상을 보이는 청소년 및 청년층을 의료기관에 의뢰하여 조기 개입 및 치료를 할 수 있도록 하는 의뢰자의 역할을 해 왔다. 그러나 이 또한 임상가들과 연구자들이 기밀성 문제를 통제하는 데 있어서는 또 다른 장애물이 된다. 그리고 정신증 고위험군 치료 프로그램에 참여하며 비용을 지불할 때, 건강보험공단 및 보험사에 진단과 관련된 문서와 의료기록을 제공해야 할 수 있다. 이때 제공하는 문서에는 조현병 및 정신병을 직접적으로 언급하지 않았다 하더라도, 질환에 대한 취약성 등에 대한 암시 또는 언급이 내포되어 있을 수 있다.

이러한 문제를 해결하기 위해 연구자들이 논의한 대안 중 하나는 가치중립적인 용어를 사용하여 환자, 보호자 및 보험사에 제공하는 정보를 제한하는 것이다. 이것은 환자와 보호자의 재량에 의존하여 기밀성을 유지하려 하기보다는 오인될 수 있는 정보로부터 환자와 보호자를 보호하는 방법이다. 이를 통해 환자와 보호자들이 받게 되는 불필요한 스트레스를 줄일 수 있다. 정신병의 위험성에 대한 우려 자체를 검열하는 방법을 통해, 정신증 고위험군으로 진단을 내림으로써 발생할 수 있는 여러 윤리적 문제를 피해 갈 수 있을 것이다. 다만 환자를 보호할 목적으로 정보를 검열하더라도, 환자 및 보호자가 이용할 수 있는 정보를 제한하는 것이 환자의 자율성과 사전 동의의 원칙을 위배하는 행위가 될 수 있다.

더불어 정확히 어떤 위험이 있는지 잘 이해하지 못하는 경우, 환자와 보호자들이 임상가가 제안하는 치료에 덜 순응할 수 있다는 문제가 있다. 정신증 고위험군에 대한 실제적인 정보를 제공받지 못하여 치료적 개입을 거부하게 된다면, 정보의 제한으로 인해 필수적인 치료와 개입의 기회를 놓치게 될 것이다.

임상가와 연구자들이 정신병에 관련된 용어를 조심스럽게 사용하는 것이 정신질환과 관련된 낙인을 더욱 부추길 가능성에 대해서도 생각해야 한다. Patrick McGorry는 낙인 자체가 임상가와 연구자들의 정신질환에 대한 편견으로 발생할 수 있음을 설명하였다.

만약 환자의 담당 의사가 정신병이라는 단어를 불편하게 여긴다면, 마찬가지로 정보를 제공할 때도 이러한 불편함이 환자 및 보호자에게 전달되고, 결과적으로 환자의 두려움이 강화될 수밖에 없을 것이다. 정신질환에 대해 말하는 것을 피하는 것은 근본적으로 정신질환이 다른 질환과 다르다는 것을 암시한다. 당뇨병이나 심장질환의 위험성에 대해 말하는 것을 꺼리지 않는다는 것을 생각하였을 때, 일반적인 의료 관행의 규범에서 벗어나는 행동은 정신질환과 관련된 낙인을 오히려 증가시키는 역할을 할 수 있다.

5. 치료와 관련된 문제

정신증 고위험군을 치료하여 얻을 수 있는 이득은 정신병 발병을 방지하거나 예방할 가능성이 있다는 것이다. 최근의 일부 메타분석 연구에서는 항정신병제, 오메가-3, 인지행동치료 등의 개입이 정신증 고위험군이 정신병으로 전환되는 비율을 줄였다는 결과도 보고되었다. 설령 치료적 개입이 정신병 발병을 예방할 수 없다 할지라도, 초발 정신병으로 전환되었을 때 급성기 치료로 즉각적으로 연계하여, 치료받지 않은 정신병 기간을 줄일 수 있다는 장점이 있다. 이는 향후의 치료 경과에서 좋은 예후로 연결될 수 있다. 현재까지의 정신증 고위험군 진료에서 환자들은 증상과 관련된 고통과 기능저하를 보고하고, 이러한 변화에 대한 개입이 질환의 발병을 예방하는 것과 관계없이 치료의 목표 증상이 된다. 또한 정신증 고위험군 대상자들은 우울증, 불안증과 같은 공존 질환을 가지고 있는데, 이 또한 임상적으로 치료가 필요한 상태이다. 따라서 질환의 진행에 대해 추적할 뿐만 아니라 주관적 고통을 초래하고 기능저하를 유발하는 특정 증상에 대해 중재하는 것이 환자들에게 직접적인 도움이 된다.

그러나 일부의 정신증 고위험군만이 정신병으로 전환되고 있고 저절로 증상이 관해되는 관해군이 있음을 고려하였을 때, 불필요한 치료의 위험성에 대해서도 생각해 보아야 한다. 항정신병제의 사용은 추체외로 증상extra-pyramidal symptoms, 체중 증가, 대사증후군 등 부작용의 위험성을 증가시킨다. 또한 정신증 고위험군에 해당되는 대상자들이 대부분 청소년기 혹은 청년기 초기에 속함을 고려하였을 때, 약물 사용이 뇌 발달에 미치는 영향을 우려하게 된다. 마지막으로, 약물 부작용과 뇌 발달에 미치는 영향에 대한 우려로 향후 치료에 대한 순응도가 떨어질 수 있다. 인지행동치료가 대안적인 치료가 될 수 있으나 의료진의 자원이 부족한 시스템에서는 약물치료가 손쉬운 개입 방법으로 우선시될 수 있다. 또한 정신치료와 인지행동치료를 받는 것도 환자로 하여금 자신이 장애가 있거나 무능하다고 느끼게 할 수 있다.

예후와 경과의 불확실성으로 인해 현재까지 조현병 환자의 경우 항정신병약물 치료가 얼마나 오래 지속되어야 하는지는 불분명하다. 분명한 것은 치료를 중단하면 재발률이 증가한다는 것이다. 정신증 고위험군 연구의 일차적 목표는 조기 개입을 통한 정신증 전환의 방지 또는 지연이다. 그러나 어떠한 치료를 추천할 것인지에 대해 명확히 설명하는 것은 아직까지 많은 어려움이 있다. 다른 여러 정신질환에 대해서는 여러 연구를 통해 근거에 기반한 치료를 진행하고 있지만, 정신증 고위험군의 경우 치료에 대한 가이드라인 자체가 부족하다.

2014년 NICE 가이드라인에서는 정신증 고위험군의 치료 지침을 발표하였는데, 인지행동치료와 기분 증상을 조절하기 위한 정신과 약물 사용에 대한 기술은 있었으나, 항정신병제의 처방은 포함되지 않았다. 정신증 고위험군의 치료를 언제까지 유지해야 하는지 중단 시점을 정할 수 있는 출구 전략exit strategy도 아직까지 확립된 바가 없다. 이를 밝히기 위해서는 전향적 코호트 연구 등이 필요하다.

6. 자율성 문제

의료에서의 의사결정 존중은 환자의 자율성과 직접적으로 관련되는데, 환자는 자신이 추구하는 가치에 따라 의료 행위를 받을 것인지 여부를 결정할 수 있다. 따라서 의학에서 환자의 자율성을 보호하는 것은 사전 동의와 같은 의미로 쓰인다. 정신증 고위험군 대상자들이 의료 행위의 대상이 될 때 앞서 언급된 위양성, 낙인과 관련된 문제, 치료에 따른 위험성을 고려하면서 의사 결정을 내리도록 하는 자기 결정권self-determination의 개념과 개인의 자유personal liberty 및 사전 동의에 대해 살펴본다.

1) 자기 결정권

자기 결정권이란 모든 개인이 자신의 삶에 대해 전권을 가지고 통제할 권리를 의미한다. 의사 결정을 할 수 있는 능력이 있는 사람들은 가능한 모든 선택지에 대한 설명을 들은 이후 의미 있는 결정을 할 수 있도록 허용되어야 한다. 정신증 고위험군을 선별하는 경우에 자기 결정을 증진할 수 있는 방법을 마련하는 것이 중요한데, 정신증 고위험군 대상자가 적절한 개입을 받고 지원 시스템에 접근할 수 있도록 안내를 받는 것이 필요하기 때문이다. 만약 정신증 고위험군으로 선별되었지만 적절한 개입이나 지원 시스템 없이 선별에만 그친다면, 이는 개인이 자신의 삶에 전권을 가지고 통제를 한다는 자기 결정권 개념과는 거리가 멀다.

또한 자기 결정권에는 치료적 개입을 거부할 수 있는 자유도 포함된다. 따라서 정신병의 위험이 높다는 판정을 받았더라도 강제적인 개입을 받아서는 안 된다. 정신증 고위험군 대상자로서 치료를 받는 사람에게 사례를 제공하는 것도 자기 결정권 위배에 해당될 수 있는데, 편향 없는 판단을 할 수 없게 만들어 자신의 삶에 대한 완전한 통제력을 유지할 수 없게 될 수 있기 때문이다.

2) 개인의 자유

사람들은 법의 테두리 안에서는 자신의 뜻대로 행동할 수 있는 자유, 즉 개인의 자유를 가진다. 개인이 임상적으로 정신병에 걸릴 위험에 처해 있거나 정신병의 초기 단계에 있다고 낙인찍을 경우 사회 내에서 행동할 수 있는 개인의 자유가 저하될 수 있으므로 그 영향을 고려하는 것이 중요하다. 사회적인 낙인이 주는 영향은 실제 정신병의 증상 자체보다도 치명적인 것으로 밝혀졌다. 더욱이 정신질환에 대한 위험성이 높은 사람들이 대개 청소년이기 때문에 정체성 형성에 부정적인 영향을 미칠 수 있다는 문제가 있다.

정신질환을 앓는 환자는 개인의 자유를 부당하게 잃게 되는 경우가 많은데, 이는 정신질환자들이 사회 및 정치적 참여에서 철저히 배제되기 때문이다. 이는 사회적 편견뿐만 아니라 부당한 차별과 사회경제적 불평등의 산물이다. 예를 들어, 정신병과 같은 정신질환을 가진 개인이 정신질환이 없는 개인보다 범죄를 저지를 가능성이 현저히 적음에도 불구하고, 사람들은 정신질환자가 범죄를 저지를 가능성이 더 높다고 여긴다. 정신질환자들이 한 시민으로서 사회 활동에 참여할 수 있는 개인의 자유를 행사하지 못하였기 때문에 편향된 시선이 지속됨을 생각할 필요가 있다. 정신증 고위험군에 해당되는 경우에는 특히 더 문제가 되는데, 단지 정신병에 대한 취약성이 있을 수 있다는 것만으로도 부정적인 인상을 가지게 되고, 실제 정신질환이 발병한 것이 아님에도 사회적 목소리를 낼 수 있는 개인의 자유가 침해될 수 있기 때문이다.

3) 사전 동의

(1) 임상적 고위험군 선별 검사와 치료에서의 사전 동의의 개념

사전 동의는 일반적으로 의사가 제공하는 의학적 검사 및 치료를 환자나 보호자에게 설명하고, 이에 대한 허락을 구하는 과정이라 할 수 있다. 사전 동의는 환자의 자율성을 존중하는 방법이고 실천하는 행위이므로 윤리적 중요성이 크다.

의료진은 정신증 고위험군으로 의심되는 환자의 상태와 예후, 전문가로서 제안하는 검사와 치료, 대안적인 검사나 치료, 치료에 따른 이득과 위험에 대해 설명해야 한다. 이해능력을 갖춘 환자나 가족 구성원은 선별 검사와 치료를 받아들일지 여부를 자발적으로 결정해야 한다. 선별 검사를 위한 사전 동의 절차에 포함된 내용은 윤리적인 규준을 준수해야 한다.

첫째, 조기 정신증 검사에 참여하는 모든 개인이 검사의 목적과 성격을 인식하도록 하고, 모든 대상자가 정신질환의 향후 발생 가능성을 나타내는 지표에 대한 검사를 받게 됨을 이해해야 한다. 그 결과로 삶의 질에 상당한 영향을 미칠 수 있는 정신병 발병으로 이어질 가능성이 높음을 알게 된다. 또한 대상자들에게 검사를 진행할 때 검사의 설문지 작성 및 정보를 제공하는 정보제공자가 필요한지 여부를 알려야 한다. 마찬가지로 조기 개입 연구에 참여하는 대상자에게 개입의 목적(즉, 정신병 발병으로 이행하는 것을 방지하는 것)과 더불어 개입의 성격(가령, 인지행동치료, 항정신병제의 사용)을 알려야 한다.

둘째, 대상자에게 선별 검사와 관련된 가능한 모든 위험과 편익에 대한 상세한 설명을 제공해야 한다. 예를 들어, 낙인과 관련된 위험과 함께 조기 개입 전략의 잠재적 이득에 대해 모두 설명해야 한다.

셋째, 선별 검사 및 조기 개입을 진행하지 않았을 때 발생할 수 있는 결과는 선별 검사 또는 조기 개입에 앞서 설명해야 한다. 선별 검사 및 조기 개입을 진행하였을 때의 향후 정신질환의 발병 확률과 개입을 진행하지 않았을 때의 발병 가능성 또한 설명해야 한다. 선별 검사에 참여하지 않을 경우 정신병의 초기 단계를 감지하지 못해 치료되지 않는 상태가 길어질 수 있음에 대해서도 고지해야 한다.

(2) 사전 동의를 위한 전제 조건

사전 정보에 의한 동의가 적절히 이루어지기 위해서는 정보공개disclosure, 이해능력

understanding ability 및 자발성voluntariness이 고려되어야 한다.

정보공개

대상자가 정신병의 위험이 있다는 것을 설명할 때는 어떠한 방법으로 알려야 하는지 윤리적, 임상적 상황에 대한 세심한 고려가 필요하다. 더구나 임상적 고위험군 환자가 대개 장래에 대한 계획을 세우는 청소년기 혹은 청년기 초기에 해당하므로 더욱 어려운 문제가 된다.

정신증 고위험군 상태임을 개인에게 공개하는 것은 환자의 자율성을 존중하고 유익성beneficience을 증진하게 된다. 정신증 고위험군 환자의 경우, 일차 진료 의사가 일반적으로 잘 이해하지 못하는 증상과 경험으로 상당한 주관적 고통을 호소한다. 이러한 경우에는 현재 정신증 고위험군 상태에 있음을 진단하고 증상을 명확히 이해하는 데 도움을 줌으로써 환자의 혼란을 줄일 수 있다.

또한 위험에 대해 고지하는 것은 질환 발병으로의 위험을 줄일 수 있는 생활 습관의 변화와 치료 참여에 대한 결정을 내릴 기회를 제공한다. 예를 들어, 스트레스와 대마초의 사용이 정신증 고위험군이 조현병으로 발병할 위험을 높인다고 알려져 있고, 현실 검증력을 높일 수 있는 인지행동치료는 발병의 위험을 감소시킨다. 이러한 정보가 함께 제공되는 경우 정신증 고위험군으로 진단받은 개인은 스트레스를 감소시키고자 노력할 수 있고, 위험성을 높이는 물질 사용을 줄일 수 있으며, 인지행동치료와 같은 치료 전략을 배울 수 있고, 질환의 진행을 막기 위한 치료에 참여할 수 있다.

환자와 가족 구성원들은 위험성을 일찍 확인함으로써 향후 질환 발병에 대비해 계획을 세울 수 있는 시간을 가질 수 있다. 이러한 계획은 정신적으로 의사 결정 능력이 유지되는 정신증 고위험군 환자가 적극적으로 자신의 치료 및 법적인 문제에 대한 계획을 세우는 것을 포함한다.

그러나 정보공개는 의사의 악행금지 원칙에 위배되는 행위일 수 있고, 환자에게는 낙인의 위험을 증가시킨다. 정신증 고위험군이라는 것은 정신병에 대한 취약성이 있다는 것만을 뜻하지만, 많은 경우에 실제 정신질환을 진단받은 것으로 오인될 수 있다. 정신질환과 관련된 낙인은 개인의 자존감, 치료에 대한 순응도, 사회적 적극성 등에 부정적 영향을 미칠 수 있다. 정보공개를 통해, 앞서 논의한 낙인과 관련된 여러 문제와 연관되어 스트레스, 불안, 무력감을 초래할 수 있다는 문제가 있다. 정신질환으로의 이행이 불가피한 경우가 있으며, 어쩌면 사전 정보 없이 비교적 정상적으로 생활하며 발병 위험성을 모르고 지내는 것을 질환 발병의 위험성을 사전에 아는 것보다 더 선호할 수 있다. 질환의 이환을 예방하는 방법이 없음에도 미리 질환의 발병 가능성을 확인받는 것이 환자와 가족 구성원들의 삶의 질을 떨어뜨릴 수 있음에 대해서도 생각해야 한다.

정보공개의 득실은 정신증 고위험군 환자의 증상 심각도, 주관적 괴로움, 기능의 손상 및 낙인의 위험도에 따라 각 개인마다 다를 수 있다. 증상이 매우 심한 경우에는 확실한 정보공개를 하는 것이 진단에 대한 명확성을 제공하여 혼란을 줄이고 불확실성에 의한 불안을 감소시키는 데 도움이 될 수 있다. 반대로 증상이 심하지 않고 일시적인 증상만을 경험하는 경우에는 정보공개로 인해 오히려 기회의 제약이 발생하고 낙인의 위험이 증가할 수 있다.

이러한 관점에서 일부에서는 환자와 가족 구성원에게 주어진 정보를 제한하고 조현병 위험에 대한 언급을 피하는 가치중립적인 언어를 사용하는 보수적인 공개 방법을 사용하기도 한다. 이 방법은 잘못된 정보로부터 개인을 보호하고 스트레스와 낙인의 위험을 줄이는 것을 목표로 하는데, 이러한 이점에도 불구하고 정보를 검열하는 것은 많은 경우에 환자의 자율성과 사전 동의의 원칙에 위배된다.

이해능력 및 자발성

임상가와 연구자들은 정신증 고위험군이라고 하여 사전 동의를 제공할 수 있는 인지능력이 없다고 판단하지 말아야 한다. 다만 연구에 따르면, 정신증 고위험군의 경우 실행기능의 부족, 기억력과 주의력의 부족 등 일부 인지기능의 손상이 보고된 바 있다. 따라서 일부에서는 정신증 고위험군 선별 검사를 받고 조기 개입을 하는 것의 위험과 이점을 완전히 이해할 수 있는 인지능력이 떨어질 수 있다. 그러므로 의료인들은 선별 검사 및 조기 개입 연구에 참여하는 개인이 사전 동의를 제공할 이해능력이 있는지 여부를 판단하는 과정이 필요하다. 이 과정에는 사전 동의를 진행하기 전에 대상자의 인지능력을 평가하는 것, 동의와 관련된 모든 활동을 적절히 이해하였는지 확인하는 것, 특히 취약한 위치에 있을 수 있는 개인이 강압적인 조건에서 동의를 하지 않도록 하는 자발성의 존중이 필요하다.

특히 정신증 고위험군 선별 검사를 받는 대상자는 대개 미성년자이기 때문에 선별 검사에 참여하는 과정에 미성년자가 법적으로 동의한다는 것 자체가 어려울 수 있다. 미성년자는 판단능력이 개인마다 상이할 수 있으며, 판단능력이 충분하다면 본인이 스스로 자기 결정권을 행사해야 한다. 그러나 필요한 이해능력과 판단능력이 부족한 경우 친권자 등 법적 대리인이 자기 결정권을 행사하는 것이 타당하다.

예를 들어, 미국에서는 주마다 미성년자와 관련된 정책이 다르다. 사우스 캐롤라이나에서는 16세 이상의 미성년자가 스스로 의료 행위에 동의할 수 있는 반면, 앨라배마에서는 14세 이상의 미성년자이면 동의할 수 있다. 윤리 강령에서 미성년자의 동의를 얻는 문제에 대해 직접적으로 언급하지 않지만, 캐나다에서도 주마다 미성년자가 법적 보호자의 도움 없이 사전 동의를 제공할 수 있는지에 대한 판단이 다르다. 일반적으로 외국에서는 처음부터 법적 보호자가 누구인지, 미성년자의 인지능력, 해당 주 내에서 미성년자의 법적 권리를 명확하게 아는 것이 중요하다.

한편 우리나라의 경우, 민법 제4조에서 성년을 만 19세로 정의하고, 제5조에서 미성년자의 능력에 대해 정의하였는데, "미성년자가 법률행위를 함에는 법적 대리인의 동의를 얻어야 한다. 그러나 권리만을 얻거나 의무만을 면하는 행위는 그러하지 아니하다."라고 명시하고 있다. 또한 형법 제9조에서는 "14세 되지 아니한 자의 행위는 벌하지 아니한다."라고 명시하고 있어, 14세 미만의 형사 미성년자의 경우 친권자 등 법정 대리인이 자기 결정권을 행사함이 타당하고, 19세 이상의 성인의 경우에는 환자 본인이 자기 결정권을 행사하는 것이 바람직하다고 판단할 수 있다.

14세부터 18세까지의 미성년자의 경우에는 일반화하여 결론을 내리기는 어려우나 환자 본인과 법정 대리인의 결정권을 종합하여 주치의의 판단에 따라 환자의 정신능력을 감안하여 판단해야 한다고 논의되고 있지만, 법에는 모호하게 기술되어 있다. 의료의 의사 결정에서 19세 미만의 미성년자가 현실적으로 법적 보호자의 의견에 반하여 자율적인 자기 결정권을 행사할 수 있다고 보장하기 어렵고, 의료인의 의사 결정 역시 법적으로 보호받기 어려울 것이다. 따라서 미성년자가 국가 혹은 주 법률의 근거에 동의를 제공하는 것이 금지되거나 인지능력이 제한되는 경우에는 법적인 보호자에게 동의를 받는 것이 이상적이다.

임상적으로 정신병의 위험이 높은 대상자 가족 구성원들의 동의를 얻는 데 있어서 가족 구성원들에 대해서도 윤리적 문제가 발생할 수 있다. 정신병의 가족력은 정신병 발병의 위험 요인으로, 대상자의 가족 구성원들 중에도 인지기능 장애가 발견될 수 있다. 즉, 정신병 환자의 일차 친족의 경우 가족 구성원 자신이 정신병이 없더라도 일반 인구에 비해 인지장애 비율이 더 높다는 것이 보고되었다. 따라서 의사 결정 능력을 갖추지 못한 대상자의 법적 보호자 역시 의사 결정 능력이 부족할 수 있다. 따라서 선별 검사 전에 사전 동의를 제공하게 되는 모든 가족 구성원들에게 의사 결정 능력이 있는지 확인해야 한다. 추가 도움이 필요한 가족 구성원이 있는 경우, 심리 평가 의뢰를 포함한 정보 및 기타 사회적 자원을 제공해야 한다.

결론

이 장에서는 정신증 고위험군의 진단과 치료 및 연구 참여에서 발생할 수 있는 문제점과 고려해야 할 윤리적 원칙에 대해 다루었다. 현재로서는 정신증 고위험군 상태가 쉽게 정의할 수 있는 실체가 아니라 평가 도구의 정밀도와 예측 신뢰도에 의존하게 되므로 위양성 문제가 발생한다. 그 결과 여러 가지 불필요한 치료 및 이로 인한 부작용 문제가 발생할 수 있는데, 이를 해결하기 위해서는 더 정확한 예측 알고리즘의 개발이 필요하다.

또한 사회적인 낙인과 기밀성 유지 문제, 임상적 고위험군의 진단 및 치료의 부작용과 이득을 고려하여 환자 및 보호자가 최선의 선택을 할 수 있도록 하는 자율성 존중의 원칙에 입각한 사전 동의가 중요함을 살펴보았다. 향후 국내에서 정신병의 조기 발견과 예방적인 개입의 진전을 위해서는 윤리적인 문제에 대한 깊은 성찰과 논의, 그리고 이를 반영한 지침과 정책이 필요하다.

참고문헌

- Broome M, Fusar-Poli P, Wuyts P. Conceptual and ethical issues in the prodromal phase of psychosis. The Oxford Handbook of Philosophy and Psychiatry, 2013.
- Cassetta BD, and Goghari VM. Ethical Considerations of screening and early Intervention for clinical high-risk psychosis. Ethics & Behavior 2015;15(1):1-20.
- Corcoran C, Malaspina D, Hercher L. Prodromal interventions for schizophrenia vulnerability: The risks of being "at Risk". Schizophr Res 2005;73(2-3):173-84.
- Cornblatt BA, Lencz T, Kane JM. Treatment of the schizophrenia prodrome: Is it presently

ethical? Schizophr Res 2001;51(1):31-8.

- Lee TY, Kim SN, Correll CU, Byun MS, Kim E, Jang JH, Kang D, Yun J, Kwon JS. Symptomatic and functional remission of subjects at clinical high risk for psychosis: A 2-year naturalistic observational study. Schizophr Res 2014;156:266-271.
- Lee TY, Kim SN, Chon M, Kwon JS. Effects of the functioning and antipsychotic use on clinical high risk for psychosis:A response to Yung et al. Schizophr Res 2014;159:254-255.
- Macdonald AN, Katrina BG, Derek MN, Walker EF. Psychosis-risk syndromes: Implications for ethically informed policies and practices. Policy Insights Behav Brain Sci 2017;4(1):88-95.
- Mittal VM, Dean DJ, Mittal J, Saks ER. Ethical, legal, and clinical considerations when disclosing a high-risk syndrome for psychosis. Bioethics 2015;29(8):543-56.
- Wong C, Davidson L, Anglin D, Link B, Gerson R, Malaspina D et al. Stigma in families of individuals in early stages of psychotic illness: Family stigma and early psychosis. Early Interv Psychiatry 2009;3(2):108-15.
- Yung AR, Lin A, Cotter J, Wood S. Comment on Lee et al. Schizophr Res 2014;159:253.

CHAPTER 16

정신증 고위험군 연구의 문제점과 미래 방향

Current Issues and Future Directions of Research in Clinical High Risk for Psychosis

이태영_ 양산부산대학교병원 정신건강의학과
권준수_ 서울대학교병원 정신건강의학과

서론

지난 20년이 넘는 기간 동안 정신증의 임상적 고위험군에 대한 많은 연구가 수행되며 조현병의 발병과 관련한 병태생리의 많은 부분이 알려지게 되었다. 하지만 고위험군 연구는 진단의 안정성과 민감도 측면에서 여전히 많은 의구심을 낳고 있다. 특히, 일반 인구군에서의 조현병 발병률을 고려할 때 현재의 고위험군의 진단 체계는 이들의 오직 일부만을 진단하고 관리할 수 있다는 측면에서 많은 한계점을 드러내고 있다. 이는 조현병이 가지는 이질성에 기인한 것으로 오늘날에는 초진단적transdiagnostic 접근법을 통한 코호트 연구와 바이오마커에 기반하여 새로운 진단 체계를 제시하려는 RDoC에 관한 임상가들과 연구자들의 관심이 증대하고 있다.

1. 정신증 고위험군의 발병 확률

임상의학에서 진단을 할 때 민감도sensitivity는 병이 있는 사람을 검사를 통해 병이 있다고 밝혀내는 것에 대한 값이고 특이도specificity는 병이 없는 사람을 검사를 통해 병이 없다고 잘 찾아내는지에 대한 값이다. 민감도와 특이도는 일반적으로 한쪽이 증가하면 다른 쪽이 감소하는 경향을 보인다. 어떠한 상태에서 아주 조금이라도 이상이 있는 경우를 질병이 있는 것이라고 민감하게 발견해 낼 수 있는 것은, 반대로 정상임에도 불구하고 아주 조금이라도 이상이 있으면 병이 있다고 판정하기 때문이다.

실제 새로운 진단법이 나오면 우리는 이 진단법의 성능을 판단하기 위해 양성예측도와 음성예측도를 말하는데, 양성예측도는 검사에 의하여 병이 있다고 판단되었을 때 실제로도 병이 있을 확률을 말하고 음성예측도는 검사에 의하여 병이 없다고 판단되었을 때 실제로도 병이 없다고 판단될 확률을 말한다. 하지만 이러한 수치를 말할 때는 반드시 질병의 유병률을 고려해야 한다. 왜냐하면 검사 결과가 양성 또는 음성으로 나온 경우를 바탕으로 유병률이 그 결과의 수에 영향을 미치기 때문인데, 유병률이 100%인 질환이 있다고 가정한다면 양성예측도는 계산할 필요도 없이 1이 나오고 음성예측도는 0이 된다. 반대로 유병률이 0%에 가까운 질환이 있다고 한다면 양성예측도는 검사의 민감도와 상관없이 0에 가깝게 될 것이고 음성예측도는 100%에 가까워진다.

일반적으로 정신증 고위험군이 2년 이내에 발병할 확률은 대략 20% 정도라고 알려져 있다. 많은 사람들이 예상보다 낮은 발병 확률 때문에 윤리적 우려를 보이고 있다. 하지만 타 임상질환과의 비교를 살펴보면 이 수치가 결코 낮은 것이 아님을 알 수 있다(표 16.1).

표 16.1 임상의학에서 진단 검사의 정확도 비교

고위험	발병	검사	민감도	특이도	AUC
정신증 고위험군	정신증	SIPS	0.96	0.47	0.89
경도인지장애	알츠하이머병	ADAS-cog subscale	0.62	0.73	0.67
일과성 허혈성 발작	뇌졸증	ABCD2 score	0.57	0.32	0.72
전 당뇨병	당뇨병	30-min plasma glucose	0.91	0.39	0.67
전립선암 고위험군	전립선암	PSA	0.69	0.89	0.88

지역사회의 일반 인구군을 상대로 SIPS 진단 도구를 이용하여 정신증 고위험군의 유병률을 조사한 결과, 전체에서 오직 1.3%만 고위험군에 해당하였다. 또한 이러한 과정을 통하여 모집된 143명의 고위험군과 131명의 정상대조군을 2.5년간 추적 조사한 결과, 오직 3명의 고위험군만이 정신증으로 전환되었으며 이때의 발병률은 2.09%에 불과하였다. 이러한 수치는 일반적으로 고위험군 전문 클리닉에서 예상하는 발병률에 비하

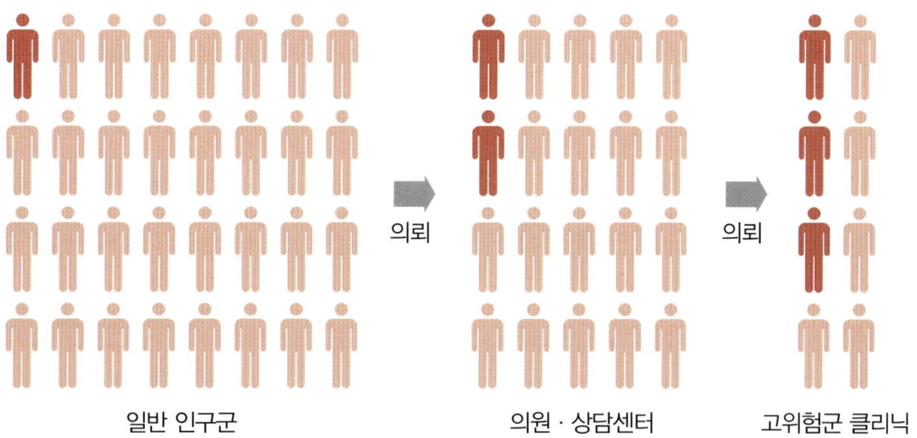

그림 16.1 서로 다른 집단군에서의 고위험군 유병률

여 매우 낮은 것이다. 따라서 고위험군의 양성예측도라는 것은 어떤 인구 집단을 대상으로 선별검사를 실시하는지에 따라 큰 영향을 받게 된다(그림 16.1).

실제로 진료과에 구분 없이 공공의료기관을 방문한 사람들을 대상으로 실시한 연구에서 정신증 고위험군의 발병 확률은 0.35%에 불과한 반면, 22q11.2 유전자에 결실이 있는 환자의 경우 32개월의 발병률이 27.3%에 달한다고 알려졌다. 이러한 조건을 고려할 때, 고위험군의 진단을 위한 검사는 충분한 유병률을 기대할 수 있는 대학병원의 전문 클리닉이나 정신건강복지센터의 조기정신증 클리닉 같은 전문적인 기관을 위주로 진행하거나 평가하는 것이 바람직하며 무분별하게 교육기관이나 집단 수용시설에서 시행하는 것은 별다른 이득이 없을 가능성이 높다.

전문 클리닉을 운영하면서 여러 가지 지역사회 봉사활동을 하게 되는 경우가 흔하다. 봉사는 작게는 블로그나 홈페이지를 통한 교육정보의 제공에서부터 시작하여 환자 보호자를 대상으로 하는 강연이 될 수도 있고 여러 검진 프로그램에 공동으로 참여하거나 군대나 보호시설, 교육시설에서 선별 프로그램을 운영하는 것이 될 수도 있다. 이러한 모든 활동은 정신증 고위험군에 대한 지식 제공과 함께 필요시 적절한 의료기관을 찾는 것을 촉진하는 데 도움이 될 수 있을 것이다. 하지만 놀라운 사실은 이러한 활동이 많아질수록 고위험군을 실제 발견하기는 더욱 어려워진다는 것이다.

영국 킹스칼리지의 Fusar-Poli 연구팀은 11개의 고위험군 연구를 살펴본 메타연구에서 일반적인 고위험군의 진료기관 외에 지역사회 봉사활동이나 홍보활동이 활발한 곳일수록 해당 코호트에서 정신증 발병률이 더 낮아짐을 발견하였다. 이는 앞서 언급한 유병률의 개념을 들어 해석해 본다면 정말로 어떤 불편감을 가지고 치료가 필요해서 자발적으로 병원을 방문한 경우가 아니라 지역사회에서 큰 필요성을 느끼지 못하고 살아가기는 하지만 검사상 양성 소견이 나오는 이들이 더 많이 모집되기 때문에 결과적으로 위양성의 비율이 높아짐을 의미한다. 역설적으로 이러한 결과는 정신증 고위험군의 진단 기준에 더하여 환자들로 하여금 병원을 찾게 만드는 불편한 그 무언가가 정신증 발병에 있어서 더욱 중요한 요인이 될 수 있음을 시사한다.

2. 정신증 고위험군의 범위

정신증의 임상적 고위험군이 과연 정신증만을 대표하는지에 대한 부분도 중요하게 거론되어야 할 부분이다. 이러한 우려는 정신질환의 증상이 가지는 비특이성에 기인하는 것으로, 조현병의 전구기에서 흔히 거론되는 우울감, 기능저하, 불면, 이상한 느낌, 착각 등의 증상이 비단 조현병에서만 관찰되는 것이 아니라 기분장애나 불안장애 혹은 물질사용장애 등 다양한 질환에서도 관찰될 수 있기 때문이다. 따라서 정신증 고위험군이 조현병으로 발병할지 아니면 조울병이나 다른 질환으로 발병할지 판단하는 문제는 쉽지 않다.

실제 조울병 고위험군에서 호소하는 증상을 살펴보면 정신증적 경험 또는 정신증 삽화 역시 보고됨을 알 수 있다. 또한 정신병 고위험군은 진단 당시 우울증이나 불안장애 같은 공존 질환의 비율이 연구에 따라 50~60% 정도의 비율을 보이고 있다. 이러한 점은 정신질환의 비특이성 문제와 함께 '정신증 고위험군을 정신증의 발달과정으로 볼 수 있는가' 하는 근본적인 의문을 가지게 만든다. 따라서 정확한 감별을 위해서는 장기 추적 조사를 통하여 실제 해당 피험자군의 임상 예후를 살펴보는 것이 중요하다.

미국의 NAPLS-1, PREDICT 코호트 프로그램에서는 271명의 정신증 고위험군과 171명의 정상대조군을 모집하고 장기 추적하여 피험자들이 어떠한 정신질환으로 발병하는지 살펴보았다. 연구 결과, 조울병, 우울증 및 불안장애의 발병률은 정상대조군과 정신증 환자군 사이에 유의한 차이가 없었으나 정신증의 발병률은 정신증 고위험군이 대조군에 비하여 유의하게 높았다(OR = 13.8, 95% CI 4.2-45.0, df = 1, $p < 0.001$).

또한 영국의 OASIS 코호트 프로그램에서는 정신증 고위험군 감별을 위하여 내원한 피험자를 대상으로 CAARMS 진단 도구를 이용하여 고위험군 진단 유무를 판별하였고 고위험군으로 진단받은 이들(N = 411)과 그렇지 않은 군(N = 299)을 모집하고 이들의 장기 예후를 살펴보았다. 분석 결과, 정신증 고위험군은 정신증으로 발병할 확률이 그렇지 않은 군에 비하여 더 높았으며(HR = 4.83) 비정신증으로 발병할 확률은 그렇지 않은 군에 비하여 더 낮았다(HR = 0.545). 이러한 점은 정신증 고위험군이 비록 진단 당시 공존 질환의 비율이 높고 증상의 특이성이 있음에도 불구하고 진단의 타당도가 높은 정신증의 특이적인 진단임을 알 수 있다.

3. 조울병 고위험군 연구

현재 조울병 고위험군에 대한 연구도 활발히 진행 중에 있다. 하지만 정신증 고위험군에서의 경우와 마찬가지로, 초기의 조울병 고위험군 연구들은 주로 조울병의 유전적 고위험군을 대상으로 수행되었으며 임상적 고위험군의 경우도 SIPS나 CAARMS 같은 체계적인 전향적 진단 도구는 비교적 늦게 개발되었다. 2010년 호주 멜버른의 Bechdolf 등은 bipolar at-risk 진단 기준BAR criteria을 제안하였다. 이들은 173명의 조울병 위험이 있는 피험자를 대상으로 BAR criteria를 실시하여 22명을 고위험군으로 선별하였으며, 평균 260일의 추적 조사 기간 중 고위험군은 그렇지 않은 군에 비하여 조울병으로 발병률이 더 높음을 보여 주었다. 연속된 연구에서 이들은 559명의 피험자를 모집하여 그 중에서 59명의 고위험군을 선별하였고, 일 년 동안의 추적 조사를 마친 35명 중 14.3%에서 조울병이 발병하였다.

2014년 미국 주커힐사이드 병원의 Correll 등은 BPSS-PBipolar Prodrome Symptom Interview and Scale-Prospective라는 조울병 고위험군 진단 도구를 고안하였으며, 2019년 고위험군의 선별 도구로 BPSS-AS-PBipolar Prodrome Symptom Scale-Abbreviated Screen for Patients를 개발하였다. 또한 2018년에는 영국 킹스칼리지의 Fusar-Poli 등이 SIBARSSemistructured Interview for Bipolar At Risk States라는 반구조적 면담 도구를 개발하였다.

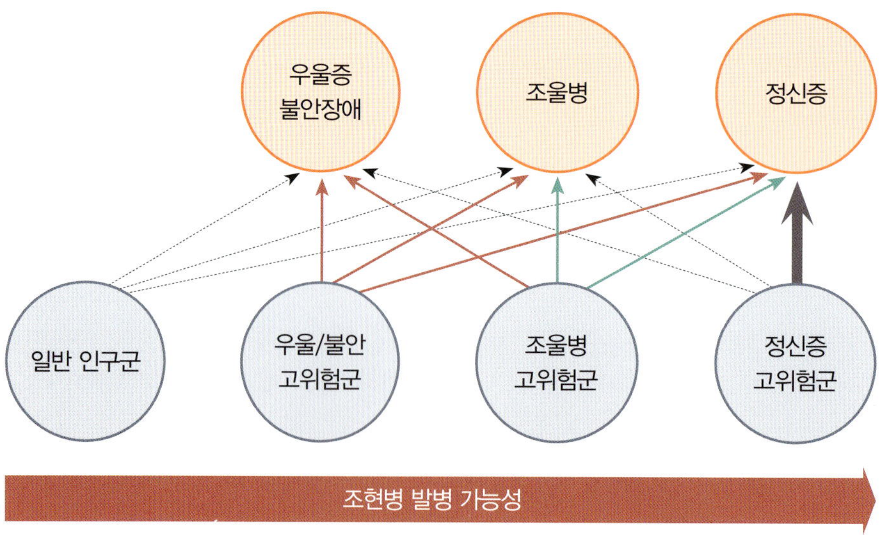

그림 16.2 각 정신질환 고위험군의 조현병 발병 가능성
출처: Lee et al. 2018

그러나 아직 조울병의 임상적 고위험군에 대한 전향적 연구는 그 수가 많지 않으며 임상 예후도 극히 드물어 진단의 안정성이나 진단 도구의 예측력을 평가하기에는 이른 감이 있으나, 조기 발견과 조기 중재라는 기조아래 이러한 움직임은 더욱 확산되고 있다. 하지만 조울병이나 불안장애 같은 비정신증 정신질환의 고위험군을 추적 조사하여 이들의 장기 예후를 살펴본 메타분석 연구에서 비정신증 정신질환의 고위험군에서 비정신증으로의 발병이 아닌, 정신증으로의 발병이 드물지 않으며, 이들의 발병률은 일반 인구군에 비하여 30배 정도 높은 것으로 드러났다(그림 16.2).

이러한 점을 종합할 때, 정신증 고위험군의 진단 기준은 진단적 특이도는 높으나 일반 인구군에서의 민감도가 낮고 특별히 훈련받은 전문가가 참여하는 클리닉이 아닌 일반 클리닉에 적용하기에는 다소 무리가 따른다. 반대로 비정신증 고위험군 진단 기준은 아직 진단의 안정성이나 특이도 면에서 자료가 부족하여 평가하기가 쉽지 않은 형편이다. 이러한 배경에는 정신질환의 명확한 발병 이전에는 증상의 심각도가 크지 않고 감별이 쉽지 않아 피험자의 모집이나 추적 조사 역시 쉽지 않다는 현실적인 문제가 자리 잡고 있다. 이에 대한 대안으로 여러 정신질환의 발병을 동시에 가정하는 다능성 pluripotent 고위험군 모델이 새롭게 제안되었다. 2013년 Agius 등은 현재의 정신증 고위험군의 개념을 제안하며 우울증, 조현정동장애, 경계선 인격장애, 정신증 등 4개의 정신질환을 포괄하는 개념을 주장하며 10명의 피험자들을 추적 조사하고 이들의 예후를 보고한 바 있다.

4. 초진단적 정신질환 접근법과 RDoC 체계

2019년 호주 멜버른의 Hartmann 등은 기존 정신증 고위험군의 대상을 확장하여 CHARMClinical High At-Risk Mental state 진단 기준을 제안하고 특정 질환에 종속되지 않는 초진단적transdiagnostic 고위험군의 개념에 대한 연구가 필요함을 주장하였다. 또한 그들은 이런 식의 접근방법이 기존 고위험군 연구들이 가지고 있던 표본 규모 문제를 해결하고 가설 입증에 있어 좀 더 나은 통계적 역량을 확보할 수 있다고 하였다. 국내의 경우 이태영 등은 조현병, 조울병, 우울병, 비전형 정신질환을 대상으로 초진단적 고위험군 코호트를 구축하고 이에 대한 진단 기준을 제안한 바 있다. 초진단적 고위험군 연구들은 이제 막 시작되었으니 장기간의 추적 조사를 통하여 어떠한 결과가 나오는지 주의

깊게 살펴보아야 할 것이다.

앞서 언급한 초진단적 정신질환 접근법은 사실 유래가 깊은 개념이다. 초진단적 접근법은 처음 인지행동치료에서 유래되었으며 식이장애의 치료에 적용되기 시작하였으나 이후 불안장애와 우울증으로 확산되었다. 이러한 접근법은 인지행동치료가 특정 질환에 특이적인 치료법이기보다는 질환과는 다소 독립적으로 인지-정서, 대인관계양상, 행동패턴 등이 더욱 중요한 치료 요소로 작용한다는 것, 결과적으로 다양한 질환이 비슷한 원인을 공유하고 질병을 지속시킨다는 것을 전제로 하였다. 이러한 개념들은 결국 현대 정신질환의 진단 분류 체계가 가지고 있는 표현형 기반 진단 기준의 한계점과 맞물려 RDoCResearch Domain Criteria 같은 다양한 정신질환을 특정 패러다임으로 새롭게 구분해야 한다는 주장을 등장시키기에 이르렀다(표 16.2).

표 16.2 RDoC 체계

	유전	분자	세포	회로	생리	행동	자가보고	패러다임
음성증상요인 체계								
양성증상요인 체계								
인지 체계								
사회적 과정								
각성 및 조절 체계								
감각운동 체계								

RDoC는 2010년 당시 미국 국립정신보건원의 수장이던 Insel 등이 처음 선보였으며 정신질환의 진단 분류를 완전히 새롭게 규정하는 혁신적인 제안이었다. RDoC 체계는 기본적으로 다음의 3가지를 가정한다.

- 정신질환은 뇌의 질환이라는 것. 신경질환의 경우 특정 뇌부위의 병변이라면 정신질환은 특히 뇌회로의 질환에 더 가깝다.
- 대뇌회로의 결함은 신경생리, 뇌영상 같은 뇌의 연결성을 in vivo에서 정량적으로 확인할 수 있는 검사 방법으로 확인할 수 있다.
- 유전 혹은 임상 신경과학적 접근을 통해 얻은 모든 정보는 모두 생물학적 마커를 가지며, 이는 결국 임상증상을 통해 발현된다.

예를 들어 회로-행동 모델의 경우, 공포-소거, 보상, 집행기능, 충동조절 같은 임상적 양상을 통해 접근 가능하고, 이것을 불안장애라고 지칭할 수 있으며, 구조적, 기능적 뇌영상, 유전 시퀀싱, 실험실 검사 등을 통해 관련한 의학적 검사 결과를 확인할 수 있다. 이러한 제안은 당시 DSM-IV의 개정과 더불어 정신의학계에 엄청난 논쟁을 촉발하였다. DSM이 가지고 있는 표현형 기반 진단 기준의 한계는 누구나 인지하고 있었지만 실제 RDoC를 적용하기에는 그 변화가 너무나도 파격적이었기 때문이다. 하지만 결과적으로는 RDoC의 적용이 미루어졌고 DSM은 5판으로 개정되어 현재의 형태로 발간되었다.

그러한 결정에는 여러 가지 이유가 있었는데, 가장 큰 이유는 현실적으로 신경과학적 접근방법을 위한 검사의 정확도가 그리 높지 않고 진단에 소요되는 경제적 비용이 천문학적이라는 것이었다. 또한 새로운 진단 분류에 대한 치료 지침이 없고 보험 체계의 적용 문제 등 현실적인 문제가 너무 많았다. 그럼에도 불구하고 이러한 생물학적 마커에 기반하여 기존 정신질환을 재분류할 근거는 충분하다.

5. 조현병과 도파민

1990년대 말부터 2000년 초반에 Breier, Abi-Dargham 등은 조현병 환자의 도파민 D2 수용체 점유율이 증가되어 있으며 암페타민 투여 후 시냅스의 도파민 농도가 증가되어 있음을 밝힌 바 있다. 또한 Hietala, Reith 등은 조현병 환자의 선조체의 도파민 전수용체에서 도파민의 생산이 증가되어 있음을 밝혔다. 더 나아가, Howes 등은 아직 조현병으로 발병하지 않은 정신증의 임상적 고위험군을 대상으로 한 도파민 합성능 연구에서 조현병이 정상인에 비하여 유의하게 증가되어 있고 고위험군은 정상군과 조현병의 중간정도의 합성능을 보인다는 것을 밝힌 바 있다. 이들은 연이은 연구를 통하여 고위험군 중에서 향후 조현병으로 발병하는 이들은 첫 검사 시점에서 이미 도파민 합성능이 유의하게 증가되어 있으며, 발병하지 않은 이들은 도파민 합성능이 증가되지 않았음을 밝혔다.

이러한 연구들은 당시 엄청난 관심을 불러일으켰다. 도파민 가설을 in vivo에서 다시금 증명함과 동시에 아직 발병하지 않은 고위험군을 대상으로 선조체에서의 도파민 합성능이 향후 조현병으로의 발병 유무를 예측할 수 있는 강력한 바이오마커임을 보여 주었기 때문이다. 하지만 Demjaha 등이 발표한 연구에서 이미 조현병으로 진단을 받은 환자들을 대상으로 도파민 합성능을 조사한 결과, 기존에 항정신병약물로 잘 치료되지 않던 환자들은 도파민 합성능이 증가되지 않았음이 밝혀졌다. 국내에서도 김의태, 권준수 등은 기존 항정신병약물에 반응이 좋지 않았던 클로자핀 복용군에서 도파민 합성능이 증가되지 않았음을 보여 준 바 있다.

이러한 점은 우리가 종래에 알고 있던 조현병의 도파민 가설을 뒤흔드는 발견이었다. 또한 환청을 경험하지만 조현병 진단을 받지 않은 건강한 자원자들에서도 도파민 합성능이 증가되지 않았음이 밝혀졌다. 이러한 연구들은 우리가 통상적으로 알고 있던 조현병은 도파민이 증가되는 질환이라는 상식을 벗어난 발견이며 도파민의 증가만으로 증상 발현이나 질환의 유무를 설명하기 어렵다는 것을 시사한다. 특히 항정신병약물에 대한 치료 반응에 따른 도파민 합성능의 차이는 애당초 조현병이 전혀 다른 병태생리를 가진 아집단으로 구분되어 있고 이것을 표현형 중심의 DSM 진단 체계에서는 구분하기 어렵다는 것을 보여 주고 있으며, 이런 아집단으로는 치료저항성 조현병도 해당된다.

6. 치료저항성 조현병

한동안 정신증의 고위험군에 집중되었던 관심은 다시금 치료저항성 조현병으로 모아지게 되었다. 사실 만성 조현병 환자는 오랜 기간 항정신병약물 사용으로 인하여 뇌의 실질이 위축되는 등의 영향을 받으며 만성적인 수용화로 인한 환경 박탈 문제는 정상적 환경에 노출된 변화가 아니기 때문에 조현병의 병태생리를 연구하는 데 장해물로 여겨졌다. 특히 조현병의 첫 발병 후 2~3년 이내에 대뇌에 폭발적인 변화가 집중하여 일어난다는 것이 알려진 이후로, 대부분의 조현병 병태생리 연구들은 약물에 노출되지 않은 첫 발병 조현병 또는 발병 전의 임상적 고위험군에 초점이 맞추어졌던 것이다. 하지만 조현병 약물 반응의 이질성 및 임상적 고위험군에서 고작 20~30%만이 정신증으로 발병한다는 사실은 근본적으로 조현병의 진단 체계에 대한 회의를 불러일으키고 병태생리 중심의 진단 분류로 사람들의 관심을 되돌렸다.

이러한 맥락에서 치료저항성 조현병은 조현병을 이해하는 데 새로운 열쇠가 되었다. 일반적으로 치료저항성 조현병은 2가지 이상의 항정신병약물을 충분한 기간 동안 충분한 용량을 사용하였음에도 치료 효과가 충분하지 않은 경우를 지칭하며, 대개 전체 조현병 환자의 1/3 정도가 이에 해당한다고 한다. 이들은 치료반응성 조현병 환자와 비교하여 전두엽의 피질 용적이 더욱 감소해 있으며, 대뇌 백질의 용적이 증가하고, 선조체의 도파민 생산능은 감소해 있으며, 전측 대상회의 글루타메이트 농도가 증가해 있고, 글루타메이트 글루타민 복합체의 농도가 피핵putamen에서는 증가해 있으나 배외측 전전두엽에서는 감소하였다. 특히 국내의 김의태 등은 대뇌전두엽 피질의 용적과 선조체의 도파민 합성능을 살펴본 연구에서 항정신병약물 치료반응군은 피질 용적이 줄수록 도파민 합성능이 늘어나는 음의 상관관계를 보이지만 치료저항군은 그렇지 않음을 밝힌 바 있다. 이러한 소견은 글루타메이트-도파민 가설에서 말하는 글루타메이트-가바 시스템이 도파민의 분비를 조절한다는 일반적인 이론과는 다소 상이한 결과로, 조현병이 서로 다른 병태생리를 가지는 집단으로 나뉘어 있음을 강력히 시사한다.

특히 최근에는 대뇌피질 외 해마가 글루타메이트 시스템에서 중요한 역할을 하며 해마와 선조체의 연결성이 대뇌피질과 선조체의 네트워크 사이에서 또 다른 역할을 할 가능성이 제기되고 있어 이에 대한 더 많은 연구가 필요한 실정이다. 이러한 조현병 병태생리의 이질성을 고려할 때, 현재 정신증의 임상적 고위험군의 진단 기준이 실질적으로 조현병의 발병 위험이 있는 위험군을 선별해 내는 데 과연 얼마나 유용한 도구인지 그리고 이런 방식의 진단이 이질적인 특성을 보이는 조현병의 병태생리 연구에 얼마나 장해가 될지는 가늠하기 어렵다.

7. 체험적(heuristic) 접근법

이러한 맥락에서 정신증의 임상적 고위험군 연구를 위한 체험적heuristic 접근법이 주목을 받고 있다. 휴리스틱이란 'heutiskein'이라는 그리스어를 어원으로 하며, 이미 정립된 공식이 아닌 불충분한 정보 환경에서 시행착오나 경험을 통해 어떤 느슨한 가정과 규칙을 만들고 결론을 잘 추측할 수 있는 임시방편의 유용한 기술을 의미한다. 이러한 접근법은 피험자를 충분히 모으고 이를 추적 조사하는 데 현실적인 한계들이 있으며 바이오마커를 발굴하기 위한 수많은 검사를 모두 다 적용할 수 없는 상황에서 현실적인 절충안으로 여겨지고 있다.

2006년 호주 멜버른의 McGorry 등은 임상적 병기 모델Clinial Staging Model이라는 용어를 본격적으로 사용하며 정신질환의 진단 분류를 위한 새로운 모델을 제시하였다. 물론

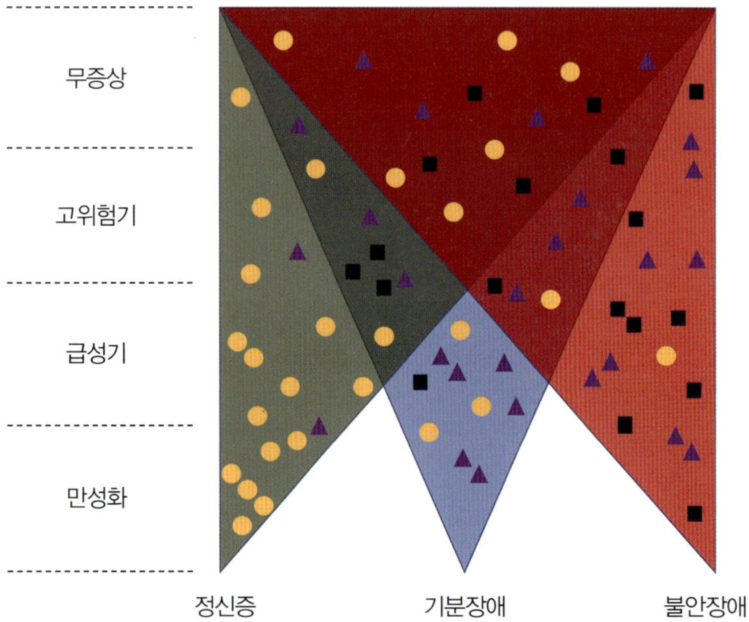

그림 16.3 정신질환의 임상적 병기 모델

이 모델은 완전히 새로운 개념이 아니었고 우리가 흔히 인위적인 기준점을 설정하여 암의 병기를 나누는 것처럼, 정신질환도 임상적인 수준에서 병기를 나누자는 개념으로 이전부터 있어 왔던 개념이다. 하지만 이들은 이전에 있어 왔던 이 개념을 좀 더 초진단적 차원으로 확장하여 정신증과 기분장애, 불안장애들이 미분화된 단계에서부터 각 질환의 고위험군 단계 그리고 고유의 질병 단계를 거쳐 만성화 단계로 진행한다고 하였으며, 그 가운데 공통되거나 구분되는 바이오마커들이 모든 단계에서 질병마다 서로 혼재해 있음을 명확히 하였다(그림 16.3).

결과적으로 이러한 임상적 병기 모델은 앞서 언급한 초진단적 다능성 고위험군 개념으로 회귀하게 된다. 즉 정신증과 조울병 같은 특정 질환을 타깃으로 한 고위험군을 설정하지 말고 현실적으로 진단을 받을 만큼의 임상적 심각도에 다다르지 못한 약화된 증상을 가진 경우 고위험 시기로 규정하고 그에 맞는 치료적 접근을 하자는 것이다. 이는 인지행동치료가 특정 질환을 타깃으로 특이적인 치료 프로토콜을 구축하는 것이 아니라 특정한 행동패턴이나 사고방식을 타깃으로 하며 여러 질환에 범용으로 적용될 수 있는 것과 유사한 측면이 있다. 실제로 임상적 고위험군으로 꼭 정신증을 타깃으로 하지 않더라도 대략 GAF < 70에 해당한다면 인지행동치료, 인지재활, 사회인지적 중재 그

리고 오메가-3 같은 뇌대사개선제를 복용하는 것이 해당 단계에서 효과적인 중재가 될 수 있음을 제안하고 있다.

고위험군을 대상으로 효과적인 중재를 하기 위해서는 결국 이들의 장기 예후를 예측하는 것이 매우 중요하다. 치료의 형태, 강도, 횟수 등을 결정하는 데 있어서 이들이 추후 정신증으로 발병할 위험이 높은 군인지 낮은 군인지에 따라 치료 프로토콜이 달라질 수 있기 때문이다. 즉, 비록 동일한 정신증의 임상적 고위험군 진단을 받았다고 할지라도, 경우에 따라서 약물치료 없이 교육 및 인지행동치료만을 수행할 수 있고, 경우에 따라서는 항우울제나 항불안제를 사용할 수도 있으며, 또 경우에 따라 항정신병약물을 사용해 볼 수도 있을 것이다. 하지만 단지 임상적인 경험만으로 이를 예측하는 것은 대단히 어렵다.

8. 기타 발병 예측 모델

따라서 최근에는 개인화된 발병 예측 모델을 구축하는 것이 많은 주목을 받고 있다. 정신병 발병 예측 모델은 사실 낯선 개념이 아니다. 이미 오래 전부터 진단 당시의 여러 임상적 마커를 수집하여 발병 회귀 모델을 분석하고 이를 결정하는 예측자를 찾아내는 연구가 많이 수행되어 왔다. 하지만 이러한 예측 모델들은 대부분 과접합overfitting 문제가 빈번하였으며 특정 연구에서 우수한 예측력을 보인 경우에도 실제 적용 시 기대한 만큼의 예측력을 보이지 못한 경우가 허다하였다.

이러한 과정에서 2016년 미국 NAPLS 그룹의 Cannon 등은 개별 환자들의 데이터를 이용하여 직접 검사 수치를 입력하고 발병 확률을 계산할 수 있는 웹 기반의 발병 위험 계산기 플랫폼을 선보였다(https://riskcalc.org/napls/). 596명의 고위험군을 2년간 추적조사하여 수집한 자료를 바탕으로 개발된 이 모델은 부트스트랩을 통해 내부 검증을 마친 모델의 C-index가 0.71로 만족할 만큼의 높은 정확도를 보이는 것은 아니다. 하지만 실제 개발한 모델을 공개하여 모든 사람이 사용할 수 있도록 플랫폼을 구축하고 이를 통하여 추가적인 교차검증을 가능하게 만들었다는 점에서 이전과는 다른 획기적 진보라 할 수 있다.

2017년 영국 킹스칼리지의 Fusar-Poli 등은 또 다른 발병 예측 계산기 플랫폼을 발표하였다(https://psychosis-risk.net). 이들은 새로운 전략을 선보였는데, 2008년에서 2015

년 사이 사우스 런던의 의료기관을 방문한 9만 명의 데이터를 분석하여 나이, 성별, 인종, 의료기관에서의 첫 진단 같은 매우 기초적인 정보만을 가지고 이들이 추후 발병할 확률을 계산하여 선보인 것이다. 이것은 전문 클리닉이 가지는 여러 가지 지리적, 시간적, 경제적 한계를 극복하기 위한 시도였다. 즉, 고위험군이 의심되는 잠재적 대상자를 처음으로 진료하게 되는 1차 진료의들이 전문적인 진단 도구 없이도 최소한의 정보만을 가지고 발병 확률을 계산하고 전문 클리닉으로 의뢰할지에 대한 의사결정을 돕는 역할을 하는 것이다.

2017년 캐나다 캘거리의 Addington 등은 최초로 LASSO 모델을 이용한 발병 예측 모델을 발표하였다. 이전의 모델들이 일반적인 통계 모델을 사용하여 예측 모델을 구축하였다면 이들은 데이터 사이언스 기법을 이용해서 좀 더 일반화 가능한 예측 모델을 개발하였다는 데 의의가 있다고 할 수 있다. 하지만 그럼에도 여전히 C-index 0.73으로 중등도의 예측력을 보였으며, Cornblatt 등이 이끄는 RAP 코호트 프로그램의 데이터를 이용하여 교차검증을 한 결과 C-index 0.55의 다소 실망스러운 결과가 나왔다.

국내의 경우 이태영, 권준수 등이 정신증의 임상적 고위험군 10년간의 경과를 분석하여 LASSO 모델을 이용한 예측 모델을 개발하였으며, C-index 0.79로 앞서 개발되었던 예측 모델들 중 가장 나은 성적을 보이는 결과를 제시하였다. 하지만 국내 개발 모델의 경우 언어적 인지기능 평가 도구가 한글로 되어 있고 모델에 포함된 사회인지기능의 경우 해외에서 잘 사용하지 않는 검사 도구이기 때문에 해당 모델을 교차검증할 해외의 코호트 자료가 없다는 점에서 모델의 일반화에 어려움이 예상된다. 이렇듯 아직까지 개발된 개인화된 발병 예측기들은 대부분 AUC < 0.8의 성능을 보이고 있으며, 이는 임상적 고위험군의 임상증상의 심각도 또는 인지기능 자료들을 이용하여 학습한 자료가 가지는 한계로 생각된다. Schmidt 등은 현재까지 진행된 정신증 고위험군 대상의 여러 바이오마커 활용 예측 모델 연구를 시뮬레이션하여 통합 모델링을 하였으며, 이를 통하여 임상 진단 척도와 뇌파, 뇌영상 그리고 혈액 마커 등을 통합한 모델을 구축한다면 정신증 발병을 98%의 확률로 예측할 수 있는 모델을 개발할 수 있다고 주장하였다.

결과적으로 정신증 고위험군의 좀 더 효과적인 발병 예측과 중재, 맞춤형 치료를 위해서는 조현병의 병태생리에 기인한 바이오마커를 발굴하고 그에 기반한 진단 체계를 새롭게 구축해야 할 것이다. 또한 이러한 바이오마커를 이용한 병태생리의 규명이 당장은 어렵더라도 최신의 데이터 사이언스 기법을 이용하여 바이오마커를 이용한 모델을 개발해야 할 것이다.

결론

정신증 고위험군의 개념이 조기중재를 통하여 이들에게 보다 나은 예후를 보장해 줄 것이라는 기대에도 불구하고 아직 고위험군의 역학적 특성은 이들을 선별하기 위한 광범위한 일차 의료적 개입보다는 전문 클리닉을 통한 개입이 더욱 효과적임을 시사하고 있다. 또한 정신증 고위험군의 이질성에 대한 우려에도 불구하고 이들의 진단적 특이도는 여전히 높다고 알려져 있다. 그럼에도 불구하고 기대에 비하여 낮은 발병율과 많은 인력이 소요되는 특징으로 인하여 정신증 고위험군 연구는 여전히 그 속도가 느린 형편이다.

이에 대한 대안으로 정신증뿐 아니라 기분장애와 불안장애를 포괄하여 보다 넓은 범위의 질환을 대상으로 하는 초진단적 접근법이 주목을 받고 있다. 또한 체험적 접근법은 정신질환의 이질성을 완충하기 위한 대안적 패러다임으로 적용해 볼 수 있을 것이다. 하지만 근본적으로 이러한 진단 및 발병예측의 어려움을 극복하기 위해서는 생물학적 바이오마커를 기반으로 한 보다 객관적인 진단도구의 개발이 필요하다. 오늘날 조현병의 병태생리는 도파민 가설로 설명되고 있지만 최근 연구에 의하면 도파민 병태생리가 서로 다른 아형이 존재함이 밝혀지고 있으며 글루타메이트 기전 역시 다른 결과가 보고되고 있다. 따라서 이러한 복잡다단한 병태생리의 특성을 고려하여 기계학습 기법 등 다양한 발병예측모델을 개발하는 것은 앞으로 보다 효율적인 진단 및 치료전략 수립에 있어 중요한 역할을 할 것이다.

참고문헌

- Addington J, Liu L, Perkins DO, Carrion RE, Keefe RS, Woods SW. The Role of Cognition and Social Functioning as Predictors in the Transition to Psychosis for Youth With Attenuated Psychotic Symptoms. Schizophr Bull 2017;43(1):57-63.
- Cannon TD, Yu C, Addington J, Bearden CE, Cadenhead KS, Cornblatt BA et al. An Individualized Risk Calculator for Research in Prodromal Psychosis. Am J Psychiatry 2016;173(10):980-988.

- Davies C, Cipriani A, Ioannidis JPA, Radua J, Stahl D, Provenzani U et al. Lack of evidence to favor specific preventive interventions in psychosis: a network meta-analysis. World Psychiatry 2018;17(2):196-209.
- Demjaha A, Murray RM, McGuire PK, Kapur S, Howes OD. Dopamine synthesis capacity in patients with treatment-resistant schizophrenia. Am J Psychiatry 2012;169(11):1203-1210.
- Fusar-Poli P, Cappucciati M, Borgwardt S, Woods SW, Addington J, Nelson B et al. Heterogeneity of Psychosis Risk Within Individuals at Clinical High Risk: A Meta-analytical Stratification. JAMA Psychiatry 2016;73(2):113-120.
- Fusar-Poli P, Rutigliano G, Stahl D, Schmidt A, Ramella-Cravaro V, Hitesh S et al. Deconstructing Pretest Risk Enrichment to Optimize Prediction of Psychosis in Individuals at Clinical High Risk. JAMA Psychiatry 2016;73(12):1260-1267.
- Fusar-Poli P, Schultze-Lutter F, Cappucciati M, Rutigliano G, Bonoldi I et al. The Dark Side of the Moon: Meta-analytical Impact of Recruitment Strategies on Risk Enrichment in the Clinical High Risk State for Psychosis. Schizophr Bull 2016;42(3):732-743.
- Fusar-Poli P, Solmi M, Brondino N, Davies C, Chae C, Politi P et al. Transdiagnostic psychiatry: a systematic review. World Psychiatry 2019;18(2):192-207.
- Howes OD, Bose SK, Turkheimer F, Valli I, Egerton A, Valmaggia LR et al. Dopamine synthesis capacity before onset of psychosis: a prospective [18F]-DOPA PET imaging study. Am J Psychiatry 2011;168(12):1311-1317.
- Insel T, Cuthbert B, Garvey M, Heinssen R, Pine DS, Quinn K et al. Research domain criteria (RDoC): toward a new classification framework for research on mental disorders. Am J Psychiatry 2010;167(7):748-751.
- Insel TR. Rethinking schizophrenia. Nature 2010;468(7321):187-193.
- Kim E, Howes OD, Veronese M, Beck K, Seo S, Park JW et al. Presynaptic dopamine capacity in patients with treatment-resistant schizophrenia taking clozapine: An [(18)F]DOPA PET Study. Neuropsychopharmacology 2017;42(4):941-950.
- Lee TY, Kim M, Kim SN, Kwon JS. Reconsidering clinical staging model: A case of genetic high risk for schizophrenia. Psychiatry Investig 2017;14(1):107-109.
- Lee TY, Lee J, Kim M, Choe E, Kwon JS. Can we predict psychosis outside the clinical high-risk state? A systematic review of non-psychotic risk syndromes for mental disorders. Schizophr Bull

2018;44(2):276-285.

- Lee TY, Lee J, Lee HJ, Lee Y, Rhee SJ, Park DY, Paek MJ, Kim EY, Kim E, Roh S, Jung HY, Kim M, Kim SH, Han D, Ahn YM, Ha K, Kwon JS. Study Protocol for a Prospective Longitudinal Cohort Study to Identify Proteomic Predictors of Pluripotent Risk for Mental Illness: The Seoul Pluripotent Risk for Mental Illness Study. Front Psychiatry 2020;11:340.
- McCutcheon RA, Krystal JH, Howes OD. Dopamine and glutamate in schizophrenia: biology, symptoms and treatment. World Psychiatry 2020;19(1):15-33.
- McGorry PD, Hickie IB, Yung AR, Pantelis C, Jackson HJ. Clinical staging of psychiatric disorders: a heuristic framework for choosing earlier, safer and more effective interventions. Aust N Z J Psychiatry 2006;40(8):616-622.
- Potkin SG, Kane JM, Correll CU, Lindenmayer JP, Agid O, Marder SR et al. The neurobiology of treatment-resistant schizophrenia: paths to antipsychotic resistance and a roadmap for future research. NPJ Schizophr 2020;6(1):1.
- Schmidt A, Cappucciati M, Radua J, Rutigliano G, Rocchetti M, Dell'Osso L et al. Improving Prognostic Accuracy in Subjects at Clinical High Risk for Psychosis: Systematic Review of Predictive Models and Meta-analytical Sequential Testing Simulation. Schizophr Bull 2017;43(2):375-388.

약력

권준수

서울의대를 졸업하고 서울대학교병원에서 전공의 수련을 하였다. 미국 하버드의대 정신과 연수 후, 현재 서울대 정신과/뇌인지과학과 교수로 재직 중이다. 조현병, 고위험군, 강박증을 전공하고, 특히 발병 전 고위험군을 대상으로 한 바이오마커 연구를 통해 질환을 예방하는 데 노력하고 있으며, 국내에서는 처음으로 정신증 고위험군을 대상으로 한 '서울청년클리닉'(www.youthclinic.org)을 운영하고 있다. 한국과학기술한림원, 대한민국의학한림원 정회원이며, 서울의대 인간행동과학연구소장을 맡고 있다. 대한신경정신의학회, 한국뇌기능매핑학회, 대한불안의학회, 대한조현병학회 등에서 이사장, 회장을 역임하였고, 분쉬의학상, 아산의학상(임상부문), 에밀 폰 베링 의학대상 등을 수상하였다. 현재까지 370여 편의 SCI 논문을 발표하고, 『나는 왜 나를 피곤하게 하는가』 외에 다수의 저서와 번역서를 집필하였다.

곽유빈 ׀ 서울대학교 뇌인지과학과

김민아 ׀ 서울대학교병원 정신건강의학과

김서영 ׀ 분당서울대학교병원 정신건강의학과

김성완 ׀ 전남대학교병원 정신건강의학과

김세현 ׀ 서울대학교병원 정신건강의학과

김의태 ׀ 서울대학교 의과대학 정신과학교실

노경진 ׀ 서울대학교병원 정신건강의학과

문선영 ׀ 서울대학교병원 정신건강의학과

방민지 ׀ 분당차병원 정신건강의학과

안석균 ׀ 세브란스병원 정신건강의학과

이봉주 ׀ 인제대학교 해운대백병원 정신건강의학과

이준희 ׀ 서울대학교병원 정신건강의학과

이태영 ׀ 양산부산대학교병원 정신건강의학과

오상훈 ׀ 의정부을지대학교병원 정신건강의학과

정영철 ׀ 전북대학교병원 정신건강의학과

정위훈 ׀ 대구대학교 심리학과

조강익 ׀ Brigham and Women's Hospital, Harvard Medical School, USA

허량 ׀ 인제대학교 해운대백병원 정신건강의학과

허지원 ׀ 고려대학교 심리학부